新訂増補
母子臨床と世代間伝達

渡辺久子

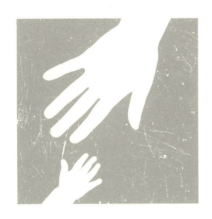

Ψ 金剛出版

『新訂増補版』への序文

「子育てでは，親自身が知らぬ間におし殺してきた記憶が子どもに伝わる」

　子育てをめぐる状況はますます複雑で，多くの母たちは人知れず我慢し，頑張っている。日本は戦中，戦後の動乱を生きのび高度経済成長を遂げたが，工業化社会は家庭や地域や職場のいたるところに心の荒廃を生み出してきた。今増加のやまない子ども虐待や心身症の裏には，家族それぞれの秘めた苦労やトラウマが認められる。高度経済成長後の日本では，ひとりひとりが葛藤を抱え，時に理不尽な状況を我慢し耐えながら生きていて，それが子どもの問題にも集約されている。今日もしもっと家庭の茶の間で，その日の思いを素朴に語り合えるゆったりした親子関係があり，世代の違いを越えて苦労をねぎらいあうオープンなふれあいがあれば，と思う。母親の産後うつ病も若者のひきこもりも，私たちの造りだした社会の問題を示唆している。

　人は生まれ育つ時代や家族を選ぶことはできない。生きることはどの人にとっても大変なことである。最新の乳幼児精神保健研究は，ものいわぬ乳幼児が，周囲の大人同士の関係性に，驚くほど鋭いアンテナをはることを明らかにしている。またむずかってばかりの扱いにくい時期は，脳が急に発達する時期でもある。母がひとりで育児を背負うのでなく，母に父が寄り添い，家族と地域社会が全体で暖かく包むべきであろう。本書が，少しでも現代の子育てに悩むお母さんたちや母子臨床に携わる臨床心理士，カウンセラー，精神科医，小児科医，看護師，等の方々のお役に立つことができればと願っている。

2016年　8月

渡辺　久子

はじめに
―― 古今東西の世代間伝達 ――

　子どもたちの心の相談の場では，親の苦悩が子から孫へと伝達するのをよく見る。
　ある母親は，健康に育てたはずの娘が思春期に拒食症になり飢餓状態で入院した時，「なぜこんな目にあうのか」と嘆いた。よく話を聞くと，この母は娘を生む前に5歳の長男を癌で亡くしていた。そしてさらに自分が幼児期に終戦で大陸から引き上げる途中，船上で弟が餓死し，海に沈められるのを母とともに茫然と見つめていたことを思いだした。幼い男児の死を嘆く女性像が自分と母と娘に重なることに気づいていた。
　また，ある心身症の子の父親は，自分の父がシベリア抑留から生還し，母に暴力を振るい絶望して自害した秘密を打ち明けた。父の悪夢を見て育った自分自身が，似た憎悪に囚われ，妻や家族を追いつめていると内省した。
　先年，国際精神分析協会のリサーチ・コングレスに講演者として招かれた。〈心的外傷の遅延効果：精神病理と性格の世代間伝達〉のテーマのもとに，本会ではホロコースト以外に，アルゼンチン圧政時代から湾岸戦争に至る，より広いPTSD（心的外傷後ストレス障害）の長期的影響が論じられた。
　発表者のなかで印象深かったのは米国のボルカン（Volkan, V.）。太平洋戦争の「バターンの死の行軍」の生き残り兵の研究は，他人(ひと)ごととは思えなかった。その一人グレゴリーは，生涯亡き戦友を弔う代償行為に，捕虜収容所に似た鳥小屋を作り，鳥が死ぬと手厚く葬る。生き残るには撃つ人になれ，と妻の連れ子を感化し，その子はハンターに育つ。一方その娘である孫は傷ついた動物を癒す獣医になった。「加害と生き残り」のテーマが子と孫に伝達している。
　家族は安らぎを求めあいながら苦悩を伝える。古今東西の親子の絆の一面であろうか。

心のトラウマは，それを直接体験する人にしかわからない。「どんな善意や思慮も，悲惨な体験を実際に味わうことのもつ，現実のショックには替われない」と，米国の作家ソンタッグは大江健三郎との往復書簡で述べている。私たちは，身をもって体験したことしかわからないし，かろうじてそれに基づき相手の痛みを想像するのである。さらに何かなしうるなら，それはトラウマを生きのびる人に，限りない尊重の念を向けることであろう。

　その一方，親密な関係においては，親や伴侶がいくら沈黙により，愛するものを悲惨な事実から守ろうとしても，真実は必ずあらわになり，相手はなぜ自分に本当のことを語ってくれなかったのかと苦しむ。子どもらがそ知らぬ顔をしながら，押し殺された葛藤を親の顔に仔細に読み取り，人知れず苦しむ様子は痛ましい。絆とは無意識に情動を伝え，それは一時でなく，子や伴侶のその後の人生に思わぬ翳りを落とし続けるのである。そのようなつながりに生きる親子や夫婦であるなら，なおのこと本音を分かち合いたいものである。

　誰しもできるなら自力で解決したい心の葛藤を，勇気をだして私のもとに相談に来られる方々と出会う日々，その切実な言葉に打たれながら，私はひたすら耳を傾け，何らかのお役にたてることを祈るばかりである。しかし，最初絶望に打ちひしがれていたお母さん，お父さん，あるいは奥さんや旦那さんが，やがては自らの本音を整理し，さらには家族に語りかけ始める時がくるようになる。時には怒鳴りあい，あるいは涙を流しあいながら，家族が一歩ずつ，葛藤の世代間伝達の鎖，絆のしがらみによる傷つけあいから，お互いを解き放ちあい，しみじみと理解しあっていく姿には深いものがある。本書は，そのような心の旅を遂げていかれた家族の方々から，私が直接学んだ知恵に基づき作られたものである。プライバシーの関係上，実際の症例をそのまま描くことはしていないことをご了解願いたい。

　本書には繰り返し「赤ちゃん部屋のおばけ」「死んだ母親コンプレックス」「幻想的相互作用」といった耳なれない言葉が登場する。これは幸せなはずの出産，育児や親密な深い関係において生じる，どろどろした情念をあらわす概念であり，特に本書では強調のために繰り返した。臭いものには蓋をしがちな日本において，これら眼に見えにくい形で私たちを悩ます，内なる深層心理の現象が，少しでも広く一般に知られることは大切であると思う。そのことにより，人々

が不要な自責や他罰の念，いがみあいや傷つきあいから，いくらかでも解放されるのではないかと考える。発達途上の子どもたちとの生活は，大人にとり決して楽しいことばかりではない。仮にしんどい局面にあっても，お母さんやお父さんらが，失敗などの日常のネガティヴな様相から，豊かに学ぶ楽しみをもって育児や生活が送れれば，家族関係は風通しのよいさわやかなものになるであろう。本書が少しでもその役にたてばその目的は達したといえよう。

渡辺久子

Sontag, S : Goodwill, thoughtfullness no substitute for direct experience. Asahi Evening News, p.5, 1999年6月26日付け。

目　次

『新訂増補版』への序文 …………………………………………………………… 3
はじめに——古今東西の世代間伝達—— ……………………………………… 5

序　編

社会の変容と子どもの心 …………………………………………………………… 13
心の芽生えと親子関係 ……………………………………………………………… 24
世代間伝達の精神病理 ……………………………………………………………… 30
少子化時代の精神療法 ……………………………………………………………… 37

第Ⅰ部　乳幼児精神医学

愛着と周産期 ………………………………………………………………………… 49
関係性の障害と乳幼児 ……………………………………………………………… 56
乳幼児心性とライフサイクル ……………………………………………………… 63
乳幼児の精神障害の診断と分類 …………………………………………………… 70
乳幼児期の神経症的障害 …………………………………………………………… 78
食と心の原点としての授乳体験 …………………………………………………… 91
乳幼児期の feeding と摂食障害 …………………………………………………… 99

第Ⅱ部　母子臨床の実践

照らしあう母子の関係 ……………………………………………………………… 109
世代間伝達の治療構造論——親‐乳幼児治療—— ……………………………… 119
親‐乳幼児治療の実際：理論と技法 ……………………………………………… 145
摂食障害と世代間伝達 ……………………………………………………………… 165
子どもの心身症 ……………………………………………………………………… 182
児童虐待と世代間伝達——連鎖を断ち切るために—— ………………………… 190
臨床心理・精神医学的観点からの児童虐待への対応について ………………… 202

子どもを亡くした家族への援助	222
発達することの不安と喜び（1）——心の誕生への旅——	232
発達することの不安と喜び（2）——固着と退行——	243
発達することの不安と喜び（3）——心の発達への援助——	254
母と子を守る	266
いのちのまなびや——小児病棟——	274
私の子育て論	277
あとがきに代えて——無名の親たちから教えられるもの——	281
初出一覧	284

序　編

社会の変容と子どもの心

はじめに

　子どもの臨床現場では，過去20年間に大きな異変が起きている。頭痛，発熱といえば感染症を疑った時代から，心因性疾患を必ず鑑別診断にいれる時代になった。たとえば，1960年より前には報告されなかった家庭内暴力が，高度経済成長の1980年代に急増している。

　不登校は年々増加の一途をたどり，全国で十数万人を越えている（2014年統計によると不登校の小中学生は12万人，文部科学省）。悪性腫瘍や細菌などの明らかな病因よりは治りやすいはずの心理的要因により，子どもの心身が悲惨な苦しみ方をしている。その代表が思春期の女子に増えている神経性無食欲症（DSM-5）である。昔は精神科で治療したこの疾患を，今日小児科医も治療している。飽食の時代，人も羨む恵まれた家庭の優秀な少女が，必要な食物を拒み，がりがりにやせてしまう。中には，餓死する子もいて，治療は難しく，再発を繰り返し，長期予後は悪い。特に15歳以下の若年発症は，心身の発達障害，不妊症，精神障害などライフサイクルにわたる深刻な後遺症を伴う。ほかにも心因性の腹痛，めまいや吐き気など，多様な心身症状が増加し，低年齢化している。戦後の栄養失調や感染症の悲劇を克服したはずの日本で，皮肉にも，心理的な風土はまるで戦後の焼け野原ではないか？

I　破壊される発達環境

　一体何が変化したのであろうか？「まず腕白小僧をつくらなければ，よい人間は作れない」とフランスの思想家，『エミール』の著者のJ・J・ルソーは述べている。生き生きと子ども時代を，心ゆくまで自然の中で遊び，心身を鍛え

た者が，やがて社会や文化の担い手に成長する。そして心はどんなテクノロジーの発達した時代になっても，即席栽培はできない。動物の中で最も未熟な脳に生まれる人は，環境とふれあいながら，脳が発達するようにできている。未熟で環境に依存する必要があるからこそ，複雑な情緒や言語

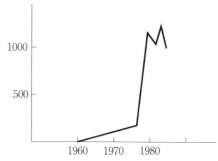

図1　家庭内暴力発生件数（思春期白書，1985）

が発達し，芸術や思想などが生まれたが，この未熟さは両刃の剣で心の病の発生にもつながっているといえる。

　少子化時代の子どもたちは兄弟や友達が少ない。幼児期から，お稽古ごとや塾通い，テンポの速い都会で生活する。親たちは，わが子が競争社会から脱落せぬようにと勉強や世間の価値観を，一方的に子どもに押しつける。鬱憤のたまった子は，陰湿な弱い者いじめに走りストレスを発散したり，自分の殻にとじこもってゆく。子どもの問題の多くは，大人社会に内包されるいじめの体質と閉鎖性の反映かもしれない。大人の作り出す商業主義が，いかに子どもたちの自然な心身の発達環境を壊しているかを，まず私たち大人がふり返るべきである。

II　核家族の子育て

　親の子育てが今日あらためて問題となるのは，子どもの心の問題が増加し，その背景に社会の都市化，工業化があるからである。昔，子育ては，血縁に結ばれた家族の，自然な連帯による地続きの地域社会の，支えあいのネットワークにより成りたってきた。さらに逆のぼると人は群れをなすことで歴史的に何十万年も，狩猟生活，農耕生活を営みながら集団の連帯のなかで子育てをしてきた。ところが戦後の経済成長は都市化，情報化，商業主義化を促進し，核家族化，少子化や受験戦争などにより，地域の自然な子どもの発達環境を破壊し，家庭の養育機能を低下させている。

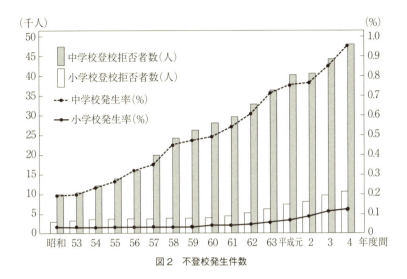

図2　不登校発生件数

　ひと昔前の大家族による育児は，オーケストラのように，多様な個性と役割をもつ人々の調和的なチームワークで行われていた。今日の核家族は，個人のプライバシーが尊重される反面，室内管弦楽のように閉ざされた3～4人の小さな集団である。一人欠けても，家庭という音色を奏でることが難しい。現代の核家族は，さらに過剰な育児情報や学歴社会のプレッシャーにさらされている。

Ⅲ　失われる母性原理

　戦後，乳児死亡率がまだ高かった頃，おそらく普通の親は，泥んこ遊びの洟垂れ小僧のわが子を見て「元気に生きていてくれてよかった」と安堵したであろう。戦時中や戦後の劣悪な衛生状況の中で，誰もがひもじく，身近な家族や友人を亡くしていた。互いに対象喪失の悲しみと，生きのびたことへの感謝を分かちあっていた。今日，日本の乳児死亡率は世界最低で，親はハッピーなはずである。ところが実際には，わが子は元気で生まれてあたりまえ，人より少しでも勝れてほしい，と親はつまらぬ競争心をあおられている。今，わが子のありのままの姿を，丸ごと受けとめる心のゆとりをもつ親がどれだけいるであろうか？

生命あるものを慈しみ育む姿勢を〈母性原理〉と呼ぶ。それに対して，目標に向かって計画的に事を運び，効率のために手段を選ばぬ考えを〈ビジネスの原理〉と呼ぶ。幼児の心の発達は，ビジネスの原理にはなじまない。いくら熱心でも，緊張しながら機械的に，マニュアル化された育児をする時，子どものやわらかい心はつぶされてしまう。素朴で自然な真心に包まれて安心し，生き生きとする時，初めて子どもの心は健康に育っていく。

　戦後急激に発達した工業化社会は，生命あるものを育む〈母性原理〉をつぶしつつある。代わりに目にみえる成果や効率を優先する〈ビジネスの原理〉が，日々子どもの生活にも浸透している。人を育てるはずの学校や家庭が，子どもを応援する代わりに，偏差値や能力で切りすてている。安心感の乏しい社会の中から，子どもの心の病気は増加している。

　少子化は，社会的に子どもを産み育てる母性の喜びが衰退している反映ともいえよう。少子化以上に問題なのは，今生きている子どもたちが，子どもらしい幸せな子ども時代を送れず，心身ともに健康な市民に成長することがおぼつかないことである。日本人の平均寿命は世界一長い。21世紀を生きる子どもらは，今以上に多様な価値観と変動にみちた不確実な世界に出会うに違いない。新しい時代を生きるには，どんな状況にもしなやかに対応できるタフな心が求められる。これからの子育てには，このような将来を展望した子どもの心身の土台作りの視点が必要である。

Ⅳ　心の曙：新しい乳幼児精神医学の視点から

　豊かな感性を生まれもつ子どもは，まだ言葉を語らぬ乳幼児期から，親の生活の緊張や葛藤を鋭敏に感じ，影響されている。子どもの心の世界は，その子自身の素質や感性と養育環境との，たえまない相互作用から生まれてくる。子どもには，タンポポのような適応力旺盛な子もいれば，蘭の花のようなデリカシー豊かで，細やかな配慮を必要とする子もいる。小児期や思春期の心の問題は，現在のストレスに，その子が今まで，自分らしさをどのように周囲の人々に尊重されながら育ってきたか，という資質と環境の絡み合いの問題がある。同じ出来事も，その子の自己像や人間像が明るいか暗いか，その子の対応能力

の成熟度が高いか低いかにより，まったく異なる意味をもつ。たとえば同じいじめも，今まで誰にも理解されたことのない子の場合は，またかと絶望しやすいが，必ず支えてくれる親や友人や先生のいる子にはしのぎやすい。

　また子どもにもっとも影響力のある親の育児は，親自身がどのように育てられ，現在親がどのように周囲から支えられているかという現在と過去の絡みあった問題である。

　今日，子どもらは，すでに胎内にいる時からストレスの多い体験をしていると考えられる。生活環境の中の騒音，機械的振動，合成着色料などの汚染や，慌ただしい生活の緊張の高いテンポに，敏感な赤ちゃんはさまざまな影響を受けている。米国の乳幼児の心の発達研究家，スターン（Stern, D.）とクラメール（Cramer, B.）は，乳児が鋭敏な感覚で，周囲の雰囲気を察知し，親の心まで見抜いて反応することを研究している。スターンは乳幼児期の〈無様式知覚〉（amodal perception）と〈情動調律〉（affect attunement）の概念を提唱している。無様式知覚とは視聴覚，触角，振動覚，固有知覚などの感覚器官の違いをこえて，どの知覚系でとらえたものも，その刺激の強さや流れによって，その本質を見抜く感覚である。実際に生後数週の乳児に目隠しをして，性質の異なるおしゃぶりを吸わせ，そのあと目隠しをはずして，おしゃぶりをみせるという実験がある。すると，ごわごわのおしゃぶりを吸った乳児は，初めてみるにもかかわらず，たくさんのおしゃぶりの中からごわごわのものをじっと注視し，選びとるのである。

　乳児は無様式感覚を用いて，母親の表情，声のトーン，身体の緊張，歩き方，四肢の動きなどから，母親が緊張しているのか，落ちこんでいるのか，ゆったりと安定しているのかを識別する。母親の方も，自分が生き生きと安定していると，乳幼児の気分にうまく波長を合わせ，響き合った反応をすることができる。これを情動調律といい，乳児は母親の情動調律があると，はりきり，生き生きと活動する。

　またクラメールは，母親が赤ちゃんに過剰な期待を向けたり，自分とよく似た特徴を見つけて神経質になると，赤ちゃんはすぐに察知し，緊張したり萎縮したりするという。叱るにしても，誉めるにしても，子どもに伝わるのは，母親の考えよりも，腹で感じていることのようである。母親の葛藤を赤ちゃんは

鋭く見ぬいてしまう。

　この無様式感覚や情動調律を理解していると幅広い診療や教育の場でのふれあいに役立つ。まだ言葉の出ない発達障害の子でも，大人の明るい表情や，柔らかい声，ゆったりしてわかりやすい助けや働きかけには，安心して心を開きやすい。警戒心の強い子には，まず本人よりも母親との間でさりげなくソフトで暖かいやりとりをして見せながら，緊張がほぐれるのを待つ。

　乳幼児期は母親がハッピーな気持ちでわが子とふれあうことが心身の発達に何よりも大切である。しかし実際の都会生活は，過剰な育児情報と育児サポートシステムの欠如の中で，若い母親は孤立し，自然な暖かい育児をすることが難しくなっている。その中で，子どもがむずかる，ミルクを飲んでくれない，夜泣が続くといった，一見小さなできごとが大きな悪循環を招く。その一例に，日本でも増加している母親の抑うつがある。

　母親の抑うつは，日本や欧米の先進工業国で，出産後，母親の10人に1〜1.5人発症することが問題になっている。母親の暗い気持ちや緊張は声のトーンや顔の表情に反映し，敏感な乳幼児ほど影響を受ける。無表情，不活発，食欲不振，視線を避ける，などさまざまな症状となってあらわれ，長期的にも情緒発達に悪影響をおよぼす。母親の落ちこんだ気持ちをキャッチし，ほっとできるような支援を考えることが大切である。

V　養育体験の世代間伝達

　親の子育てには，親自身の受けた育児体験が影響する。国際的な愛着理論の研究は，厳しく突放して育てられた子は，突放す親になりやすく，虐待されて育った子は虐待しやすい親になり，暖かく寛大に認められて育った人は，包容力のある親になりやすいという結果を示している。これを愛着パターンの世代間伝達という。これは決して決定的ではなく親自身がつらい養育体験を感情をこめてふり返り内省することができると，わが子に葛藤を伝達しないですむと言われている。そこで相談の場では，父母それぞれに，「あなたのお父さんはどんな人でしたか？」「あなたのお母さんはどんな人でしたか？」と尋ね感想を聞くとよい。親の欠点や長所をまじえて，一人の人として率直に語れるのが

よい。やけに「立派な親です」とたてまえばかり言う時は，本音を押し殺している場合がある。するとその親自身がわが子の気持ちを感じとることが難しく，かつて子どもであった自分と親との葛藤を，知らぬまに繰り返しやすい。親が自然な感情を抱ける時わが子とも自然な情緒交流が可能になる。

心と身体は敏感に響きあい一体である。子どもは，幼いほど周囲に依存しその影響を受けるが，特に乳幼児期の母子は，デリケートなシステムを形成している。大きくなるにつれ，そのシステムは，父母と兄弟の作り出す，家族というより大きなシステムの家族関係という情緒的なオーケストラの音色の中で成長する。子どもを理解するには子どもとその周囲の関係を全体としてとらえ，その相互作用を観察することが大切である。

VI 症状の機能と意味

子どもの心因性の症状には，多様な意味と機能がある。まず症状は子どもの心のSOSである。症状のおかげで親は相談に来るし，専門家も関与するので，症状は相談への入場券でもある。症状によってストレスを発散し，症状は心の安全弁でもある。そこにその子や家族の葛藤が表されていれば，症状はさらに象徴的な機能をもつものになる。

このように症状は，あってはならないことや，消せばよい問題として扱うものではなく，子どもとその周囲の関係性の障害の表現であるととらえるべきであろう。そこでは誰が，何が悪いのではなく，子どもをとりまく信頼のハーモニーが障害されているのであろう。そのように理解することから，症状は新しい関係の始まりや，家族の成長の機会につながり，発達的なプロセスの一部になりうる。心の問題は，常にフェアで暖かく，明るい雰囲気の中で，建設的に理解されるべきであろう。

VII 複数の要因の絡みあい

子どもの心の問題の要因は複数で，現在の出来事と，今までの生活経験や家族関係が複雑に絡みあっている。子ども側の要因には，①その子の気質や感性，

②現在の発達段階，③病気や不安などの心身の状態がある。養育環境側の要因には，①母親の性格や子どもへのかかわり方や精神状態，②父母関係の葛藤，③家族内の関係や，社会心理経済的状況・家庭外の世界との関係などがある。

多くの要因のダイナミックな相互作用を立体的に考えるために，以下のような，具体的な体験がどうであったのか，ひとつひとつ丹念に聞いていく。周産期の流産，死産，新生児死亡や出産時の障害。早期乳幼児期の母親の精神状態や夫婦関係の葛藤。乳児期の育てやすさや育てにくさ。7〜8カ月の人見知り反応の有無。1歳頃の母親への愛情の性質（安定した愛着，不安定な愛着，淡泊な愛着）。1歳半の「イヤ」(NO) という拒否の表現，1歳半から2歳半にかけての喜怒哀楽の表現，自己主張や甘え方。3歳以降の母親からの分離と集団遊びへの適応，など。

心の問題は，ある日突然出現するのではなく毎日の積み重ねから生まれる。どの発達期でも，心の健やかな発達には，次の基本的条件が必要であろう。子どもが親（あるいはそれに代わる人）に，安心して甘え，困ったりつらい時にありのままの本音をだし，自己主張ができること。子どもが親や家族を港のように信頼でき，安心して外の世界に出てゆくことができ，年齢相応の遊びの世界をもてること。喜怒哀楽がだせること。

一般には，発達上の悪条件が，たくさん重なり，幼い時から長びくこと，多様な心因性の症状が，次々と出没し，不安定な時期が頻繁にあること，また，家族関係の葛藤や養育環境の問題がより大きいほど心の病気のリスクが高い。

子育てと子どもの精神発達では，大別して次の三つのレベルの世界が相互に影響しあいながら展開する。①ミクロレベル：母子，父子の二者関係の世界。親が子どもとの一対一の親密な情緒交流を介して，その子の基本的な生理的情緒的要求を，十分に理解し満たしていく母性原理に基づく関係。子どもは依存する対象と愛着関係をもち，生きることへの基本的信頼を獲得していく。②ミニレベル：家族関係の三者関係の世界。兄弟や家族など身近な他者との安心できるふれあいを通して，子どもは，人と人との調和的なつながりの原型を学ぶ。また三者関係において，競争心，嫉妬，尊敬，などの複雑な次元の情緒を体験しながら，自他の区別や領域など，集団生活の調和や秩序の基本構造を培っていく。③マクロレベル：家庭外の対人関係の世界。家族関係をいわば心の港に

して，子どもは家庭から外の世界へと冒険をひろげながら，しつけ，勉学，遊びを通して社会生活の原理を身につけていく。

Ⅷ　新しい時代の子どもの診療

　私たちは日々の活動を通して，子どもの世界の，以上の三つの次元に働きかけ，子どもの健やかな心身の発達を立体的に援助することができる。
1) ミクロレベル（子どもへの直接的働きかけ）：たとえば小さい時から，地域の中で子どもの成長を見守っているホームドクターは，かぜや腹痛でやってきた子どもを診療しながら，いつもより暗いその子の表情や，つかれきったり緊張した様子を察知し，子どもがいじめや無理な勉強や家庭不和などにより，人知れず悩んでいるのを理解してやることができる。そして親に子どもらしく甘えたり，本音を言ったり，自分の気持ちや望みを表現していいのだよと促し，親子でうまくいかない時にはいつでも相談にのることを伝える。子どもは仮に，親から見放されている時でも，身近に一人，しっかりと自分を応援してくれる信頼にたる大人がいると思うと，絶望せずに生きぬくことができる。
2) ミニレベル（家族への働きかけ）：現代の母親たちは，情報化社会の情報の渦の中でとまどい途方にくれがちである。わが子の個性を守りながら，周囲ともとけこめる子どもに育てることは，ますます困難な時代である。私たちは，孤立し，迷う母親の率直な本音を聞くことにより，母親を支え，子どもをしっかり見守れる母親に育てていく。子どもの健やかな心の発達には，特に父母のハーモニーに満ちた関係が必要である。不幸で複雑な生い立ちや，養育体験をもつ親には，育児は人一倍難しく，子どもと適切なかかわりをもつことは容易ではない。そのような親に親心をもって，心の支えになってやりながら，親自身の成長を育てていくことができる。
3) マクロレベル（社会への働きかけ）：私たちは，自分の地域社会や保育園，幼稚園，小中学校とのかかわりを通して，教育現場のモラルとスキルを向上させていくことができる。また子どもの発達からみて非常識な現象，たとえば幼児の発達を歪めるような早期教育や苛酷な受験勉強，スポーツ活動や思

春期のダイエットなど，子どもの心身を苦しめる有害な現象に対し，積極的に子どもの代弁者として社会的発言をしていくことができる。

私たち臨床家は，診療を通して直接子どもとふれあうことができる。私たち一人一人の幸せな成長を楽しみながら，子どもを応援する時，彼らが私たちの中に，一人の親切で誠実な大人を感じてくれたら，どんなささやかなふれあいも，真心と命を大切にする〈母性原理〉を子どもに伝えうるものになるであろう。

文　献

1) Stern, D.: The Interpersonal World of the Infant. Basic Books, 1985.（丸田俊彦ら監訳：乳児の対人世界．岩崎学術出版社，1990.）
2) 山崎晃資編：子どもの発達とその障害．放送大学教育振興会，1995.

〈キレる〉子どもと〈キレる〉心の世代間伝達

　子どもたちが"キレる"。"キレて"衝動的に，身近な親，先生，友達を刺す。信じがたい事件の多発に胸がふさがる。

　子どもたちから，子どもらしい自由な時間，空間，仲間が奪われて久しい。諸外国の専門家からは「日本の教育や受験戦争は児童虐待。子どもたちはハッピーなの？」と言われてきた。学力優先の社会で，子どもらはぴーんと気がはりつめている。もっと自由に好きなことをして遊びたい。仲間と切磋琢磨し，しなやかな心を鍛えたい。比較や競争を強いられる子の心は自ずとキレやすくなる。"キレる"子は，"キレやすい"社会の反映ではないだろうか。

　ある家庭内暴力の子の父親のエリートサラリーマンが，診察室で"キレて"しまった。「全国4万人の小学生が我慢してクリアしている中学受験。なのにうちの子は不登校，家庭内暴力とは何だ！」子どもは長年，猛勉強でめざした私立中学受験を高熱で失敗し，その直後から暴れている。どなる父親に私は答えた。「全国4万人とは，まるで塾の広告の鸚鵡返しですね。一人息子が，思春期の入口で"おれの時間を返してくれ"と叫んでいるのに。せめて父親のあなたが，この子の痛みを感じ，求めている生活を理解してやったら」。父親は反省し，学歴主義をやめた。しかしこのキレる父親を目の当たりにし〈欲しがりません，勝つまでは〉の戦争中のメンタリティーが，今でも脈々と生きているのを感じた。世間の尺度にとらわれた我慢は，いかに人のその人らしさや心の成熟を阻み，家族や周囲まで巻き込むか。

　〈葛藤の世代間伝達〉という現象がある。親の未解決の葛藤が，知らぬ間に子に伝わることをいう。ナチの強制収容所から生還したユダヤ人。その子や孫が，知らぬはずの親の迫害の恐怖におびえ精神障害に陥る。隠蔽されたトラウマは心の病につながる。太平洋戦争の傷がまだ十分に整理されていない日本でも，戦争をめぐる葛藤の世代間伝達は至る所に潜んでいる。父親が「育児は母親の責任。俺は会社が忙しい！」などと画一的なせりふで逃げる時も，その人自身の生い立ちをじっくりきくと，思わぬ抑圧体験が浮かび上がってくる。「僕が子どもの頃，父がシベリアの強制収容所から生還し，毎晩酒を飲んでは母に暴れた。僕が父に向かっていくと，母は"生きて帰っただけ有り難いから"と止めた」と上記の父親は語った。「だから僕も耐えた。母には頭があがらない。その分妻にあたる。つくづく僕は父にそっくり。特に子どものわがままにはかっとする。でもそれは父への怒りを閉じ込めてきたからで，僕が怒りを抱えたままの子どもではないか」と内省した。私たちが正直に己をふり返らないと，子どもらの世代が苦しむのである。

心の芽生えと親子関係

はじめに

　人の人生の曙といえる周産期，乳幼児期は，親や家族を巻き込む複雑でダイナミックな時期である。今日の都会化した社会では，バラ色の育児情報とはうらはらに，孤独で緊張に満ちた母親と乳幼児の生活が展開し，隠された日々の問題が，児童，思春期のさまざまな心の問題の増加につながっている。本章では心の曙である周産期，乳幼児の現代の問題について述べたい。

I　周産期

　人生は胎内から始まる。親指の大きさにも満たない胎生16週の胎児には，すでに視聴覚，触覚，痛覚，深部知覚が備わり，羊水の中で感覚的な生活をしている。テクノロジーが発達した今日，羊水遊泳を楽しみながら，蹴ったり，指しゃぶりをする胎児の姿が，胎児エコーのスクリーンに映しだされる。命の誕生のリアリティーを目のあたりにして，誰しも感慨を抱かずにはいられない。
　周産期はダイナミックな出会いの時。男女の営みから新しい命が誕生する。精子と卵子の融合した受精卵が，刻々と胎児に成長していくという，きわめて生物学的な現象の中から，親子の親密な情緒のふれあいや社会的関係が紡ぎだされていく。
　胎内の胎児は，人を親に成長させる。父母になりゆく心のプロセスにおいて，現在と過去と未来は不思議に融合しあう。たとえば，生まれてくる子はどんな子かしらと未来に思いを馳せる時，母親は知らぬ間に，遠い過去を想起している。昔，子ども心にお母さんになったら，こんなふうに赤ちゃんを可愛がりたい，と空想してきた赤ちゃん像が浮かぶ。一方，赤ちゃんの時に親との絆をめ

ぐり痛ましい体験を生き延びてきた場合にはどうなのだろう？　無邪気な夢の中に，暗い情念が否応なく侵入しないとはいえない。

　フランスのレボヴィシ（Lebovici, S.）は，赤ちゃんに対して親が抱くイメージには，次のような三つの異なる次元があるという。①男の子であったり，色白であったりという，その子固有の資質をもって生きている現実の赤ちゃん像（real baby），②幼い頃から，こんな赤ちゃんがほしいと思い描いてきた空想の赤ちゃん像（imaginary baby），③そしてかつて，自分が赤ちゃんとして生まれ育てられた，その感覚体験から生まれた幻想の赤ちゃん像（fantasmatic baby）。この幻想的な赤ちゃんは，記憶にも上らない深い体験で，人が意識することは難しいと精神分析学の研究は教えている。

　「私まるで，赤ちゃんだった頃の自分を抱いているみたい」と生まれたばかりの娘を抱きながらつぶやいた初産の母親がいる。娘のお産を手伝いにいった祖母が，そのことを私に話してくれた。その祖母も初孫を抱く娘の姿に，その昔，自分が初めて娘を抱きながら母親になった姿を重ねているのであろう。

　一方，「どうしてかわからないけれど，この子を抱くと気持ちが落着かなくなる。こわい」という母親がいる。よくよく聞いてみると，自分自身の乳児期に，母親の抑うつ状態や，次の赤ちゃんの死産など，暗い出来事が起きている。

　流産，死産や対象喪失で暗く内向する時，母親は乳児にとり，いながらにしていない存在になる。乳児はうわの空の母を敏感に察知し，一生懸命声をだして笑いかけ，明るい母親を取り戻そうとする。それが功を奏さず，母親の暗さが長引くと，繊細な感受性の乳児は，暗い死んだような対象像を取り入れ精神病理のリスクにつながるという。フランスの精神分析家グリーン（Green, A.）はこのような母親像を抱く乳児の状態を「死んだ母親コンプレックス（the dead mother complex）」と呼んでいる。

　このコンプレックスとならんで，周産期，乳幼児期の心理的世界の理解に欠かせないのが「赤ちゃん部屋のおばけ（ghosts in the nursery）」という現象である。フライバーグ（Fraiberg, S.）は可愛いはずのわが子を抱きながら，母親が不安な気持ちにかられることを指して言った。乳児の存在により母親の心に暗い幻想的な赤ちゃん像が浮かんでくるからであるという。このように周産期は，人にとり未知の未来と太古の胎児期とが，「今」の中に時空を超えて

溶け合う世界である。

　妊婦の夢や自由に語る連想には，原始的な感覚世界への退行があふれている。人知れず深く沈む心の井戸の奥の情念が，周産期には揺さぶられ，湧きあがるのであろう。父親となる男性の内面にも似たような揺らぎが見られる。妻のお腹の膨らみにつれて，いつにない生産意欲が湧いたり，アイデアが産まれてくる夫がいる。かと思うと，人が変わったように苛立ち，思わず妻のお腹を蹴飛ばす夫もいる。

　ある狭心症様の心因性痛み発作を呈して受診した夫は，妻が妊娠したのをきっかけに発症した。生い立ちを尋ねると，2歳の時に弟が生まれ，急にお兄さんにさせられ，弟への妬みを抑圧させられたという。また，乳児が泣くたびにカーっとなって，妻を殴り，乳児をベビーベッドに叩きつけた父親がいる。乳幼児期に母親が急死し，人に預けられて，我慢強く育ってきた。自分の子ども時代に，恋焦がれても得ることのできなかった親密な母子のふれあい。妻が惜しみなく赤ん坊を可愛がる姿に，忘れていた自分の辛い過去を思いださせられたようである。この心のダイナミックスをとことん見つめ，妻と話しあい，妻子への暴力を乗り越え，穏やかな生活に落ちついた父親もいる。

II　乳幼児期の親子関係

　乳幼児期の親子関係は，その時代の社会のエコロジーと密着している。自然の恵みの中でゆったりと生きていた時代には，幼い命の誕生は，その共同体全体が共に，真心と喜びをもって分かち合うできごとであった。社会の都市化やテクノロジーの発達が，乳幼児の健やかな心の発達に必要な命の原理を無残にもこわしている。

　米国の小児科医，小児精神科医のブラジルトン（Brazelton, B.）が，約10年前に，日本の五島列島の赤ちゃんの素晴らしさを夢中になって話してくれたことがある。まだ機械文明の届かぬ静かなこの離島は，命の原理が生活を支配していた。赤ちゃんのいる家では，お母さんもおばあちゃんも，自然に赤ちゃんの目の高さに腰をかがめ，「あぶあぶ」と赤ちゃんに語りかけ，赤ちゃんとしっくり波長のあったのんびりした生活を送っていた。

この五島列島の赤ちゃんには，アメリカの大都会のボストンの赤ちゃんたちにはない，落ち着きと，穏やかさが見られるというのだ。しかし12年前に，またブラジルトンと会った時，彼は残念そうに語った。五島列島の赤ちゃんも，車やパソコンが島に入り込むにつれ，大人の生活のテンポが速まり，機械音が増え，赤ちゃんはボストンとあまり差がなくなったと。

　便利で華やかな都会生活は，ビジネスには快適な世界であっても，デリケートな命そのものの乳児と母親の世界にとり，必ずしも居心地はよくない。特に乳児を抱える現代の核家族の母親の，アパートやマンション生活の閉塞情況は，実際生活してみないとわからない。きれいごとの育児情報が洪水のようにおしよせる中，実際3歳以下の乳児，特に自我の芽生える1歳半から2歳半の乳児のいる家では，子どもの泣き声と母親の苛立ちが不協和音を奏でる。乳児のむきだしの感情が，母親自身の中の未解決の葛藤を誘発しやすいのである。のんびりした時代に，地域社会に支えられ，大家族に囲まれながら育児，家事をこなした祖母の世代，あるいは大勢の仕事仲間にもまれて忙しく働く夫には，この密室に閉じ込められた母子の疎外感は，わかりにくい。

　ひどい夜泣きの赤ちゃんが母親を追いつめ，母親の緊張，不安，自信喪失が赤ちゃんに敏感に伝わり，夜泣きの悪循環が起きるといった問題が，都会の育児相談に頻発している。たかが泣き声，と周囲は片づけるが，誰もいない密室の育児は得体の知れぬ情動が襲いくる「赤ちゃん部屋のおばけ」の世界である。

　ある若い母親が，生後2カ月の長女の泣き声に発作的にふとんをかぶせ窒息死させた。この痛ましいケースでは，母親が警察に逮捕されている間に，夫が弁護士を伴い，妻を案じて筆者をたずねてきた。

　この母親は，結婚を機に遠い郷里から離れ，見知らぬ大都会に初めてでてきた。夫は平均的な会社員の常で，朝早く出勤し，帰宅は遅かった。田舎の母は年老いて病気がちで，とても里帰りは無理であった。都会の大きなてきぱきした産科で無事出産し，自宅に戻り，つつがなく育児をしていると，夫は思いこんでいた。夕方たまに夫が早く帰宅すると，「お乳の飲みが悪いんではないかしら」「ちょっと油断したら，おむつかぶれがこんなにひどくなってしまった」と妻がこと細かに訴える。

　最初は一緒に心配していた夫は，やがて帰宅しても夕飯どころではないわが

家に苛立ち「くよくよしている暇に夕飯くらい作れ」とぼやき，妻の心配には耳をかさなくなった。妻は翌日から，おとなしくなり，帰宅時には夕食が準備され，夫は妻も育児と家事の両立になれてきたものと思い込んでいた。ある日帰宅すると，電気もつけてない2DKの座敷に，妻が赤ん坊に布団をかぶせて窒息させたまま，ぼーっと放心していた。

　都会の訴えようのない孤独，仕事に忙しい夫との断絶，そして赤ん坊の果てしない要求が，思わずかきたててくる得体の知れぬ不安，焦燥，閉塞感。これに耐えて，日々を生きのびるには，よほど明るい夫婦関係や，友人，実家などのサポートが必要である。そして現実的なサポートは，内面のサポートと響きあう。遠くとも懐かしい実家からの電話がひとつあれば，まぶたの母を思い浮かべることができ，孤独もしのぎやすくなる。

　この生真面目な夫に，妻の生い立ちの背景を聞くと，田舎には障害児の弟がいて実母が苦労していたので，我慢一ついわずに育ってきたらしいという。わが子が生まれた時に，障害児の弟の姿がだぶってしまったのだろうか？　人生早期の悲しみや苦労が，母親になりゆく女性を苦しめることを，身近な夫や実母，保健師や小児科医が認識していたらと，悔やまれる。

　親の未解決の葛藤が知らぬ間に子どもに伝わることを世代間伝達という。周産期，乳幼児期は，親の葛藤の世代間伝達の好発時期である。たとえば次のような訴えで，血相をかえて救いを求めてきた母親がいた。「娘が私を馬鹿にするんです。主人とぐるになってこの醜い私をけなすんです」。その娘とはなんと1歳半の乳児であっただけに緊急に相談にのった。

　面接室にやってきたのはよちよち歩きの愛くるしい女の子と過食・肥満症のため，100キロ近い体重の母親。入室し，母親はソファーに腰掛けたなり，我を忘れて泣き続けた。「私の母は，いつも私をけなしていて，妹ばかりを可愛がったんです。私はさみしくて冷蔵庫のものを食べあさり，小学校から肥満症で，母に叱られ，疎まれ続けました」。

　相談者に向かって，堰をきったように母親は実母への不満をまくしたてながら，小学生のようにおいおい泣き続けた。幼い娘は，わがまま一ついわずに，敏感に母の涙を察知し，心配そうにちらちら母親と私を見比べながらけなげにおとなしく遊んでいる。母親の訴えとは異なる実際の乳児の姿。

診察室の相談者，母親，娘の3人の関係は，いつしか母親にとり実母，自分，妹の関係を映しだしている。母親は不自然なまでに娘を無視し，相談者の注意を独占し続ける。ちょっとでも相談者が乳児の方を向くと，自分の受けた仕打ちのひどさをまくしたて，相談者の注意を自分の方にとりかえそうとする。この母親は娘との間で，妹との母親の取り合いを繰り返しているのであろう。そして家庭では，この三角関係が，夫をめぐって展開してしまい，夫とぐるになって娘が自分をけなすという感じ方に陥り，おびえてしまっている。

　無視され続け，娘はついに40分後，思わずクレヨンを床に投げつけた。「メッ！　何するのいけません！」間髪いれずに母親は娘を叱りつけた。母親は自分の惨めさに溺れて話し続ける間に，幼い娘に無理な我慢を強いてしまい，その結果娘が耐えられなくなったことには気づいていない。実母がどんなにひどい仕打ちをしたのか，と相談者に訴えている矢先，まったく同じひどい仕打ちを娘に繰り返しているのである。

　相談者は（ママが私の方を向いてくれないから，ついに爆発したのよね）と娘にやさしく声をかけた。この間相談者の注意を独占できた母親には，少し満足とゆとりが生まれたのかもしれない。その言葉にはっとして，娘に両手を差し出した。「そうかごめんね，おいで」。敵視していた娘を初めて抱き寄せることができたのである。

　診察室のこの場面は，実母に無視されけなされながら育った母親の葛藤が，相談関係にきれいに反映されたものであった。葛藤の世代間伝達はこのように，親子共にいる場では，親自身無意識の間に，どこでもいつでも起きるものである。

　しかし親自身の親との関係が，わが子との関係に投影されるダイナミックスをよく観察することにより，世代間伝達を断ち切ることも可能である。その意味で，周産期，乳幼児期は豊かな可能性とリスクを孕んだ時期であるといえよう。

文　献

1) 渡辺久子：母子臨床．こころの科学，66，1986．
2) 小島，小此木，渡辺編：乳幼児精神医学の方法論．岩崎学術出版社，1994．

世代間伝達の精神病理

はじめに

　人の社会は次の世代に価値ある文化を伝えながら発展していく。風俗習慣，伝統文化，技術などは世代から世代へと伝承される。同様に情緒の世界もまた育児と家庭生活を通して親から子へと伝達される。

　「三つ子の魂百まで」ということわざがあるが，この心の世代間伝達は，まず乳幼児期におきる。そしてその人の行動の背後で目にみえない影響をライフサイクルにわたっておよぼし続ける。個人の健康な精神生活も精神病理も親から伝達された部分がある。

I　精神病理と世代間伝達

　心の世代間伝達の最初の舞台は，乳幼児期の赤ん坊と母親の相互作用である。成長するにつれて舞台は家庭の家族関係になる。子どもの存在自体が親の忘れていたはずの葛藤をよびさますという強力な役割を果たしている。

a．刺激体としての乳幼児

　赤ん坊に直接ふれていると，その大人は知らぬ間に忘れているはずの幼い頃の感情をよみがえらせる。かわいいという幸せな感情の一方で，つらい感情もかきたてられる。赤ん坊がぎゃんぎゃん泣きやまないと，理不尽でコントロールのできない衝動がわく。

b．無様式感覚による伝達

　胎児は胎生期20週ころには全身の感覚器官がほぼ完成し，胎生期後期には，

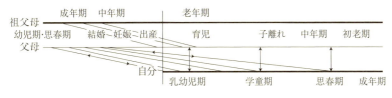

図　世代間作用・世代間伝達（渡辺, 1991）

自分から羊水の中で浮力を用いた遊泳を楽しみ，指をしゃぶったり，耳をすましたり，安定した感覚体験を楽しんでいる（ケステンバーグ Kestenberg, J. らの研究）。この時期から新生児期にかけて，乳幼児の中心的な感覚体験は無様式知覚によって行われる。無様式知覚は，母親の声の音色の強弱や抑揚，眼差しの柔らかさや冷たさ，からだの緊張の強さや弱さなど，知覚様式をとわず，情緒の本質を感知するものである。親の無意識の不安や緊張，いらだちや焦り，敵意や抑うつ感情を乳幼児は全身で黙って察知してしまう。母親の心に不安，いらだちや敵意などがあると，母親の乳幼児への応答のしかたには微妙なテンポのずれや，冷たく機械的な特徴があらわれ，乳幼児はそれを不快なものとして感知する。

症例1

強迫神経症のA君は，2歳の時に両親が離婚した。母親がA君を妊娠すると，父親が急にわけもなく不安定になり，人がかわったように母親を陰湿にいじめたのが離婚の発端である。母親はA君を産もうかどうか迷いぬき，A君を出産した時に離婚を決意していた。A君の産声はか弱く哀しげで，母親はA君が自分たちの葛藤を，胎内ではっきり感じていたに違いないという。A君は沈んだ母親のもとで乳幼児期を過ごし，1歳から2歳にかけての再接近期に健康な自己主張を示さず異常におとなしい子になった。後からふり返ると，父親は当時職場で疎外されていた。また母親が舅を何気なくほめた時，父親はいつになく激怒したという。母親がそのことを姑に相談すると，舅も父親が生まれた時，嫉妬妄想に陥り，姑に「これはおれの子ではない」といって拒絶し続けたとのことであった。A君の場合は実父との葛藤の中で育った父親が同じ嫉妬と拒否をわが子に向けている。

症例2

小学校3年のB君は不登校と家庭内暴力を示している。

B君は約束や宿題を絶対にわすれない几帳面な性格であるが，些細なことにかーっとなる傾向があり，同年代の子どもの輪にはとけこめず不登校になった。B君の父親はふだんは穏やかだが，かっとなると，殺意に近い剣幕で叱り，暴力もふるう。B君は幼児期から恐怖心の強い子になってしまった。

B君の父親は不登校をなおすための愛の鞭のつもりで，B君にあざができるほど叩く。B君は，昼間父親のいない時に母親を叩き始めた。B君の祖父，つまり父親の実父は，幼児期に両親をなくし親戚を転々としながら苦労して育っている。我慢強い努力家であるが，気にさわると人がかわったように爆発する。父親は子ども時代に，よく身に覚えのないことで実父に責められ，箒でぶたれたことを思いだす。自分はそういう父親を憎みわが子には絶対に暴力をふるうまいと誓ったのに，いざ子どもをもつと，子どもの泣き声にむらむらと怒りがわいて爆発し，いつもそのあとで後悔してきたという。このように話しながらこの父親はやがてこれはひょっとして，実父への積もり積もった恨みをよく似た息子に代わりにぶつけているのであろうかと，ふり返ることができるようになっていった。

このようにわが子によかれという思いとは裏腹に，不幸な自分の親との葛藤を，わが子に繰りかえしてしまうのが精神病理の世代間伝達である。乳幼児虐待，未婚妊娠，アルコール依存などの背景に，このメカニズムが活発に作用していることが研究されている。虐待されて育った子は虐待する親になるという米国のスチール（Steel, B.）の研究はその代表である。周産期や乳児期早期は特に世代間伝達の起きやすい時期であり，母親は昼間育児をしながら得体のしれないおばけの世界に引きずりこまれるような感じに陥ることがある。乳幼児精神医学のパイオニアのフライバーグ（Fraiberg, S.）はこれを「赤ちゃん部屋のおばけ（ghosts in the nursery）」とよんだ。嬰児殺しや虐待の裏にはしばしば「赤ちゃん部屋のおばけ」の現象が見られる。母親が赤ん坊の泣き声や要求に怯え，原始的な衝動の渦巻く世界に圧倒され，赤ん坊が魔物のように恐く，母親は自己防衛から危害を加えている。フライバーグは母親を苦しめるこのメカニズムを，母親とともに理解し援助する治療法を開発した。本章の最後

にのべる親‐乳幼児治療（parent-infant psychotherapy）である。

II　アタッチメントと愛着パターンの伝達

　アタッチメント（愛着）は，乳幼児が生まれつき本能的に親を拠り所にして生存の安全を確保するメカニズムである。エインズワースは1歳児の母親への愛着のパターンの特徴を，見知らぬ状況（strange situation）を用いて調べ，乳児が母親から分離したあと再会した時の反応から，以下の4タイプに分類した。

　A（回避 avoidant）型：再会時に乳児は母親を避ける。
　B（安定 secure）型：再会時に母親を求めしばらくすると落ち着く。
　C（両価 ambivalent）型：分離時と再会時に母親に両価的に振る舞う。
　D（混乱 disorganized/disoriented）型：再会時に立ちすくむなど異様な混
　　乱を示す。

　今日，B（安定型）は安定した養育関係を反映する愛着を示し，A，C，D型にはそれぞれ養育パターンの拒絶的傾向，一貫性のなさ，強度の混乱が対応し，後年の問題につながりやすいことが知られている。

　愛着の世代間伝達のパターンはメイン（Main, M.）らが研究している。彼女はエインズワースの乳児の愛着パターンを成人パターンに翻訳し，成人愛着面接（Adult Attachment Interview）を作成した。幼児期の愛着体験を親にたずねる半構造化されたこの面接の結果は，次の3タイプに分類される。

1）自律的‐安定（autonomous-secure）型：幼児期の愛着体験をありのまま
　　まとまりある形で語る。
2）没入（preoccupied）型：葛藤に満ちた幼児期の愛着体験をとめどなく語る。
3）却下（dissmissive）型：葛藤を否認し，たてまえのよいことのみ語る。

　親の愛着の3型は，乳児の安定型，両価型，回避型に対応する。さらに親子の愛着パターンの関連を見ると，自律的‐安定型の親が安定型の乳児を，没入型が両価型の乳児を，却下型が回避型の乳児を生み出す，という親子同型伝達が見られた。これは愛着パターンが世代間に伝達することを示している。

　また，グロスマン（Grossmann, K.），スルーフ（Sroufe, A.）らにより，愛着の縦断的研究が目下継続されている。乳幼児期の愛着パターンはそれ以降一

貫性，継続性をもって発達する。しかし生まれつき不安定な愛着パターンを示した乳児が思春期になって，安定した母親のパターンに類似した行動を示し，母親の影響を受けやすいことも認められている。また親になった時の育児行動にもあらわれることが示唆されている。

III　世代間伝達の鎖を断つ

精神病理の世代間伝達は，人類にとり深刻な問題といえる。いかにして不幸な葛藤世代間伝達の鎖を断つかは，現代の精神保健のひとつの課題であり，ここには有効な2つのアプローチをあげる。

a．親－乳幼児精神療法（parent-infant psychotherapy）

親－乳幼児精神療法はフライバーグにより創始され，クラメール（Cramer, B.），レボヴィシ（Lebobici, S.）らにより発展した臨床的アプローチで，家族機能不全の家庭のケースから未熟児，発達障害児まで幅広く応用されている。（詳しくは，本書第II部，世代間伝達の治療構造論，親－乳幼児治療の実際，を参照）

乳幼児の問題を親－乳幼児の関係性障害（relationship disturbance）とみなし，乳幼児の生まれつきの障害や特徴の親への影響など客観的事実や，体験のもたらす主観的意味や，親の無意識の幼児期の記憶，に注目する。不幸な乳幼児期を持つ親は，泣き声などにより過去の悪夢に悩まされ，わが子に過去の葛藤的関係を重複させる（赤ちゃん部屋のおばけ）。この日常的に繰り返される歪んだ関係を健全なものに導くために，家庭訪問や親と乳幼児同席の場で，親－乳幼児関係を観察しながら親－乳幼児治療を行う。治療者は親－乳幼児間の葛藤を理解し包み支え（holding），乳幼児の敏感な感受性や発達力を守り，親の成長力を支える。

症例3

妊娠5カ月のCさんは，つわりと不安を訴えて精神科に相談にきた。超音波診断で胎内の赤ちゃんが男の子と知ってから，得体のしれぬ不快感が湧き，おろしたくなったという。「ひげをはやしたおばけみたいな男が自分のお腹の

中にいると思うとおそろしくてならない」と真顔で訴えてきた。よくよく話をきくと、Cさんは未婚の母親の子として生まれ、父親に捨てられ、みじめな幼児期を送っている。恐いおばけとはその父親への自分の腹の中で抱いてきた恨みの投影であることがやがてわかっていった。

症例4

初めて男児を出産したDさんは、出産した夜、自分の赤ちゃんが死ぬ夢にうなされた。そこから不安の強い抑うつ状態におちこみ、精神科の投薬を受けながら精神療法を受けるにいたった。今まで忘れていた幼児期の思い出が不思議に鮮明に浮かび、やがて次のことを思い出した。自分が2歳半のある夜、母親が急に陣痛がきて弟を出産するため、自分と姉をおいて病院にいってしまった。不意をうたれ、とり残され、家のがらんとした廊下で「ママ！　ママ！」と何時間も泣き叫んでいた、という。この一連の事件の心の傷が、誰にも理解されずに抑圧され、出産＝見捨てられる不安＝弟への殺意に似た嫉妬、という連想としてやきついてしまい、自分が男児を出産したことにより浮上してきたことがわかった。

症例5

27歳のEさんは、妊娠後期に不安になり、食事が喉をとおらず、脱水状態とるいそうのため入院治療となった。全身状態が悪化し、予定より2カ月早く女児を出産した。その子は未熟児のうえ低栄養、低電解質を示し、生後5カ月目に脳波異常とけいれんを示すようになった。体力回復後Eさんは精神療法を受け、その中で自分の母親が不倫によって自分を身ごもり、愛人に見捨てられる不安の中でいやいや出産したことを語った。実母と自分の関係は幼児期から葛藤的で、自分は母親に、今猫かわいがりされたかと思うと、次には冷たく突き放され、たえず母親の顔色をうかがって生活してきたという。思春期に神経性無食欲症で入院治療を受けたが、今回の妊娠で再発した。ふり返ってみると、過去に母親が胎児の自分をおろそうと思ったことへの恨みが昨日のことのように湧き上がり、その恨みを晴らしたい衝動にかられて、拒食して胎児を傷つけていたのかもしれない、と内省している。

b．内省的自己を育むための援助

　精神病理の世代間伝達という悲観的な現象を，乳幼児期に予防するために親－乳幼児精神療法があるが，その一方で，すでに成人した人への援助の方法はないものだろうか？　世代間伝達を断ち切り予防する研究のひとつに，英国のアンナ・フロイト・センター所長のフォナギー（Fonagy, P.）の愛着の世代間研究がある。

　フォナギーは妊娠中の母親と父親にたいしてメインの成人愛着面接を用いて，その人の幼児期の養育体験や母親イメージを面接により調べた。その一方で生まれた子どもを生後1年目に見知らぬ状況（strange situation）で愛着パターンを調べた。その結果不安定で葛藤的な養育体験ををもつ母親の子どもは不安定な愛着パターンを示しやすい傾向があったが，その一方で逆境にもかかわらずに安定した子どもを育てる母親もいた。精神病理の伝達を示さなかったこれらのケースでは，母親が自分の苦況や葛藤をよく実感して語ることができている。すなわち，ひどい状況と自分の苦しみをありのまま見つめることができていることがわかった。そこでフォナギーは，そのように自己のありのままの実態をしみじみとふり返る姿勢を内省的自己（reflective self）とよび，内省的な自己は精神病理の世代間伝達を防ぐ可能性をもつことを明らかにした。

　この観点から，精神分析家のフォナギーは，週1～2回の精神療法や週4回以上の精神分析療法の治療的メカニズムは，治療者に受けとめてもらいながら内省的な自己を培うことである，と述べている。日記により自己をふり返ったり，自分の葛藤を吐露できる相手に出会うことなども同様の効果がある。児童の相談や治療でも，親が信頼する相談者に幼い頃の抑圧された葛藤を思いだすまま語ることにより，葛藤を子どもにおしつける傾向が緩和されてゆくことが観察される。

少子化時代の精神療法

I　少子化と育児環境の変化

　子どもの心身症，行動障害，情緒障害が増え，これらは現代日本の社会病理の反映と考えられている。戦後50年の社会の変化は，家族や学校のあり方を変え，子どもの発達環境を激変させた。年々進行する少子化もそのひとつであり，1997年の特殊合計出産率は1.39と人口置き換え率の2.06人を下回っている。世界一低い乳児死亡率，レベルの高い母子保健システム，便利な育児グッズや育児情報などにより，今日育児は50年前に比べてはるかに楽でありながら，未婚率は上昇し，晩婚化は進んでいる。日本は将来子なき社会と予告する学者もいる（M・ジョリヴェ）。

II　少子化と命の原理の崩壊

　少子化の背景には，戦後の工業化により，日本社会が全体として，命を慈しみ育てる〈命の原理〉を喪失している流れがある。代わりに効率優先の〈ビジネスの原理〉が学校や家庭にまで浸透している。戦後の高い乳児死亡率の時代では，元気でいれば，どんなやんちゃな洟垂れ小僧も愛されるような，命優先の育児環境であった。少子化時代の子どもは，偏差値などの能力優先の社会で価値判断されてしまう。子どもらしく遊びながら発達する代わりに，大人に気をつかい，やすらぎの少ない生活の中から，心身症が発症している。母親もマスコミの情報を浴びながら，〈育児は母親〉という世間の風圧に，過剰な育児不安を抱いている。

Ⅲ　心のハーモニーと親子の"ボタンの掛け違い"

　人が命として誕生する時，胎内では母の子宮に守られ，胎外では父母のふれあいのハーモニーに守られていく。ハーモニーがうまくいかない背景には，父母個人ではどうにもならぬ複雑な経緯がある。母親がたまたま切迫流産や産後抑うつに陥ったり，夫婦関係に軋轢があったり，父親の会社が倒産したり，震災や戦争が勃発したり，家族の誰かが病気になったり，といった不可抗力な要因が重なり，親子の"ボタンの掛け違い"が生まれる。感性豊かな子どもの心は，幼いときから敏感に身近な人間関係の軋轢を感じ取り，親の苦悩や葛藤を察知してしまうのである。現代社会の大人の心のゆとりのなさが親を苦しめ，子どもの不幸につながっている。かつて日本には人情味あふれる育児のサポートシステムが自然に備わり，子どもはおふくろの味をたっぷり味わいながら，のんびり成長できた。今はそのサポートシステムが崩壊している。少子化時代には，以下のような育児しにくさ，心の育ちにくさがある。

Ⅳ　少子化特有の問題点

　①貴重な子ども：工業化社会の子どもは，生まれる前から貴重な子として，両親や祖父母の葛藤や願望の対象となりやすい(クラメール)。貴重な子どもは，親の依存対象となり親化（parentification）し，親を慰め満たす役割を押しつけられる反面，自分の些細な欠点で親が自己愛の傷つきを受ける。少子化家庭ほど密室化しやすく，育児ノイローゼや児童虐待が起きやすい。
　②家族機能低下と育児障害：親は独身気分のまま結婚し，十分な育児の常識を持たぬまま育児を行う傾向がある。自ら一人っ子であったり，子どもの気持ちのわからぬ親が，子どもに自分の不安定な感情を向ける。兄弟や近所の子どもとのつきあいが少ないほど，子どもは，親の葛藤をもろに浴びやすい。
　③ビジネス原理の家庭内侵入：母親の社会進出や，高齢出産の育児の増加に加え，都会の家庭では全体として大人の感覚やビジネスライクの雰囲気が優勢になっている。スターンは，母親が仕事をもち生き生きとするのはよい反面，

母親が家で仕事を片づけるようにてきぱき育児をすると，乳幼児の心は緊張し育ちにくいと警告している。また一人っ子は，身近に兄弟のいない寂しさ，子どものロールモデルの欠如に加えて，周囲からの無神経な圧力も受けやすい。「一人っ子だから甘やかす」と牽制され，失敗を恐れて緊張するあまり，喜びの少ない育児をしている母親が意外と多い。さらに不妊症の既往や周産期障害などがあると，育児の緊張は一層強まる。

④葛藤化しやすい家族力動：核家族は父母連合，世代境界，性差境界などの基本的家族構造を確立しにくく，親子はボーダーのない葛藤的な集団力動に陥りやすい。特に子どもの乳幼児期と思春期には，親自らが子どもの怒りや本音に揺さぶられ，知らぬ間に心理的に退行し，子どもじみた夫婦喧嘩や，幼児的な叱り方をしやすい。また1人，2人の子をめぐり，夫婦，親子が三角関係に陥り，親のエディプス葛藤が再燃しやすく，子どものエディプス葛藤の克服が遅れがちとなる。そこに，いまだ男の沽券にこだわる日本の父親の本音と，新しいパートナーシップを求める母親の願いのずれから，たとえばお皿を洗う洗わないなどの日常の些事をめぐり，父母が自らの価値観をかけた，意固地な戦いをしたりもする。その情況に加え，多くの父母は，自分らや両親が戦争体験者で，伴侶や兄弟の戦死や戦争のトラウマを抱えたままの親のもとで育っている。特に，親子や夫婦で内面を語りあう習慣の乏しい日本では，多くの葛藤がまだ整理されないまま押し殺されて，この葛藤の世代間伝達が濃厚に認められる。

そこで少子化時代の精神療法には，基本的な育児の常識や子どもの発達のプロセスを伝える育児ガイダンス的要素も大切である。しかし，それだけではなく，親子関係の葛藤の再燃，親自身の生い立ちをめぐる葛藤のパターン，祖父母の世代からの未解決の葛藤の世代間伝達などについての精神力動的な理解を含む幅広い視点が必要である。

V　少子化時代の親子治療

幼児期・学童期は，子どもの心も柔らかく，親子関係の"ボタンの掛け違い"は，気づいた時点で，じっくり時間をかければ，直すことが可能である。家族治療，遊戯治療などいろいろある中で，ここでは，親子関係，特に母子の関係性障害

に焦点をあてた，乳幼児期－思春期の治療を述べよう。これには，1）乳幼児期に行う親－乳幼児精神療法と，2）児童期以降に行う母子退行治療（再アタッチメント療法）の二つがある。ともに相談者との信頼関係を梃子に，母子関係の葛藤をほぐし母性的世界の改善を促しながら，家族システム全体の基本的信頼の再獲得をめざす。

a．親－乳幼児治療

相談室に母親と乳児を一緒にして，目の前で乳児と母親の間主観性の交流のメカニズムを理解しながら行う治療である。乳幼児は，親の緊張や葛藤を鋭敏に感じとり反応する。たとえば親は乳児の仕種や行動に，自分の嫌う特徴を見いだすと否定的な意味づけをし，無意識に拒絶的にふるまう。すると乳児が敏感に緊張し，親子の相互作用が偏る。これは日々繰り返され，音楽の1小節のように，一連のパターンとして乳児の心に取り入れられる。乳児は微妙に否定的な母親のかかわりから，拒絶されるだめな自分を感じとり，否定的な自己像，対象像を形成していく。これは人格発達の歪みや，後年の精神障害の素地につながっていく。そこで乳児の症状の背景にある，親自身の葛藤を共感的に理解し，親－乳幼児関係を改善する。

症例1　32歳の母親と6カ月の男児

母親の主訴：わが子を可愛いがれない。母親は元有能なジャーナリスト。30歳で結婚し，仕事は捨て難かったが，年齢を考え出産した。その直後から，気分が落ち込み，自分はただの無能な主婦になってしまったと嘆き，育児も家事もできなくなった。精神科医の紹介で，夫と生後9カ月の男児の3人で相談に来た。相談室で，男児は父親に抱かれ，よくなついていたが，母親を見る表情は緊張していた。母親は男児を遠ざけるように背を向け目を伏せ，自分はもう無能でダメ，夫や子どもに申しわけないとつぶやいた。その重苦しい声を，乳児は心配そうに見やり，父親が乳児を抱いて部屋の外に出た。

相談者と二人きりになった母親は「私は実家の母の世話にはなりたくない。でも今はやむをえず実家にいる。私は少女時代から，母を軽蔑し，母のようにだけはなるまいと誓った。家事，育児だけしか能のない人」と答えた。（否定していた母親みたいになるのが心配なのですね。しかしこの際お母さんに頼っ

てみたら)と相談者が促すと「いいんですか」と,意外そうに尋ねた。毎週相談を重ねながら,以下のことが明らかになった。

　自分は実父の自慢の長女。妹に比べ優秀で,一流大学を卒業し,高収入の仕事をもち,理解ある男性と結婚した。すると実父は「結婚して子どもを生まないと一人前ではない」と言い,孫が生まれると今度は「仕事もしないで,お前は子育てだけの主婦になったか」とけなした。そこから実父に裏切られたような気持ちになり落ち込んでいったという。

　一方,毎回母親は相談室で,ふれあってはいけないかのように男児を遠ざける。母親自身の幼児期について聞くと,「母に甘えると父が不機嫌になり,父は私に男の子の積み木や車遊びをさせた。また父が母を無能呼ばわりするので母はだめな人と思いこんできた。でも今回初めて母に頼り,不思議と心が安らぎ,主婦になる恐れも薄らいできた」と語った。そして実父は自己中心的な人,茶の間で男児のおむつを母や自分が替えている時に限って,「おい,お茶!」といばり注意をひく,と語った。そこで(お年寄りでも赤ちゃんに嫉妬する人もいます)と助言すると,母親は実父の生い立ちを語り始めた。

　実父は12歳で敗戦を迎え,大陸から引き上げる時に両親と死別し,帰国して親戚に見放され,転々としながら,善意の人々に助けられて社会人になった。実父の生い立ちを語りながら,母親は実父の子ども時代の孤独と寂しさを思いやり始めた。自分が生まれて「抱き癖をつけるな」と,実母から自分を切り離した実父は,妻を赤ん坊にとられ,妻の愛情に飢えていたのかもしれないとふりかえった。戦争孤児の実父には,妻は母親代わりの唯一いばれる人。妻をあれほどけなしたのは,死別した母への恨みかもしれない。自分は出産したとたんに,実母のように無能になった不安に襲われたが,それは実父の母親蔑視のせい。自分は本当はのんびりべったり実母に甘えたかった。ままごとを楽しんでいる妹が実はうらやましかった。今私は実母にやっと甘えることができている。母親は自分の暗い母子関係の背景に,実父の悲惨な生い立ちの葛藤があることに気づくと,自然に抑うつ状態から回復していった。

b. 再アタッチメント療法と内省的自己

　乳幼児期にうまくいかなかった愛着を児童期以降に育みなおす治療法に母子

退行治療，あるいは再アタッチメント療法がある。お母さんに甘えなおして，愛されている自分として自信をもって生きていきたい，という子どもの密かな愛着要求を全面的に認め，親子の信頼関係を作りなおす。

症例2　小学校4年生女児

主訴：不登校，ひきこもり。

母親は「2年前から不登校を始め，もう数カ所の相談機関をめぐってきた」と語った。家の中で本児は母親を避け，「あっちいけ！　ちかよるな！」と泣きわめく。母親は「ほとほと手のつけられない子」と投げやりに語り，本児は「お母さんは妹には優しいのに，自分にはこわくて，きつい」と訴えた。家族は自営業の三世代家族。母親は嫁として家業の手伝いに忙しく，本児は祖母にかわいがられて育った。2歳で母親が妹を出産して帰宅すると，母に近寄らず，急にききわけのよいお姉さんになった。母親は育児と家業で忙しく，本児はおとなしく一人遊びをしていた。幼稚園や小学校では緊張が高く友達ができず，次第に暗い性格になっていった。以上の生活歴から，本児は妹が生まれた頃から，母子の"ボタンの掛け違い"がきわだち，母親に見捨てられた寂しさから，一見自立的な回避型愛着を形成していったと思われた。

母親と話し合い，もう一度親子の絆を作るつもりで，本児を受けとめるよう促すと，母親はいやそうな表情をした。今日から甘えたり，文句言ったりしてみたら，と促すと，本児はにっこりうなずいた。母親の方が，わが子とふれあうことに嫌悪と躊躇を示した。そこで母親には，まず丸1週間文句や叱るのはやめるようにと伝えた。1週間後，子どもは，「お母さんが少し優しい感じがしたが，まだまだ信じられない」と報告した。そこで毎晩二人きりの部屋で，母親に5分間黙って抱っこしてもらうことを提案した。子どもは照れながらうなずき，母親はぎこちなくふれあい始めた。翌週，母親はほんの少し，本児が素直になったと語った。やがて本児は母親に本音が出せるようになった。「ママは，お店のお客さんの前で『挨拶しろ』といつも私に押し付けた。その通りに幼稚園で挨拶したら，ママは今度は『先生方に，子どもらしさがないと叱られた』と文句を言ってきて，私はどうしていいかわからなくて自信を失った」と昔の心の傷を打ち明けることができるようになり，母親もあらためて本児の気持ちを思いやるようになった。

母親にはさらに子どもの症状や行動の変化をよく観察しながら，わが子の気持ちを共感的に理解し，受けとめることを中心に指導した。この子はやがて口をとがらせて母に文句を言うが，目は穏やかに笑い，表情は柔らかくなっていった。そして母親がいないと寂しがり，母親が自分の要求に応じないと怒るようになった。回避的行動の裏に抑圧されていた寂しさや甘えたい気持ち，怒りや哀しみが，堰をきったように噴出したのである。やがて，意図的に母親を試す挑発的言動がでてきた。大声で怒鳴りわめき散らした後は，自分の感情の激しさに，戸惑い脅え落ち込むのだった。
　この時期，相談者は，その子がお母さんを慕うからこそ傷つき憎み，前より信頼するからこそ，隠しておきたい本音も母親に向けるといった，子どもの感情の根底にある思いを，的確に母子と家族に伝えていった。ありのままの自分として愛されたい子どもの願いと，世間の尺度にかなった子になってほしいという親の願いは，しばらく激しくぶつかり続けた。治療者はこの親子のギャップに橋をかけ，健やかな自立には，安定した依存が必要であることを，親自身が実感として納得できるまで，共に考え話し合った。親が子の安全基地や拠り所になれるよう，親が自己の本音をふり返ることを促すと，母親は自分の寂しい生い立ちを語り始めた。
　本児の母は，三世代家族の長女として生まれ，すぐに母親の胸から祖母にとりあげられて世話され，祖母っ子になった。実母は嫁として忙しく，遊んでもらった記憶はない。妹は母親っ子で，姉の自分の方が，いいものを祖母に買ってもらえたが，母との思い出は皆無に等しかった。そこまで話しながら母親は，自分が本児に小さい頃から感じた心理的距離は，自分が母との間で感じたよそよそしさと響きあうことに気づいた。そこから母親は，自分の母に電話をし，食事や映画に誘ったりして，二人で外出しはじめた。そして自分が母とふれあえなかったので，長女を抱きしめるという課題が，苦しかったといって涙した。「実は私は母に甘えたかった。だからこの子もきっとそうに違いない」としみじみこの子の気持ちを理解することができるようになった。

　再アタッチメント療法は，毎日，連続して何年間も深層心理に取り組む児童分析などの，濃密な治療に匹敵する親子関係の改善効果がある。専門家との関

係で心を癒すのではなく，子どもが最も望んでいる母親との信頼関係を直に作り直す。子どもの症状や行動の変化をよく観察しながら，親が次第にわが子を深く理解し，親らしい愛情で子を受けとめられるように導いていく。これは子どもに内在する，良い自分と良い母親に出会い直そうとする力を挺子にしたものであり，治療者は親子の心の安全基地の役割を果たすのである。

　子どもは最初，おずおずと親に甘える形から入る。間主観性により，母親の真心を敏感に感じとると，信頼できる分だけ，母親に甘えなおし，愛着関係を確認していく。母親が頭でいくら応じても，本音で子どもを拒否している間は，治療的なふれあいは生まれない。母親自身，自分の寂しさ，苛立ちなどの本音を素直に認め，自分自身の愛着をめぐる葛藤をふり返る作業が必要である。

　多くの父母は，わが子の本音を受けとめきれずにもがく時，ふと自己をふり返り，自らの生い立ち，自分の親との隠された葛藤に気づき始める。父母らは，磁石に吸いつけられるように，子どもの頃の自分の本音と，そこに映し出された自分の両親のありようを見つめ始める。美化された親の姿の奥に，実は一人の人間としての親のエゴや弱さ，卑怯な自己保全が見えてくると，抑圧してきた恨みや憎しみが湧きあがる。このマグマのように激しく熱い本音の感情と格闘し，治療者に共感的に受けとめてもらいながら，人は心の中の親と和解し，自由になっていく。その時，ひとりの人間としてのわが子の気持ちがよく理解できるようになっていく。

Ⅵ　内省的自己を育む

　親が己をふり返り見つめる機能を「内省的自己」(reflective self, フォナギー) という。あまたの未解決の葛藤を抱える己が見えてくる時，子どもの心の襞にそって理解する柔軟な感性が生まれ，問題解決の糸口も見つかっていく。ここに親自身が，わが子の感情に突き動かされ，親として成熟していく過程が始まる。治療者との関係が安全基地の役割を果たし，治療者への陽性転移を基礎に，実家の母やおばあちゃんも加わり，信頼関係が深まる。

　自己の葛藤に気づくことにより，人は自由になっていく。自らの弱さ，卑劣さをしみじみ味わえるようになると，欺瞞的な自己防衛の必要も薄らぐ。そし

て伴侶や身近な相手を見つめる眼差しも，深く寛容になる。親－乳幼児治療や再アタッチメント療法では，母親を十分に受けとめ，母親の内省的自己を育みなおしつつ，母親の成熟を支えつつ母子関係を改善する。

　母子治療は，ただ狭く母子関係を治療するのではない。親子関係の母性的部分に焦点をあてていると，やがて父子関係や夫婦関係にも母性的世界の陽性転移が波及し，父母自身の親への葛藤が内省され，心の中で自分の親との和解が生じ，成熟が促されていく。

　治療では治療者に母親がつっかかってくるあたりが，治療的変化の正念場かもしれない。その時理不尽な葛藤が治療者にも誘発されやすい。治療者自身がよきスーパービジョンに支えられ，母親の攻撃心をしっかり受けとめていけるよう支えられることも治療の進展に大切である。

　親－乳幼児治療と再アタッチメント療法の習得には，乳幼児期の精神力動的な精神発達に関する研修（症例スーパービジョン，教育分析，乳幼児観察）と，小児科診療（新生児治療，育児相談，入院治療）の両方の診療が必要である。病む母子に内在する健全な自己修復力や発達力を建設的に引き出し，乳幼児期特有の激しい依存と攻撃を受けとめ，心の成熟を促すアプローチは，少子化の今日，親子への有益なアプローチのひとつと考えられる。

文　献

1) 渡辺久子，吉田直子，比留間典子：退行と進展による児童・思春期精神障害の予防・治療の試み．研究助成論文（健全育成分野）26号．安田生命社会事業団，1990.
2) 渡辺久子：母子関係障害．花田雅憲，山崎晃資編：児童青年期精神障害，臨床精神医学講座11．中山書店，pp.319-325，1998.
3) 渡辺久子：母子退行治療．牛島定信編：児童精神医学講座．1994.
4) 渡辺久子：母親－乳幼児精神療法における治療構造．岩崎徹也編：治療構造論．岩崎学術出版社，1990.
5) 渡辺久子：親－乳幼児精神療法．小嶋謙四郎，小此木啓吾，渡辺久子編：乳幼児精神医学の方法論．岩崎学術出版社，1994.
6) Cramer, B., Profession Bebe（小此木啓吾監修：赤ちゃんの精神療法．朝日出版，1994.）
7) ミュリエル・ジョリヴェ：子供不足に悩む国・ニッポン－なぜ日本の女性は子供を産まなくなったのか．大和書房，1997.

第Ⅰ部

乳幼児精神医学

愛着と周産期

　新しい生命の誕生は新しい家族の誕生をもたらし，親となりゆく人の心の深い情緒を揺さぶる。周産期には知らぬまに自分がかつて胎児や乳幼児として生きた無意識の記憶が刺激され，古い葛藤が再燃しながらダイナミックな心の成熟が起きることが知られている。

　周産期は母子双方の強烈な出会いの時期であり，そこから始まる愛着関係は児童・思春期以降の心の発達に反映する。精神的問題の種の多くはすでに周産期に播かれ，人のライフサイクル全体に影響する。

a．親の心の中の乳児像

　これから親になろうとする時，人の心の表層から深層には，何種類かの乳児のイメージが浮かぶ。見えないけれど胎動やお腹のふくらみからその存在や個性を実感できる胎児。実際に生まれ，目でも見え，抱きしめることのできる本物の乳児（real baby）。子どもの時から大人になったら結婚してこんな赤ちゃんを生みたいと，空想してきた乳児（imaginary baby）。

　心のもっとも深層には，母親との親密な一体感の記憶につながる幻想的乳児（fantasmatic baby）がいる。これはあまりにも深い情緒で容易に意識化できず，夢の中や，乳児への無意識の反応となり，母性的養育の性質に作用する。このように乳児への愛着は，妊娠以前から育まれた空想をもとに，胎内の10カ月間の生活の中で形成される。

b．愛着の曙

　愛着（attachment）はボウルビー（Bowlby, J.）が研究した人類に普遍的な種の保存と，個の安全と発達のための生得的システムである。愛着は誕生直後の母子相互作用の中から，生後1～2年にかけて発達し，生涯の心の安全基地としての母子の絆を作る。

愛着は安定した愛着から不安定な愛着にわかれ，安定した愛着は後年の自立性と社会性につながる（Sroufe, A.）。

周産期は愛着の曙といえる。胎児は胎内で母親の声や鼓動を聞き，羊水の匂いや母親の体動を感じ，妊娠後期には快と不快を識別し記憶している。誕生直後の乳児の気質は，両親から受けついだ遺伝子による性質に胎内生活の加味されたものである。母体の感染，アルコール，煙草や薬物の摂取により，胎内生活や発達は少なからぬ影響を受ける。

c．愛着の前史（prehistory of attachment）

一方母親のわが子への愛着のめばえは，妊娠以前に遡る。乳幼児が母親に抱かれる時，母親への同一化（identification）が生まれる。いつか自分も赤ん坊を抱く母親になりたいという願いは，母親になるまで心の無意識の幻想の中で生き続ける。

健康な女性は母親になる準備を，すでに乳幼児期の母子関係の中でする。幼児期にどのように母親に依存し，母子から父母子の三者関係に移行し，やがては父母からも自立したか。その過程で，幼児期，思春期にどのような欲求が満たされどのような欲求が挫折したか。それらは子どもを望む気持ちにつながり，妊娠への適応に影響する。過去に幸せな心のふれあいの乏しい女性には，妊娠や出産はアンビバレントな気持ちの再燃となりやすい。

男子にも類似の状態が起きるので，父親となる男性も周産期に心のゆさぶりを受ける。

子どもを欲しいと両親が思うにいたる経緯には，それまでの精神生活での空想が大きな役割を果たす。

d．妊娠の心の段階

妊娠の週数が進むにつれ，次の段階を経て乳児への愛着が形成されていく。

1）妊娠第1期

妊娠がはっきりした時，初めて親になるカップルには，喜びと新しい責任感がこみあげてくる。心の奥では，幼児期からの赤ちゃんを望む気持ちがかない，おのずと幼児期が回想され，古い葛藤が湧く。

2) 妊娠第2期

妊娠約5カ月に初めて胎動を感じると，母親にはそれ以前の漠然とした胎児との一体感から，胎児を分離した個体と感じられる時期にはいる。母親はいわば「孵化」したわが子を空想したり，母親としての立場に身をおいたりして，二層性の世界に生きる。完全な子を空想したり，障害の心配に沈んだり，夫との関係をわが子に投影したりする。

3) 妊娠第3期

胎動のリズムや動きの個性が見られ，両親はお腹の外からわが子に話しかけ，名前を呼び，相互作用を持ち始める。音楽や光に反応して胎動が活発になったり，しゃっくりや睡眠が識別できる。

e．出産：real baby との出会い

約40週間の準備期間を経た後の出産には，①胎児との生理的な分離，②生まれてきた子への適応，③夫を含めた新しい関係作りの心理的課題がある。これは妊娠中の一体感や万能感の喪失，見なれぬ得体のしれぬ新生児への適応，空想における完全な赤ん坊の喪失，無力な乳児を傷つける恐れとの取り組み，乳児のはてしない一方的欲求に慣れ親しむ練習など，大変な心身のエネルギーを要する。

ドゥーラ効果：

この時期誰か信頼できるひとりの人がそばにいることで，母親の出産の緊張や不安は緩和される。未開民族は出産の知恵として，出産する母親に必ず一人の女性が付き添う。専門家である必要はなく素朴で暖かく信頼できる女性であればよい。おそらく母性的な存在が寄り添うことにより，母親が安心するのであろう。

f．**主体性の調節**

母親がどのように妊娠・出産を体験するかは，その後の女性の母性の成熟だけでなく，家族生活に影響する。本来女性にとり自然な営みである妊娠，出産が医者の領域となり，女性の主体性と無縁に無痛分娩や帝王切開が行われる事実に対して，欧米では反省運動が生じた。その結果自宅分娩，夫付き添いのラ

マーズ法，産後の母子同室制度など，人類が長年もちいてきた自然な方法への回帰が提唱された（キッツィンガー Kitzinger, S.）。

g．カップルの関係

一組のカップルが結婚し，妊娠出産により初めて親になる過程では，思わぬ複雑な心理的ストレスが待ち受けている。出産のおめでたさに輪をかけて，出産・育児産業の業者は美化したバラ色の出産を描き宣伝する。

悩みを抱いてはいけないことのように隠しそのため不幸な感情に陥ってしまう夫婦が少なくない。米国の研究者は，そのことが生まれてくる子に影響したり，乳幼児期の子どもの存在が引き起こす日常のごたごたに父母がたえられず離婚につながることもあることに注目している。周産期をカップルがどのような気持ちで過ごすかは父母となりゆく個人と子どもとその家庭全体にとって重要なことである（Cowan & Cowan）。

h．社会変化

出産をめぐる社会心理的状況が，戦後わが国では大きく変化している。戦後の「産めよ増やせよ」のベビーブーム時代から，この40年間の高度経済成長の中で，核家族化，女性の社会進出，出産の高齢化などで，少子化が進み，わが国の1993年の出生率は史上最低の1.53人となった（2012年，1.37人）。

i．愛着の世代間伝達とライフサイクルにわたる継続性

自分がどのように愛されたかという体験は根強い記憶として，無意識の中に刻み込まれ，人生の困難に遭遇した時に，思わぬ底力や脆さにつながる。しかも周産期は母親が自分の母親と，かつての赤ん坊の自分に，二重に同一化しているので，かつて自分の母親が自分にしたのと同じパターンをわが子にも繰り返しやすい。

症例：

1歳の時に父母の離婚で父親と別れ，母子家庭で成長し，結婚して妊娠したある女性がいた。不幸にして彼女は妊娠7カ月で夫を交通事故で失い，失意の中で実家に戻り，お産をした。実母と祖母がいて，経済的に必要がないのに，

彼女はかりたてられるように1歳の子どもを保育園にあずけて仕事にでた。子どもは激しく抵抗し，さまざまな症状をあらわしたため，母子で専門家をおとずれた。相談者と自分のことを語りながら，この母親は自立のための就職という考えの裏に，夫を失った対象喪失と自分が1歳の時の家庭崩壊のトラウマ，父親に捨てられ，実母が反応性抑うつにおちいった記憶が重なり，幼児期の自分の状況をわが子にも繰り返していたことに気づいた。

j．周産期の愛着障害：流産・死産・乳児死亡と愛着障害

流産，死産や新生児期の死は，生命の誕生さ中の予期せぬ出来事ゆえ，宇宙のブラックホールに吸い込まれるような不気味な世界に親をいざなう。なぜわが子が？　私たちが？という悲嘆に対し，喪の仕事がなされぬと，その後の家族生活は影響を受け，夫婦関係が障害されたり，次子が生まれた時の愛着関係が障害される。周産期死の喪の仕事（perinatal bereavement）に最初取り組んだボーンとルイスらは，親の現実の受容を援助するため，親が死亡したわが子にゆっくり対面し，写真などを遺品として保ち，家族で悲しみを分かちあい十分な別れを告げる機会を与えている（Bourne, S & Lewis, E.）。

k．新しいテクノロジーと愛着

健全な愛着関係には別れ方が大切であるように，出会い方も新しい愛着関係に影響する。人口受精などの新しいテクノロジーは，子どもを望む夫婦に福音であるが，心理的リスクも伴う。生まれる胎児は貴重であり，理想化されがちで，自然な親子の情が湧きにくい。また逆に自分の作り出した「もの」と感じられ，胎児に障害の兆しがあると，苦しいジレンマを引き起こす。夫婦への心理的なサポートが必要である。

l．10代の妊娠と愛着

10代の妊娠が欧米で増加し，日本でもその傾向がみられる。10代の妊娠の背景には，性知識の無知や，母親との満たされぬものを男性により満たす場合などいろいろである。出産した場合には未婚の女性としての社会的，情緒的な困難があり，堕胎した場合にはそのことにより，将来の母性の発達に問題を残

す。妊娠をめぐる気持ちをよく理解した心理的援助が必要であろう。

m．未熟児（低出生体重児，早産児）

　未熟児には，保育器の生活だけではなく，直接母親の肌に包まれて過ごす時間をもつカンガルー法や，毎日指圧を施すタッチ法など，母親との愛着を促進しながら進めるアプローチが欧米では盛んに研究されている。この場合の大切なことは，母親がホッとし幸せな気持ちで乳児とふれあえることである。理屈の上でいくらよくても母親が押しつけられたと感じるものは逆効果であり，母親が自由に自分にあった乳児への対応を選べることが大切である。

n．愛着－相互作用－表象世界

　母親の心の奥の意識にものぼらぬ心の深層の衝動，情動や存在感。それらが，いかに胎児，乳児に伝わり，乳幼児の対象関係の発達にかかわってくるかが最近の乳幼児精神医学の研究のひとつの焦点である。赤ん坊を胎内に抱える妊婦，乳幼児を前にする母親は，乳幼児の仕草，動き，匂いや表情により，さまざまな表象が刺激される。そこで育児は，母親自身の外的生活と内的表象世界との，果てしない対話の中で，展開することになる。実際の乳幼児（real baby）は，母親の幻想的乳幼児（fantasmatic baby）と想像的乳幼児（imaginary baby）の表象を誘発する（Lebovici, S., 1988）母親は妊娠，出産，育児を通して，心の深層の原初的体験とエディプス体験の再編成を体験しながら，母親としての母性が成熟していく（Raphael-Leff, J., 1981；Breen, D., 1988）。

　乳幼児は母親の微妙な眼差しや，抱き方を通して，自己と対象像を発達させていく。この乳幼児－母親間の行動系と表象系の相互作用（Stern. D., 1990, 1991）は向かい合う鏡の作り出す無限の反射像に似た幻想的相互作用（fantasmatic interaction：レボヴィシ）の世界である。母親が近より，自分を抱き上げ，乳首を含ませる，一連の育児行動にみられる母親の情緒は，一種のメロディーのように乳幼児を包む。乳幼児はオーケストラの一節を聞くように，無様式知覚を通して（スターン），これを直感的につかむと考えられる。

o. 周産期の響きあう関係性

　周産期の愛着は第一子と第二子とで異なる。前回の妊娠出産の体験は，これからの出産にとり現実の不安となる。前回帝王切開だった場合は今回はどうか，前回難産の場合は今度はどうか，また上の子が1～2歳ともなっていれば上の子の育児の問題，そして夫婦や家庭や親戚にごたごたがあればそのことが，問題のたねとなる。母と乳幼児のこまやかな出会いをさらに包む，母と他の子や対象との関係など，幾重にも響き重なりあう関係性のメロディーの中で周産期の愛着は芽生え育ってゆく。

文　献

1) Lewis, E. : Mourning by the family after a stillbirth or neonatal death. Archives of Diseases of Childhood, 54 : 303-306, 1979.
2) Brazelton, B. and Cramer, B. : The Earliest Relationship : Parents, Infants and the Drama of Early Attachment. Karnac, 1991.

関係性の障害と乳幼児

はじめに

「赤ちゃんというものはいない。赤ちゃんは母親の一部である」とウィニコット（Winnicott, D.W.）は語る。生理的に大脳の未熟な状態に生まれたがゆえに，長期の依存を余儀なくされる人間の赤ちゃんは，養育環境との関係が心の世界の発達の大事な軸になる。

乳幼児期・学童期は，一生の基本的な生き方の作られる原点である。現代は平均寿命の伸びや急激な社会変動のため，人生は長く複雑になり心の土台づくりとしての乳幼児期・学童期の心身の健やかな発達がいっそう大切になっている。ところが社会の急激な都市化，工業化，核家族化，地域社会の崩壊，女性の職場進出などにより，子どもの発達環境はかつてなく変容している。周囲のサポートのない孤立した密室の母子関係の中で，育児ノイローゼや小児の心身症，情緒障害などが増加し，家庭で乳幼児の虐待や母性的養育の剥奪など悲惨な問題も生じている。その一方，医学の進歩に伴い，未熟児などの周産期障害や先天性障害をもつ子が，新生児集中治療で生命を救われる反面，情緒的に深刻な問題を抱えながら人生をスタートするケースも増えている。

このように子どもたちの発達をとりまく状況が多様化複雑化している中で，言葉の問題を持つ子どもたちを，どのように幸せな，たくましい社会性を持つ，明るい市民に育てていくかが，私たち大人の課題である。

現代の社会変動の中でさまざまな子どもの心身症も増えているが，最新の研究によると，人は胎生期後期より記憶を持ち，誕生後より外界を鋭敏に認知し，よい刺激には心地よさを，有害な刺激にはストレスを感じて苦しむことが明らかにされている。つまり言葉を話すはるか前から言葉も聞こえ，無様式感覚を用いて，活発に自分から周りの世界とのやりとりをしている。乳児が言葉の獲

得以前に外界との交流を豊かに体験し心の土台づくりをしていることが知られている。

たとえば生後3週目の乳児に目隠しをして，生まれて初めてデコボコの乳首をしゃぶらせると，あとで目隠しをとってその乳首を見せた時，目で見るのは初めてなはずなのに，つるつるの乳首ではなく，ちゃんとデコボコの乳首のほうをじっと注目する。舌ざわりを視覚の経験に翻訳する能力があり，五感のどのチャンネルを用いても，経験したものの性質や本質を見抜き，記憶に貯えていくことができる。

さらにもっと後の生後7〜8カ月頃になると，乳児は母親の声，足音，表情，あるいは姿勢などから，母親の心の奥にある心の状態を読み取るようになる。たとえば，ひきつった笑いの奥に，緊張や不安などがあるとそれを本音としてちゃんと感じとる。

それは母親の声，眼差し，筋緊張，姿勢，動作などの中にあるリズム強弱，振幅が自分の情緒の波長とどれだけぴったり合ったりずれたりするかで識別するようである。波長があうと乳児は生き生きとして生理的情緒的に安定し，外界にむかって明るく積極的になる。これを情動調律（affect attunement）といい，これが母子の相互関係でうまくいくことが，心の土台にもなる。

また母親がその子の発達段階や性質にあった抱き方，目の合わせ方，声のかけ方など，しっくりした接し方をすると心の世界は発達しやすくなる。これを情緒的な応答性（emotional availability）といい，乳幼児は自分の愛情要求が満たされて安定し，自己の存在や母親や他の大人に安心感と喜びを覚え，基本的な信頼を抱くことになる。

しかし現代社会の育児環境，母子の孤立状況では，この情緒的な応答性は実際にはうまくいきにくい。さらにそこに何らかの育ちにくさや障害があると，母乳幼児のコミュニケーションには一次障害に加えて，不安や苛立ちなどの二次的なストレスが加わり，そこから二次的に情緒が障害され健やかな人格形成が難しくなっていく。そこで育てにくい子ほど，真心のこもった感覚的なふれあいの意義が深くなる。

I　早期乳幼児期の関係性障害

　すべて乳幼児期の問題は，関係性の観点から理解することができる。関係性の世界がオーケストラに似たダイナミックな世界であること，そのためにリスクと可能性の両面があることを，マーラー（Mahler, M.）の分離－個体化理論とスターン（Stern, D.）の自己感の理論にもふれながら述べよう。

　古い医学や心理学では，赤ん坊の問題を本人の病気や資質かまたは養育環境のせいに二分する考えが優勢であった。実際に問題は赤ん坊か環境かではなく，むしろ赤ん坊のもって生まれた個性や資質と養育環境がどのように相互作用しあって問題を生み出すかが中心である。

　乳幼児の症状や問題は，そこでまず早期乳幼児期の関係性障害とみなされる。たとえばミルクを飲まない赤ん坊，夜泣きのとまらない赤ん坊では，赤ん坊の気持ちと母親の気持ちが相互にしっくりいっていない問題と考えられる。

環境－個体－資質の相互作用

　乳幼児の素因にいくらリスクがあっても，環境の条件を変えることで表現型を防ぐことができる。わかりやすい例はフェニールケトン尿症である。これは先天的な酵素欠損のために発達阻害物質が脳に蓄積し知的障害に至る。しかし生まれた時から特殊な予防食で知的障害の発現がふせげる。そこで全国的に新生児スクリーニングが実施されている。

　自閉症の発現についても近年，関係性障害の観点がとりいれられている。自閉的傾向のリスクをもつ乳幼児がいても，生後数カ月に早期発見し，昼夜の睡眠のリズムが整うよう援助したり，その子の回避行動を最小限にするような，適切な接し方により自閉的行動の発現を防ぐ方法が研究されている（Richer, J.）欧米の乳幼児精神保健臨床家の間では，2歳前の早期発見・治療が普及しつつある（Mazet, P.）。

II 関係性障害 (relationship disturbances)

関係性障害を系統的に研究したエムディ (Emde, R.) とザメロフ (Sameroff, A.) によると，関係性の障害には次の，a．関係性の揺れ，b．関係性の動揺，c．関係性の障害の3段階がある。発達しながらさまざまな関係性の世界を生きている乳幼児が，自分の意図，身体，情緒，固有の発達の速度，母親の受け止め方などの相互作用の総体として症状をだす。

a．関係性の揺れ (relationship perturbance)

1カ月以内の，一過性の情緒不安状態を示したもの。たとえば1歳近くの乳児では，歩きたい気持ちと実際の歩行機能のずれがある時，葛藤的になる。たまたま第一歩がすっとでる子は，なにげなく自然に歩きはじめてしまう。ところが歩行能力が意図に追いつかず，いらいら焦れて気難しくなる子もいる。母親がジレンマを理解し，はじめの一歩を援助してくれるか，厳しく叱るかで自己像と対象像が肯定的にも否定的なものにもなる。

b．関係性の動揺 (relationship disturbance)

乳幼児-教育者相互関係の不安定な状態が1〜3カ月以内続くが，まだ頑固に定着はしていない。ひとつの領域のみが問題となる。例：乳幼児摂食障害。

c．関係性の障害 (relationship disorder)

問題が3カ月以上続き，複数の領域をおかす問題に発展し，頑固に定着しているもの。例：自閉症などの発達障害。

III マーラーの分離-個体化過程

マーラーは大脳の発達によって生じる運動，感覚，認知能力の発達（個体化；individuation）と，それにより母親から離れて行動できることにともなう分離意識や体験（分離；separation）の二つの軌道が，相互に関係しあい，つなを

撚り合せるようにからみあってさまざまな固有の体験を生みだし，乳幼児の心を形成すると考えた。

出生直後から継続的に観察した母子関係をもとに，最初の母親との一体の共生状態（symbiosis）から生後4～5カ月に，分離個体化過程が約3年までにわたり起きることを明らかにした。この中から人のイメージとしての対象像と自分についての自己像が発達する。

a．分化期（生後5～9カ月）

共生状態から個体が孵化（hatching）し，最初の対象への絆として母への特異的微笑を示し，やがて人見知り反応（stranger reaction）を示し，母親と母親以外のものを識別する。

b．練習期（9～14カ月）

這い這いにより母親から本格的に分離が可能になるにつれ，母親と照らしあわせながら（referencing）外界を探索する能力が発達する。直立歩行より自立的行動が飛躍的にのびる。母親からの情緒的応答性（emotional availability）をよりどころにして母親から身体的に分離し，自我機能が急激に発達する。

c．再接近期（14～24カ月）

ヨチヨチ歩きの進歩とともに，母親からの分離意識と自己主張が芽生える。他方ではまだ自己の欲求を独力で処理する能力が未熟で，そのため分離不安も高まる。この矛盾した自立と依存の間で乳児は苦しみ，母親に受け入れてもらうことを強烈に求め，満たされないと見捨てられる不安に駆られて傷つく。再接近期危機（rapprochement crisis）と呼ばれる不安定な状態に陥りやすく，将来の精神病理の種がまかれやすく，母親の情緒的応答性が非常に大切である。

d．個体化への確立と情緒的対象恒常性（24カ月以降）

生後3年目になり，子どもの現実検討力や言葉などの発達により，母親からの分離に耐えられるようになる。子どもの精神内界に自己表象と対象表象がしっかりと区別されてくる。今や母親が不在であったり，欲求不満を与えても，

愛情対象としての母親のイメージが破壊されることがない。これが情緒的対象恒常性（object constancy）の達成であり，それに，対応して一貫性のある自己像が確立する。子どもは心の中に自分を支える母親像が存在するので，安定して母から離れて集団内の活動に参加できる。（マーラーの分離－個体化理論については後述。「発達することの不安と喜び」に詳述）。

Ⅳ　スターンの自己の発達理論

乳児の自己感の発達：スターンの理論

　生後0～4カ月をマーラーは自閉期と呼び，母子が共生状態にあるとみなした。スターンはこれに対して発達研究で，乳児がこの時期身体的に独立性と統一性を持ち，外界の現実と活発にかかわっていることを明らかにした。スターンは乳児の自己感自体を発達の一次的なものと考える。スターンは成長につれ，次の四つの異なった自己感が順次出現することを明らかにした。各々が乳児の発達のオーガナイザーとなり，かつひとたび形成されると衰えることなく一生活発に作用し続け，共存しあう。そこで人のある時点での心を深い井戸にたとえると，深層に質の違う多層な自己感をもつ井戸のようである。
　出生からの2カ月間を新生自己感（the sense of an emergent self）という。乳児が感覚器官を通じてあらゆることを体験しながら，その関連性が生まれてくる時期である。生後2～6カ月には，自己が境界線の明確な単一の身体単位であるという中核自己感（the sense of a core self）が芽ばえる。生後7～9カ月は主観的自己感（the sense of a subjective self）といい，行動の背後にあって行動の動因となる，感情，動機，意図などの内的，主観的世界が出現する。そして乳児はこの時期，自分だけでなく，他者にも芯があることに気づく。自分のとは違う母親の感情が，自分の感情と調和したりずれたりすることがわかる。母親との情緒的交流の中で母親と情緒を共有することができるようになる。これを情動調律という。
　生後2年目は言語自己感（the sense of a verbal self）といい，言語の獲得により，乳児が自己を客観視したり，象徴を用いて遊ぶ能力つまり象徴的思

考が初めて可能となる。一方，それまでの三つの自己感も活発に活動を続ける。言語は，それらを概括した体験の一断面のみをとらえて言語化するために，体験は言語により変形され，現実は歪曲され，もとの体験から切り離されたものともなる。特に，非言語的体験の方は潜行し，言語化された体験が公式の体験となり，そのずれが無意識の世界への道を開き，神経症への素地を作る。一方，言語により他者との意味の共有が可能となり，対人関係の世界が広がる。

V　関係性障害の発見と早期治療

　関係性障害は母子の相互交流の行動観察により発見できる。泣き声，視線，全身の動きなどを，母親は良く理解し応じているか。母親－乳幼児相互作用は，乳幼児の心の中を垣間見る窓である。

　関係性障害の具体例に母親の抑うつがあげられる。フランスのパリの乳幼児精神保健医マゼーは，先進工業国で出産後母親が高率（10～15％）に抑うつ状態になることを報告している。その背景には，一方的な要求のかたまりである乳児と，丸一日むき合う生活そのもののストレスがあるという。母親自身の周産期のホルモンの変化や身体的な負荷，母親になるという現実的な課題や心理的な刺激やストレスも加わり，しばしば，孤独な母親は過剰な負担に苦しんでいる場合がある。

　母親が抑うつ状態の時に，母親と乳幼児の相互関係は，まなざしやふれあいの量的，質的内容が乏しく，退屈でさみしく無味乾燥なものになる。その結果，赤ちゃんが悲しく，元気が無くなる。フィールドは母親と乳幼児にともにうつ状態に特有の脳波所見が認められるという。

ま と め

　乳幼児期からの心の発達を，乳幼児と養育者及び養育環境との関係性からとらえる視点は，心の問題や障害への理解を治療的アプローチにダイナミックな広がりと豊かな可能性をもたらすものとなっている。

乳幼児心性とライフサイクル

はじめに

　乳幼児期にひとりの子どもとして生きた情緒体験は，人の児童・思春期以降のライフサイクルにわたる精神発達の土台になる。それは成人期以降にも影響をおよぼし続け，人との出会いや，親としてわが子とかかわる時の，人それぞれの持味や特徴につながる。私たちの日常生活では，なにげない瞬間に幼時的な情緒が出没する。多くの対人関係の問題の根底には，当事者の子どもっぽい衝動や葛藤が作用している場合がある。

　日頃おだやかなはずの人が，なんでもないことでかっとする。いつもはきちんとできることが，その日に限っておたおたしてしまう。このように私たちの日常生活には，理性のコントロールをこえた心の動きが始終起きている。自分でもわかりにくいそのような情緒反応の中には，無意識の精神領域に属するものがしばしば含まれていることがある。無意識の情動の大半は言語を習得する2歳以前の乳幼児期に優勢であった感情であるといわれる。それは歳をとっても廃れることなく，日常生活の根底で作用し続ける。それは出会いや別れ，結婚やわが子の誕生と成長，家族の病気や死，転居や転職，対人関係の破綻や自己の病気など，人生の大きな変化の時により強く燃え上がり，人の行動に影響をおよぼす。

I　日常生活にみられる乳幼児心性

　成人した私たちの心の深層は，乳幼児期に種をまかれ，発達とともにひきずって解決にいたっていない親子関係の葛藤をたくさん内包している。年齢と経験とともに深まる井戸に似て，人の心には表層から深層にいたる心の厚みが

あり，乳幼児期からの葛藤は，まるで井戸の底深く沈むゴミや鉛クズや爆弾のようなものである。日々の出来事により，心の表面に一石が投じられたり，大きな出来事で生活が根底からゆさぶられると，地震により深く沈んだものが浮上するように，乳幼児期の情動があらわになる。特に手のかかる子どもを育てたり，精神障害者や重病患者，その他の苦しむ人々とふれる人々は，そのような感情がかきたてられやすい。また自分に荷の重すぎる仕事や課題を背負っている場合や，本音とかけ離れた建前の中で生きている時など，心の深層では否定的な感情がかきたてられやすい。

症例1

長男が1歳半をすぎ，ちょろちょろ動き回る上，自己主張が激しくなった時，それまで仲睦まじかったAさん夫婦が，なにげないことで喧嘩をするようになった。それだけでなく，赤ん坊が相手になつく様子をみると無性に腹がたち，ぷいと席をたちたくなってしまう。ふとこんな人と結婚するのではなかったという気持ちが胸をよぎったりもする。これはぎゃんぎゃんわめくわが子につきあい，心身共にくたくたになることに加え，再接近期の激しい感情が，親自身の心の中に誘発されるからである。

乳幼児期を幸せに過ごした人は幸せな感情が湧きやすいが，不幸な乳幼児期の人には複雑な感情の記憶が湧きやすい。幸せに育てられた人にとり，育児はかつての幸せな体験を呼び戻すことにほかならない。そこで赤ん坊の泣き声も苦にならない。一方育児は不幸な生い立ちの人にとり，忘れていたい辛い感情をかきたてられるものになる。言葉で親は子を可愛がれというのは簡単であるが，自分自身可愛がられた体験がない人にとり，それは想像以上に困難なことである。

症例2

不登校のBさんの父親は，娘のことになるとかーっとなり爆弾のように見境なくあたりちらす。Bさんは小さい時から父親の存在に怯え，しだいに実際の父親だけでなく，父親的な人や学校などに対してもいわれなき恐怖感を抱くようになった。母親は内心夫の激しい性格に嫌気がさしているが，社会的な地位の高い人なので，たてまつるふりをし，適当に距離をとって暮らしている。父親は娘のことが心配で不眠症になり，それがきっかけで毎週精神療法を受け

るようになった。そこではじめて，自分が急に爆発するのは，実はとてつもなく不安になるからであることを理解することができた。それは自分の父親が冷酷なまでに厳格な人で，そのために姉が抑うつ状態に陥り，その暗い表情が子どもながらに怖くてならなかったからであった。

II 初期のアタッチメントとライフサイクルの関連性

　アタッチメント（愛着：attachment）は乳幼児が本能的に母親（養育者）を求め，その乳首を吸ったり，しがみついたり，後追いしたり，泣いたり，微笑んだりするとそれに母親が応じる，という母子のシステムをさす。愛着は乳幼児の生存を保障するための生まれつきのメカニズムで，そこから対人関係の土台ができる。愛着理論は，ボウルビー（Bowlby, J.）が唱え，エインズワース（Ainsworth, M.D.S）が研究した。乳幼児の愛着は乳幼児と母親のたえまない相互作用により特別な絆（bond）が形成され，それを安全基地として乳幼児は外界を探索する。この経験の累積から乳児の内的表象の世界である内的作業モデル（internal working model）が発達する。自分の依存する親が自分の要求に応答してくれるか，何が期待できるかについてのまとまりのある心の中のイメージであり，それにもとづいて子どもは行動するようになる（30頁〜，世代間伝達の精神病理，参照）。

　トラッド（Trad, P.）も乳幼児期のアタッチメントと成人後の感情障害のつながりを研究している。生後3カ月の乳児は，自分の要求を表現し，満たされるという期待を裏切られるとはっきり感じる，ということを指摘している。そこで感じているであろうがっかりした気持ちが，甘えない行動になったりする。回避行動そのものがすでに乳児の抑うつ反応であるとみなす人もいる。

　また，ある乳幼児は抑うつ的な母親に抱かれて，母親の落ちこんだムードに同一化し，抑うつ的である時にまぶたの母を感じるというパターンができてしまい，成人期まで続いている。

III 治療的退行

　日々のかかわりの中で，私たちの心は発達と退行の両方にひかれ，心はちょうど綱引きのような2方向の緊張感にもまれながら成熟していく。退行はアタッチメント・システムでいえば探索活動がとまり，存在の安心感を獲得しようとして幼時的な愛着行動が活発になっている状態である。退行という精神現象はさまざまな角度から検討されているが，中でも精神分析の臨床で研究されている。
　退行には悪性と良性の2種類があり，悪性の退行は精神症状や精神医学的状態像が含まれる。愛着要求が背後にありながら，その感情が目的にかなった機能を発揮できず，歪められたり破壊的になったりするものである。愛されたい要求がかなわず，嫉妬にかられて妄想を抱き，好きな相手を傷つけるのがよい例である。その一方良性の退行は，より無力で依存的な乳幼児の気持ちを素直にだすことにより，自分の不安や淋しさや怒りを癒し，元気になろうとするものである。次子が生まれた時の子どもの赤ちゃん返り，過剰なストレスのもとで仕事をやり遂げたあとのどんちゃん騒ぎ，などがよい例である。
　精神分析家バリント（Balint, M.）によると乳幼児期に親から無条件の愛情がえられない時，心の底に基底欠損（basic fault）という欠落状態が生じる。それは精神症状につながるが，治療者との信頼関係の中で治療的に退行し，乳幼児葛藤を理解しなおすことで治療可能であるという。この観点は現在幅広く精神保健のアプローチで応用されている。

IV 子どもの退行治療

　今日小児科で原因不明の発熱，吐気，体重減少などを調べてゆくと心因性というケースが多い。乳幼児死亡率が世界で最低になり，安心して育児ができるようになったはずの日本で，逆に心の問題が増加している。戦後の物のない時代，育児は近所のおじさん，おばさんなど，地域の大人の輪に支えられ暖かく営まれた。洗濯も料理も掃除も編み物もすべて手作りで，心を育てる営みも，

ごく自然に体ごとなされていた。戦後の工業化社会の競争原理，商業主義，効率主義は，育児の本質である母性原理，つまり一つ一つの命をいとおしみ守る姿勢を破壊してしまった。

いくらテクノロジーの時代になっても育児は親子のふれあいによるしかない。動物の中でもっとも未熟な脳をもって生まれた人間の乳幼児は，手をかけ守り慈しみ育てなければ育たないという必然性ゆえ，心や言葉や文化が発達したのである。

英国の小児科医で精神分析医のウィニコット（Winnicott, D.W.）は抱えること（holding）という概念で，心を癒し育む治療の作用を象徴的に表現している。真心をこめ，体ごと抱きしめなければ愛情は伝わらない。この明快な育児の原則を，テクノロジー中心の現代育児にとり戻そうとするのが，筆者らの行う退行治療である。心の問題を生じる子どもには共通して安心できる関係の体験が希薄であり，欠乏していた乳幼児期の安心できる親子関係をとり戻してやることが，心の治療の大事な点になる。以下のような赤ちゃん返りのアプローチを応用している。

症例3

5歳のCちゃんは4歳の時に弟が生まれて以来，いっそうききわけのよいお姉さんになった。その頃から四六時中お母さんにまつわりつき延々と細かい質問をし続けるようになった。「この机の角に頭をぶつけたら死なない？」「くしゃみしたけれどバイ菌すわなかった？」「このドアの取っ手汚くない？」。母親が叱ると半狂乱になって爆発した。

診察室でのCちゃんは，母親に抱かれた1歳の弟の横で，おりこうさんに背筋をのばしてすわった。Cちゃんに（こまった時だれに話すの？）と聞くと黙りこくる。（どんな時にお母さんに甘えるの？）と聞くと反射的に首を横にふる。「お姉ちゃんだから甘えないの」（え？　甘えないの？　どうして？　幼稚園や小学校はまだまだ一杯甘えていいと思うけれど）というと「へえー？」と驚いた表情をする。（Cちゃんは今どれくらいお母さんに甘えているの。どれくらい？）と手の幅で聞くと，目の前で約20センチ広げた。（弟はどれくらい甘えているの？）今度は両腕を精一杯ひろげる。（Cちゃんは本当はどれくらいお母さんに甘えたいのかな？）すると今度は精一杯両腕を広げてみせた。

(そう，ママが弟の方が好きかもしれないと思って心配しているのかな。）というと目を伏せる。（よしそれなら今日からお母さんに一杯甘えよう。そうしたら心配が消えるかもしれないね）というと目を輝かせて同意した。

　その日の帰りのバスからCちゃんはお母さんにしっかりしがみつき，その翌日から赤ちゃん返りを示し，弟をおしのけて母親の膝にのるようになった。父親も協力し，Cちゃんが安心して過ごせる態勢ができた。Cちゃんはその後哺乳ビンで飲みたがり，思いどおりにならないと地団駄ふんで暴れた。こんなきつい面のあった子かと驚きながら，母親はしだいに，無理してよい子になっていた裏で蓄積していた，怒りや不満がよく理解できるようになった。また一見わがままな要求の裏に，母親の愛情を試す気持ちが働いていることに気づいた。Cちゃんは，真心をこめて要求に応じると穏やかになり，やがて子どもらしく，素直に甘えるようになり，母親はあらためてCちゃんを心から可愛いと思うようになった。3カ月後，Cちゃんは活発で開放的な性格になっていた。

V　真の自己との出会い：バーンズの心の旅より

　人はどんなに年をとっても安心してありのままの自分を受け入れてもらえる関係がある時幸せである。心の拠り所がある時，心も体もほっとして新しいチャレンジに備えることができる。

　退行の治療的側面をより徹底して示した人にメアリー・バーンズ（Barnes, M.）がいる。彼女は，自己の心の奥の乳幼児期の葛藤にとりくみ，心の育て直しに挑んだことで知られる女性である。バーンズは1960年代の英国で，心の病は個人の魂が社会により抑圧されて生じたものと考えた精神分析家レイン（Laing, R.）に出会い，ロンドンのキングズリー・ホールで実践していた治療共同体に参加した。もと看護師であったが，何回か精神病院に入退院を繰り返し，心のどこかでまだ自分の魂に出会えていないと感じ，薬ではなく心のふれあいによる治療を求めていた。彼女は当時レインに師事していたヨセフ・バークの援助のもとで，深く激しい赤ちゃん返りをおこし，哺乳ビンで飲んだり，泣き喚いたり，自分の爆発的な衝動に怯えたりしながら，一歩一歩その意味を治療者とともに理解しながら，乳幼児期の葛藤を解決していった。治療の結果

バーンズは現在，画家，作家としての天分を開花し，精神障害をもつ人々のよき援助者にもなっている。

おわりに

　乳幼児期の情緒はライフサイクルにわたって人の行動や感じ方に影響を及ぼし，人生は自己の深層にうごめく諸感情とつきあいながら，外界ともたえまなくやりとりをしていくダイナミックな旅である。不利な経緯をひたむきに生き延びる中で，心の偏りや障害を余儀なくされる状況に対して，社会が公正で人間的な理解をもつように変容していくことが必要である。

乳幼児の精神障害の診断と分類

はじめに

　生後16カ月の乳児が4日間，うんこが出るのに出すまいとしている。そのためお腹が痛くなって，小児科医に診てもらい，「大丈夫」といわれるが治らない。乳幼児精神医学の場合はここで便秘がどんな脈絡で生じ，その子の何を意味し表現しているのかを判断し，便秘の背後にある問題を解決してやることになる。

　そこでこの子の発達の歴史，運動の巧緻性の発達，分離－個体化の発達段階の様子，つまり分化期，練習期，再接近期をどのように通過してきたか等を調べる。そして今まで親がどのように接して育ててきたか，またこの子が叱られた時，親と分離したあと，病気の時，恐い思いをしたあと等にどのような反応をする子であったのか，今までにも似たようなことはなかったかどうかを聞き出すのである。

　さらに口唇期，肛門期の固着がないかを検討するために排便以外の面でのものごととのかかわり方を調べる。つまりこの子の問題はただ便秘なのではなく，排出すること，身をまかせること，主導権をゆずることへの抵抗も含まれているのである。便秘という形で表現されたものには，この子の過去，現在とこれからの将来にわたる自発性や能動性，自己愛やそれらが傷ついた時の怒りの処理の仕方などの人格発達にかかわる問題が表れている。

多次元的・意味論的分析の必要性

　妊娠から生後約2歳半までの乳児期，人は人生でもっとも急激な心身の発達成長を遂げるとともに，深刻だけれども変容も可能なさまざまの問題を呈する。それらの問題の多くは従来，乳児期を過ぎて問題が実際に重症になりはっきり

するまで見過ごされがちだった。早期のより軽い段階で問題に気づき，適切な対応をすることにより，その子本来の健やかな精神発達を回復し，将来の精神障害を予防することの意義と必要性が近年認められてきている。

　乳児の心理発達の問題を明らかにするには，その乳児の資質，発達史，認知，運動，感情など心身両面の発達や現在の家族環境，母子関係などの多面にわたる情報が必要である。そのためには，直接乳児と遊戯面接をしたり，身体の診察をしたり，心理テストをしたり，場合によっては家庭訪問，保育園でのようすの把握などをする。生きた生活の中でのその子の姿を通して何が現在の問題を形作っているのかを理解しなければならない。

　その際，単に目に見えた現象だけをとらえるだけでは足りず，現象の背後にある意味を同時に把握してゆかなければならない。たとえばそのよい例として，乳幼児期に一見おとなしく手のかからぬ「良い子」があげられる。その「良い子」の中には，親が自分の都合にあわせて乳幼児期から子どもの自発的な行動を抑圧し，ウィニコットのいう「偽りの自己」を発達させてしまった場合が含まれる。その結果しだいに成長するにつれて，人格発達上の未熟さや歪みが露呈し精神病理を呈することになるのである。そこでひとつの症状に対しても多次元的な視点に基づいて，次のような側面に対する診断評価が必要である。

1) 乳幼児の症状と精神機能の段階と内容
2) 乳幼児と母親の相互作用の特性
3) 母親のパーソナリティ
4) 父親のパーソナリティと家族の特徴
5) 症状の出現のひき金となる要因の吟味

そしてこれらが症状の経過とそれをめぐる状況を含み，十分に意味論的分析（rigorous semiological analysis）を経る必要がある。ところで乳児の問題把握には乳児期固有の次のようなむずかしさがあげられる。

　1) 乳児は自分の苦悩を訴えることができないので，養育者が代わりにそれに気づき，解決してやらなければならない。しかし実際には，親は自尊心や不安や罪悪感から正直に言わなかったり事実を歪めて伝えたりするため，客観的事実がわかりにくいのである。そこで身近な周囲の親戚や，親の友人などから情報を得ることが必要な場合もある。また親子を直接観察し，客観的かつ洞察

的に親子の力動的相互作用とその問題点を把握できねばならない．同時に，観察者がその場にいあわせることにより親子関係に葛藤が生じることについて習熟している必要もある．

2) 乳児期は健康な発達も病的な問題の発達もともに急激に起こりやすい傾向がある．そこで不適応の症状が消えても問題が解決したとはいえないことがあり，単に形が変わっただけかもしれないことがある．

3) 乳児専門の臨床家は，精神科医が患者の無意識の側面を扱ったり，精神病状態の人を診察する時に似て，言語を介さずに相手の気持ちを理解する特殊なコミュニケーション能力や情緒表現への感受性が必要とされるのである．それとともに，いろいろな情報から総合し，統合する能力が求められる．

I 訴え，症状，兆候と発達的視点

乳児期の問題は，すべて発達の観点からとらえることが必要である．

a．訴　え

親の訴え，つまり親の心配の種は必ずしも乳児の異常とは限らない．生後1カ月の指しゃぶり，抱かれたがること，7～9カ月の物を落とすこと，夜驚，10～15カ月の便秘，食欲不振，癇癪，何にでも手を出すこと，16カ月の親にえばること，頑固，分離不安や癇癪を起こすこと，やきもちをやくこと等はよくある親の訴えだが，発達的には正常に起きる問題である．

b．症　状

乳児のどこが具合が悪いかは，まず乳児の心理的状態，つまり皮膚，血色，栄養状態，呼吸，周囲への関心や反応などから判断できる．注意深い母親にはわかるので，まず母親の言葉をよくきくことである．さらに直接母親と一緒の乳児を診察して，臨床家自らが母子関係に参加し観察する人（participant observer）として，客観的な情報と自分の内部に湧いてくる情緒的情報の両方を得る．その両者を経験と知識に照らしあわせて統合しながら，乳児の症状の意味を発達的視点を軸に読みとるのである．その際，コール（Call, J.D.）は乳

幼児精神科医は単に知識と経験を客観的に参照するだけでは足りず，情緒的に乳児と母親に同一化し共感できなければいけないと強調している。ものいわぬ乳児と母親の身になって育児状況の脈絡の中で乳児の問題の意味を汲み取らねばならない。

たとえば 18 カ月から 24 カ月前後の乳児の歩き方が変だ，と親が心配し訴えてくることがある。診察上医学的には問題はない。この時期はちょうど乳児が親から積極的に離れて自分の意志で行動し始める時である。そのことが親の心の無意識の葛藤を生み出し，訴えを形作ることがあるのである。

これは「偽－整形外科的現象」（pseudo orthopedic phenomenon）と呼ばれるもののひとつである。乳児ではなく親の乳児との関係の問題なのである。親にとりわが子は心理的には自分の一部だが，孤独で心の奥に一体感を望む気持ちがあったり，自分の思い通りの子どもにしたい願望があったり，親自身の分離－個体化の葛藤があると，親の心には乳児の分離－個体化により不安や怒りや罪悪感などのさまざまな相矛盾する感情が湧き，それが投影，置きかえや同一化されて乳児の問題としてあらわれるのである。

c．兆　侯

次に実際の乳児の心理的発達が健康であるか逸脱しているかについて判断する上で発達上の指標がある。

①眼差しの互恵性（visual reciprocity）
目は第二の乳房（the eye is the second breast）という言葉がある。生後 1 カ月頃までは，乳児は母親の目をじっとみつめ，その表情を注視することができる。

②予期的接近行動（anticipatory approach behavior）
生後 1 カ月で乳児が授乳の姿勢におかれると，自分から授乳を予期して口をあけ乳房か哺乳ビンのほうに顔を向ける行動である。その母親固有の授乳のスタイルに乳児のほうが合わせていて，乳児の早期の自我の適応機能を示す。

③社会的微笑（social smile）
乳児が内因性の刺激ではなく，人の顔の刺激でにっこり笑うようになるのが

2カ月半から3カ月で，スピッツ（Spitz, R.A.）が最初の人格のオーガナイザーとよんだものである。エムディ（Emde, R.）らによると4カ月には見知らぬ顔には否定的な感情を表し，見慣れた顔，つまり，母親の顔にますます笑いかけるようになる。ウィニコットのいうように，母親の顔が乳児の主観的体験を照らしだす初めての鏡の役を果たす。生後8カ月には笑いをこらえたり，複雑な顔の表情ができるようになる。

④遊びとゲーム

遊びとゲームは生後1〜2カ月から，授乳の後のひととき等，頭をぽんぽんゆすったり，口を大きくあけてアウアウいったり，母親との楽しげなやりとりの中にその芽生えが見られる。フロイトの観察した乳児の糸まきの「いない，いた」ゲームやウィニコットの設定状況での「舌圧子とお碗」などの乳児のゲームには，乳児が自分のおかれた現実の状況を克服しようとしたり，自分から精神機能の発達を促している作用がある。そこで，乳児の示す遊びが極端に紋切型の単調なくり返しになっている時には，情緒の状態がどこかうまくいっていない兆候かもしれない。

⑤8カ月の不安

見知らぬ人と母親と自分の区別がはっきりできたしるしとして，見知らぬ人に示す動揺した感情行動状態である。

⑥いい，といやの表現

言葉でいえるより前の15カ月頃，ジェスチャーでいやという気持ちを表現する。

⑦遅発性模倣（deferred imitation）

母親が赤ちゃんを抱っこするのを見てしばらくしてから自分も人形を抱いてみたり，ある間隔を隔て湧いたイメージや対応の能力が出てきたしるしである。

⑧発語

24カ月から30カ月頃は一語文，二語文の出現が指標になる。仮に話せなくても聴いてわかり，ジェスチャーで表せればよいのである。

Ⅱ 乳児の診断の意義

　乳児の問題は，今まで「いずれ治りますよ」「保育園に入れでもして環境をかえたらどうですか」「時期を待ちましょう」という言葉でともするとやり過ごされてきた。また，おすわりやものをつまむことなどさえできれば，どんな重い心理的発達の障害があっても見過ごされるという傾向がある。

　しかし，乳児が月齢とともにある範囲の心理発達の姿を示すことや，どんな問題があるかが近年明らかになるにつれて，早期に適切な対応をすることの必要が認識されている。そこでコールは現在の乳幼児の示している問題に柔軟に対応でき，しかも将来の精神病理の予防的介入にもつながるような診断としてすでに幼児期以降で利用されているGAP分類を修正して次のような乳幼児期精神障害の分類の試案をだしている。

表1　乳幼児期の精神障害の診断分類（Callによる試案）

Ⅰ　健康な反応
　A．発達的危機
　B．状況的危機

Ⅱ　反応性障害

Ⅲ　発達の偏り
　A．成熟パターンの偏り
　B．脳の構造か機能障害を伴う発達障害
　C．中枢神経系の構造か機能障害を伴わない身体疾患か身体的障害を伴う発達障害

Ⅳ　心理生理学的障害

Ⅴ　愛着障害
　A．乳児期の一次的愛着障害
　　1．器質的原因のない発育不全を伴うもの
　　2．身体発育の良好な愛着障害

    3. 下手な授乳，乳首の問題ないしは母乳不足の母乳栄養児の器質的原因のない愛着障害と発育不全
  B. 愛着障害，慢性型
    1. 中期乳幼児期（6〜18カ月）まで続く見逃されやすい軽い症状を伴うもの
    2. 中期〜後期乳幼児期に母親代理や大事な補助的養育者を失うことによる愛着障害，依託型と重なりうる
  C. 愛着障害，依託型〜6カ月以降
    1. 古典的，純粋型
    2. 現実に母親と分離した（離婚，死，母の病気，精神疾患，家族の病気や引っ越し等のため）後の母親的存在の心理的不在によるもの
    3. 母親代理か援助的養育者のいなくなるためのもの
  D. 拒食を伴う愛着障害〜8カ月以降の発症
  E. 愛着障害，共生型
    1. 一次性－母の病理により早期の母子共生状態が後期乳幼児期（18カ月を越えて）持続するもの
    2. 二次性－ある程度の分離の成立後に乳児的共生状態が再び出現すること
    3. 局所的共生－母子共生状態が身体のある器官，部分や機能に限局して起きる

Ⅵ 障害された親子関係
  A. 乳幼児期の親子関係の不調和
  B. サド・マゾヒスティックな関係
  C. 権力闘争
  D. 親による放任
  E. 親による剥奪
  F. 親による搾取
  G. 親による虐待

Ⅶ 乳幼児期の行動障害

Ⅷ 環境の障害（健康な乳幼児の適応能力を越えたもの）
  A. 胎生期の環境障害
  B. 周産期の環境障害
  C. 出産後の養育の一次的欠陥
  D. 医原性障害
    1. 親への不適切な誤解された医療的ケアーやアドバイスにより生じたもの
    2. 親への不適切な誤解された心理的ケアーやアドバイスにより生じたもの
    3. 親への不十分で不正確な教育的アドバイスにより生じたもの

Ⅸ　遺伝的障害
　　A．表現型の表出を伴うもの
　　B．表現型の表出を伴わないもの
　　C．子には遺伝しない家族におけるもの

Ⅹ　コミュニケーション障害
　　A．言語発達遅滞
　　B．言語発達の退行
　　C．時々後戻りしながら進む言語発達
　　D．行動上の困難を伴う言語の問題
　　E．自閉症児にみられるような型破りの構文
　　F．双生児言語あるいはその他の特異的な言語パターン
　　G．言葉を話さなくなること
　　H．言葉の代わりにジェスチャーを使うもの
　　I．言葉の使用に示される象徴機能の発達遅滞あるいは不全

乳幼児期の神経症的障害

はじめに

　乳幼児の身体的疾患が医療の進歩により減少する一方で，乳幼児の心理的ストレスによる症状が増加している。ひとつには現代の工業化社会が乳幼児の発達にあった養育環境を破壊し，日常生活をストレスに満ちたものにしているという状況がある。その一方では近年乳幼児精神医学の目ざましい発展により乳幼児期への理解が深まり，かつて見逃されていた乳幼児の心理的問題を早期にとらえてアプローチすることが可能になってきた事実がある。わが国でも小児科医，産婦人科医や保健師が，乳児検診や日常診療にて乳幼児の心理的問題に積極的にとり組むようになりつつある。

I　乳幼児期の特性

　乳幼児期はおよそ3歳位までの乳児期（infancy）と学童期以前の幼児期（childhood）を含むが，ここでは特に乳児期に重点をおいて述べたい。なぜならば，近年特に乳児期の心の発達と病理の特殊性が解明されるにともなって乳幼児期の治療的アプローチの方向性も変化しつつあるからである。乳児期の心の発達と病理の特殊性は次のウィニコット（Winnicott, D.W.）の言葉に要約される。「赤ん坊というものはいない。赤ん坊は常に赤ん坊と母親という対として存在する」「乳児期に個人の病理というものはない。あるのは赤ん坊と母親（あるいは他の養育者）の関係の病理である」[10]。

　乳幼児の心理的症状は，それ自体が言葉により訴える力を持たぬ乳幼児の危機的な訴えであり，苦しみであるが，それは常に母親や養育環境内の危機や苦しみを反映している。乳幼児を通して母親や家族が救いを求めており，乳幼児

への援助は必然的に家族への援助をともなう。乳幼児は家族の影響をもろに受けるだけでなく，乳幼児の存在自体が家族一人一人の情緒を揺さぶり，家族関係に影響を与える。

　人は皆かつて乳児であり，乳児期の体験記憶を意識化しにくい情緒的身体的記憶として持っているが，乳児の誕生と日々の発達は家族，特に母親に忘れていたはずの無意識の乳児期記憶を想起させる。幸せな乳児期体験を持つ母親は，赤ん坊を抱きながら，知らぬ間に幸せな情緒に満たされるが，不幸な乳児期体験を持つ母親は，赤ん坊の泣き声や他の要求に思わず得体の知れぬ苛立ちや不安を覚え，赤ん坊を抱きながら人には説明しようのない葛藤に苦しむ。それはまるで忘れていた過去の亡霊が現れるような原始的な深い不安であり，フライバーグ（Fraiberg, S.）は「赤ちゃん部屋のおばけ」（ghosts in the nursery）と名づけている[4]。

　たとえば乳児期親に虐待され拒絶された記憶は，意識の上では自分は決してわが子には辛くあたるまい，という決意を呼び起こすが，無意識のレベルでは，赤ん坊が泣くたびに乳児期の泣き叫んでいた自分が感覚的によみがえる。ある時点までは決意によって耐えることができるが，赤ん坊といることが緊張と不安を生み出す。それは赤ん坊に伝わり，赤ん坊はますます泣き叫び，悪循環が生じる。母親が耐えられなくなって，発作的に赤ん坊を拒絶し，虐待が結果的には起こる。自分が親にされたことを，意識的にはやるまいとしてもやってしまうという世代から世代への養育パターンの反復が生じる。乳幼児の虐待の研究で検証されているこの世代間伝達のパターンは往々にして他の心理的問題にも認められる。

　このように，乳児の存在は過去の情緒を現在に呼びもどすという力を持ち，乳児は母親の胸に抱かれながら，母親の原始的で未解決な葛藤にさらされる。そのため，乳児のある特徴が母親の葛藤の原因となる過去の誰かのイメージと結びつくと，その乳児はたとえば「カッとなる父親のようなこわい子」といった非現実的なイメージを知らぬ間に付与されるようになる。このような情緒のレベルでの相互交流が乳児の要求の充足や安心感を慢性的に阻害するものである時，乳児のストレスが高まり，心理的症状の発現につながる[5]。

　乳児期の情緒的体験はその後の個人の精神発達の土台となるが，乳児の心理

的障害も乳幼児期以降のライフサイクルにわたる心理的障害につながることが解明されつつある。そこで乳幼児期の治療は将来の精神障害の予防となる。このように乳児は過去と未来を現在の養育関係のなかに持ちこむという特性を持つ。乳児が常に母親との対関係と家族関係のなかで発達し，過去，現在，未来とのつながりを持つゆえ，乳児の心理的障害も複数の要素からなる多義性を持つ問題である。

II 乳幼児の神経症的障害の概念の変遷

乳幼児に心の問題が存在することを最初に示したのは，19世紀末のフロイト（Freud, S.）である。フロイトは孫が1歳半の時，母のいない留守中糸まきを投げてはたぐりよせ，「いない！ いた！」といって遊ぶ姿を観察し，乳児が母からの分離というストレスに能動的にとり組むことを報告した。また養育環境への適応過程で乳幼児の心の内面に葛藤が生じ解決されないと，神経症的症状が形成されると考えた。フロイト以降の精神分析的な乳幼児発達研究は，1940年代から1970年代にかけてアンナ・フロイト（Freud, A.），クライン（Klein, M.），マーラー（Mahler, M.），ウィニコットら大勢の臨床家・研究者により研究された。1970年代にかけて特に乳児の領域の研究が盛んになり，精神分析以外の研究アプローチとの統合が積極的に行われ，1980年代に学際的で超派的な乳幼児精神医学（infant psychiatry）が生まれた。

乳幼児の神経症的障害は，現在では乳幼児と養育環境間の関係性障害（relationship disturbance）または相互性障害（interactional failure）と考えられるようになっている[7,11]。神経症的障害という名が使われる時，個体内部のイド・自我・超自我のぶつかりあいを示す概念としてではなく，一般に主に心理的要因による障害を指し示している。

III 症状と診断

乳幼児の神経症的障害の症状は広い範囲にわたる。心身未分化な乳児においては，その心理的ストレスはあらゆる身体症状と行動障害の形をとる。ミル

クを飲まない，吐く，食事を摂らない，かまない，反芻する，夜中に寝ない，夜泣きがひどい，一日中眠り続ける，身長体重が増えない。アトピー性皮膚炎，円形脱毛症，胃炎，発育不全など。また，多動，閉じこもり，かんしゃく発作，自体愛行動，チック，憤怒けいれん，遺糞尿，適度の不安や親へのしがみつき，無表情，寡動，拒否的態度など[3]。症状は単一の場合も多彩な場合もあり，固定している場合も流動的な場合もある。

問題は症状と状態像が乳幼児の年齢相応の発達からどれくらい逸脱しているか，症状は乳幼児と養育環境間のどのような問題を反映しているか，ということになる。すなわち乳幼児の神経症的障害の診断は，力動的（dynamic）かつ意味論的（semiological）でなければならず，診断が乳幼児の現在の苦しみの状況の理解を助け，解決への援助に導くものでなければならない。診断が乳幼児に異常な子のレッテルやイメージを与え，すでに困難な状況をさらに否定的にするようなことがあってはならない。たとえば発達の力と環境や養育方法による変容性の高い3歳以前に，乳児検診などで自閉症，精神発達遅滞などの診断をつけることへの危険が現在の乳幼児精神医学の専門家の間で叫ばれており，代わりに問題の所在を明らかにする診断方法の提案がされている。そのひとつにコール（Call, J.D.）の試案がある（前掲，75～77頁）[1]。

a．乳児観察

乳幼児の診察には，理想的には家族状況で，ないしは乳幼児が母親のもとで安心できるような家庭的な雰囲気の面接室かプレイルームで乳児－母親の相互作用を直接観察することが必要である。母子のいずれかがひどく緊張するような設定ではふだんの母子関係の様子は得られない。やや緊張を誘発するような小児科診察室や乳児検診の場面での母子関係の評定の簡便な方法としては，マッシーとキャンベル（Massie, M.D. & Campbell, B.K.）が図1のような愛着行動を指標とした評定尺度を提案している[6]。母とともに見知らぬ医者や保健師がいる場で乳児が母にどのような愛着行動を示すか，また母親が乳児をどのように受け止めるかを，視線，声のかけ方，相手への触れ方，抱き方，感情表出，近づき方の項目で観察してゆく。

エインズワース（Ainsworth, M.）のstranger situationは，実際に母を乳児

82　第Ⅰ部　乳幼児精神医学

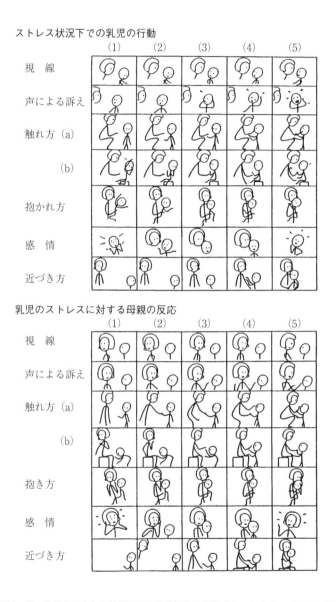

図1　母－乳児のストレス状況下での愛着行動の尺度（Massie & Campbell, 1983）

から分離したうえで再会させた際の乳児の反応を評定するが，マッシーとキャンベルの方法はその手続きがなく，日常臨床のなかで施行しやすいため，欧米では乳幼児の心理的障害の一つのスクリーニン

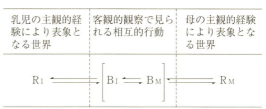

B = 行動　behaviour
R = 表象　representation
I = 乳児　infant
M = 母親　mother　　（Stern-Bruschweiler & Sternより）8)

図2　母－乳児相互交流の基本的モデル

グ法として普及しつつある。また，熟練した臨床家が短時間で母子関係の性質をみるために，乳児を母の膝にのせ，お椀と舌圧子をテーブルの上において，乳児がその設定状況（set situation）にどう対応するかをみる方法もある。

　母子関係を時間をかけて観察し診断する方法にはビック（Bick, E.）の創案した乳児観察（infant observation）があり，現在英国，カナダや他の欧米諸国では乳幼児臨床家の基礎的技術とされている。母子の目に見えた相互的行動とその背後に起きている母子それぞれの情緒的な経験を観察者が自らの感性を道具にして継時的に追ってゆく。その際観察者が母子の交流により自分の内面に湧いてくる苛立ちや不快や不安などの情緒を同時に観察し，その情報も加味しながら両者の間で生じている関係を診てゆく。臨床的な感性と技量を要する方法であるが，母子関係の本質をとらえるのに適している。近年，これにビデオによる録画を加え，観察者自身の情報をビデオによるマイクロ分析で検討してゆく方法がクラメール（Cramer, B.）とスターン（Stern, D.）らにより研究されている[2]。同じ方法で治療過程と効果を客観的に評定し，実証的に検証していく方法も盛んとなっている。

b．母－乳児相互作用の基本的モデル

　乳幼児の神経症的障害の発症と治療のメカニズムを母子関係のレベルで考える際の基本的モデルとしてスターンは図2のような図を提案している[8]。スターンは乳児が日常の経験の記憶の中から依存対象や自分や周囲の世界についてのイメージを形成し，心の表象（representation）を発達させてゆくことを

実証的に研究している[9]。行動のもたらす経験は絶えず表象を変えたり発展させてゆくので乳児の内部に表象 R_I と行動 B_I の相互作用がある（R_I　B_I）。また母親が乳児を抱いたり，あやしたり，叱ったりする際，母の行動 B_M の背後には必ず母の感じ方 R_M の流れがある。たとえば同じ抱くという行動にも，乳児が今抱いて欲しがっているから抱く，自分が寂しいから抱く，抱かないと怒るからそれが嫌で抱く，抱きたくないが冷たい母親と世間に思われたくないので義務的に抱くなど，その状況下のふたつとない脈絡と意味があり，その時どきの表象 R_M が母の行動 B_M の性質を微妙に変化させるので，母の表象 R_M と行動 B_M 間には絶え間ない相互作用がある（R_M　B_M）。このような相互作用を内包しながら母子が交流している。養育環境や他の要因はそれぞれ B_I，B_M，R_I，R_M を刺激して母子関係に影響してゆく。たとえば夫婦げんかで母が苛立っていると母には乳児のやることなすことが夫に似ているように思え（R_M）きつい態度にでる（B_M）。乳児は情動調律が得られず萎縮したり，不安定になり（B_I）母にこわいイメージを抱くようになる（R_I）。あるいは乳児の行動が鈍く（B_I）母の対応（B_M）と波長があわず，母が育てにくい嫌な子（R_M）と感じると，母の態度が情緒的応答性に欠け（B_M），乳児の要求が充足されず（B_I）乳児の中に拒絶された経験が累積してゆき，否定的な表象（R_I）が生まれる。

c．症状形成のメカニズム

「乳児が母親を見つめる時，乳児は二つのものを見ている。母親の瞳と自分を見つめている母親とを」とウィニコットは述べている[10]。母子の相互性を比喩的かつリアルに表すこの観察は近年の乳児の発達研究で詳細に実証されている。たとえば，トレヴァルサン（Trevarthen, C.）は，母子がお互いにスクリーンを通してのみ相手と顔をあわせる設定における実験で，生後数カ月の乳児が母親の表情に対して笑いかけ，その自分の笑いに母親がうまく調子をあわせて笑い返してくれる時，自分のコミュニケーションが母親とうまく通じたことでさらに喜び，どんどん積極的に情緒的な働きかけをしてゆく過程を研究している。乳児が自分を見つめる母親の気持ちまでも敏感にとらえることが，明らかにされている。客観的には乳児のほんの少しの顔面筋の動きを母親が乳児からの働きかけとして敏感にキャッチし，その動きに波長をあわせて応じる時

のみ,豊かなやりとりが展開する。このミクロ的な相互作用(microinteraction)は視覚のみならず,聴覚,皮膚感覚,振動感覚,筋緊張感覚など全感覚において起きる。感覚のモードと関係なく感覚刺激のタイミング,強さ,トーン,振幅などの要素が母子間で互いに調和しあう時にそこには調和的な安定感と喜びを生みだす発達促進的な状態が生じる。これをスターンは情動調律といった[9]。

情動調律を通じて,乳児は母親の情緒の状態を的確に身体感覚レベルでとらえ,それに波長をあわせる。母親が抑うつ状態の時,母が意識の上で明るく声をかけても,声の振幅が狭く,抑揚がなく平板で乳児の生き生きした感情を誘発することがない。乳児も無表情になり,母の情緒に対応した身体状態がひき起こされ,食欲が低下したり,睡眠障害が生じたりする。母親が一貫して,安定した情緒の中で,乳児の細かいサインを読みとり,その要求に対応してゆく時,至適な情動調律が乳児との間で生じるが,この母親の機能を情緒的応答性(emotional availability)という。母親の情緒的応答がうまく機能するには,母親自身が周囲との安定した関係のなかで自然にリラックスし乳児に共感できるゆとりが必要である。そのためには母親が自分の母性的役割を喜びとし,周囲から情緒的にサポートされていなければならない。乳幼児の神経症的障害は乳幼児が気質的に気むずかしかったり,何らかの身体的な障害や母親の不安の種になるものを持っていたり,母親自身が何らかの不安や緊張やその他の葛藤に苦しみ,情動調律不全が母子間に長く生じ続ける時に発症してくると考えられる。

そこで乳幼児の生得的な気質,身体疾患などの乳幼児側の要因と母親の性格や心身の状況や夫婦関係などの母親側の要因が,妊娠出産,新生児期からどのように絡みあってきたかという生活史の脈絡が,力動的な診断への指針となる,と同時に乳幼児が父母の乳幼児期体験を刺激していることからくる影響を考えるために,父母の生活史と家族関係についても調べる。それにより乳幼児の家族関係の中での役割と位置がわかるとともに,世代間伝達の影響を検討することもできる。

たとえば生後4カ月の女児が食欲不振と夜泣きを訴え受診したが,母親は乳児の顔を心配げに見つめ「この子心臓が悪いんじゃないですか?」とくり返し質問した。乳児も母親の緊張した表情をじっと見つめ,笑わない。母親の話をよく聞くと,第一子を生後18カ月に突然死で失っている。その悲しみの中で

妊娠し，この子を出産している。同じ事故がくり返されることへの不安から母親は育児を楽しむどころか，絶えず息をひそめ，乳児の安全をうかがっている。この不安緊張が乳児に伝わり，症状形成につながっている。この例の場合，対症療法だけでは解決にならず，母親の第一子への対象喪失の悲哀の仕事を援助しなければならない。

Ⅳ　乳幼児神経症の治療

　乳幼児の神経症的障害の治療は，乳幼児がその子本来の健全な発達を日常生活の中で安定して遂げられるようにできる限りの援助をすることである。乳幼児のストレスの主要な原因が何であれ，乳幼児と「身ひとつ」の関係にある母親を極力支え，乳幼児が安心して母親に依存し母子相互関係を持てるようにする。その際母親と治療者が信頼し合う共感的な関係であると，自動的に母の情緒的応答性が高まり，母親が乳幼児の情緒的な拠り所になって，乳幼児は安心して外界に働きかけ，健全な発達の軌道にもどってゆける。図3は愛着モデル

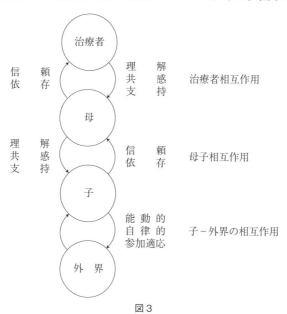

図3

(attachment model) を用いたひとつの治療モデルである。治療者が母親や父親あるいは家族全体の安心感のもとになることができると，乳幼児に必要なかかわりが父母や家族において可能となってゆく。

a．親－乳幼児治療

フライバーグは，乳児期の特性である発達力，母親の乳児期記憶を惹起する力，母親の潜在的な母性能力による成長力を治癒機転に用いる親－乳幼児治療を創りだした[4]。

フライバーグの治療の主なタイプは，第一が短期の危機介入であり，第二が発達ガイダンス－支持療法であり，第三が親－乳幼児治療である。

これらは互いにかかわりあうが，一応それぞれの特徴を言うと，短期の危機介入は，救急性の家族危機のような状況で起こってきている一時的な問題に短期の焦点づけを行って，たとえば3〜5回の家庭訪問で，救急的な事態を救うというような試みである。

たとえばある若い母親が，赤ん坊を出産した前後に，夫に見捨てられて悲嘆に暮れて，また一方で，危険な経済状態に置かれているといった場合に，その母子をどうやって援助し，また，精神的な安定と立ち直りを図るかが課題になるような治療である。

第二の発達ガイダンス－支持療法はむしろ，慢性的な問題のあるような親子関係の状況に対して適応される。第一に，一方で親は，十分に親としての課題を達成する能力があると判断されるのだが，乳児のほうに，慢性の病気があったり，ハンディキャップがあるような場合である。もうひとつは，その赤ん坊に重い情緒障害の徴候があって，かつ親にも深刻な精神的な葛藤があると思われるが，この内的な葛藤を扱うためには，親の精神的な能力にある程度の制約があるというような診断的な評価を下した場合に，あまり親の内面的な葛藤に触れない形で母子関係をよい方向にサポートし，母子関係の発達を援助するような形で行うのが，この発達ガイダンス－支持療法である。

第三の親－乳幼児治療は，問題が親自身及び親と赤ん坊の関係にかなり深刻な葛藤があると診断されたような場合である。

たとえば親の無意識の中で，赤ん坊がかつて親との関係で拒絶されたり，否

定されたりした，親自身のある側面を投影したものであったり，あるいは過去にその親が競争や敵意の対象としたような人物の再現とみなされているような場合である．このような場合に，赤ん坊自身が親の精神的な葛藤の投影の対象になってしまう．そしてこの親にとって赤ん坊は，恐ろしい侵入者であったり，お化けであったり，自分のいろいろなよいものを奪ってしまう侵略者であったりするように体験されている面が見られる．

　このような母子関係を母と子同席で治療していくのが，親－乳幼児精神療法である．このような精神療法の場合には，いわゆる精神分析的な精神療法の知識や理解が大きな役割を果たす．しかもそれは，赤ん坊の上にあらわれている親子の葛藤に焦点を当てるという点で，従来の精神療法とは異なっている．こんなふうにそれぞれ3つの乳幼児とその母子関係を治療する治療様式は，それぞれの治療状況，それぞれの母と子の置かれた状況や環境及び問題点によって，さまざまな選択がなされることになる．以下に親－乳幼児治療の症例を述べよう．

b．症　例

　生後19カ月の男児が食欲不振，円形脱毛，眼球上転発作，言語の消失，突発的な乱暴，人を避け視線を合わせず閉じこもるとの訴えで小児科を受診した．発症後の3カ月前から徐々に悪化し発達が後退しており，進行性脳器質疾患を疑い精査のため入院となったが，母子が互いに避け合う様子を観察した看護チームの疑問から主治医が児童精神科医に併診を依頼した．神経学的な諸検査は正常であった．母子の相互交流，母の言語的な表出から得る母の表象と母子相互作用の関連を細かく検討するために，父母の了解を得て，ビデオ録画を用いた母－乳児同席面接を3回行った．

1）治療第1回目（危機介入と診断的介入）

　1時間面接の前半，母子はまったく視線を合わせず，乳児は一人遊びにふけり，母親は3カ月前の家族旅行からの乳児の変化を不安げに語った．また，乳児は生まれた時から手のかからぬ利発な子だが，人見知りや母親の後追いがまったく見られず，近所の子が自分の親にかけ寄って抱きつくのと比べて不思議に思ったとも語った．母の顔は生き生きとして暖かく治療者との相互交流はスムーズで，心からわが子の不可解な状態を案じている様子であった．しかし

目の前の乳児とは生き生きとした交流がなく母子間にはまるで見えない壁があるかのようであった。乳児の状態像は自閉症症候群の初期状態に似ていた。

後半は乳児の相互作用に反応する潜在力を評価し，母子相互性障害の要因を明らかにするために，診断的な介入を試みた。乳児の反応を誘発するような声や働きかけの調子を用いて少しずつ楽しげなやりとりをひきだすうちに，治療者と乳児の情動調律がうまく成立し，乳児は治療者と目を合わせて笑い，高い高いをくり返しせがんだ。そこでさりげなく母親の膝に乳児をのせて母子の相互作用が起きるようにしむけたところ，まず二人は身を固くしあったがしだいに緊張がほぐれていった。人なつっこくなったわが子に母親が思わずホッとしたとたん，乳児は声をたてて笑った。

2）治療第2回目（母の乳児体験の想起）

第1回面接後，母自身が乳児期から8年間，乳児院で育ったことと現在母が妊娠中であることがわかった。母方祖母と母子三人の同席面接で，母の乳児期の思い出が語られた。母の父が事故で突然死に，生後8カ月に祖母が母を乳児院に入れて働きに出ねばならなかったいきさつを祖母が苦しそうに語ると，母子はうつむいてじっと耳をそばだてていた。また祖母は母が乳児の添い寝をしないことを心配していた。〈小さい頃一人で寝ていたから〉と治療者が現在と過去をつなげると，母は何か言いたげな表情をあらわにし，祖母は思わず気色ばんだ。〈お母さんを信じて待っていたから，お母さんのしてくれたことが一番いい方法だと感じていたのでしょうか〉と治療者が介入すると，母は祖母に向かって「そうよ，お母さんの大変さがわかっていたから一度だって恨んだことはないわ！」と思わず叫んだ。祖母と母の間で長いことわだかまりになりながら，お互いに語られることのなかった分離体験の辛さが，初めて安心して語り合えた。

3）治療第3回目（初診から1週間後）

母を避ける乳児の行動は消失し，おんぶ抱っこをせがんでいくらでもやって欲しがるようになった。母親はしみじみと「この子を見ていると自分の小さい頃を見ている気がしてました。子どもってこんなに母親を求めるものなんですね」と語った。次子の妊娠により乳児期体験が強く惹起され，母親が内部に湧いてくる得体の知れぬ不安と苛立ちにとらわれている間に，乳児にその情緒が

伝わり，発症につながったことが母親と共に父親にも理解された。その後父親と祖母に十分に甘え直し，思いを語ってゆくことで，母親が安定し，乳児の発達は順調に進んだ。

文　献

1) Call, J.D. : Towards a nosology of psychiatric disorders in infancy. In : (ed,), J, Call, E. Galenson and R. Tyson. Frontiers of Infant Psychiatry. Vol., Basic Books, NewYork, 1983.
2) Cramer, B. and Stern, D. : Evaluation of changes in mother-infant brief psychotherapy : A single case study. Infant Mental Health Journal, 9. 1988.
3) Dilys Daws : Through the Night : Helping Parents and Sleepless Infant. Free Association Books, London, 1989.
4) Fraiberg, S., Shapiro, V. and Cherniss, D. : Treatment modalities. In : (ed) , J. Call, E. Galenson and R. Tyson. Frontiers of Infant Psychiatry. Vol.I, Basic Books, NewYork, 1983.
5) Lebovici, S. : Fantasmatic interaction and intergenerational transmission. Infant Mental Health Journal, Vol.9. 1988.
6) Massie, M.D. and Campbell, B.K. : AIDS Scale : The Massie-Campbell scale of mother-infant attachment indication during stress. In : (ed.) , J.Call, E. Galenson and R. Tyson. Frontiers of Infant Psychiatry. Vol.I, Basic Books, New York, 1983.
7) Sameroff, A.J. and Emde, R.N. : Relationship Disturbances in Early Childhood : A Developmental Approach. Basic Books, New York, 1989.
8) Stern-Bruschweiler, N. and Stern, D. : A Model for conceptualizing the role of the mother's representational world in various mother-infant therapies. Infant Mental Health Journal, 10, 1989.
9) Stern. D. : The Interpersonal World of the Infant. Basic Books, New York, 1985.
10) Winnicott, D.W. : Babies and their Mothers, Free Association Books, London, 1988.
11) Zeanah, C.H. and Barton, M. : Introduction : Internal representations and parent-infant relationships. Infant Mental Health Journal, 10, 1989.

食と心の原点としての授乳体験

はじめに

　おっぱいを吸うことから始まる口の体験は，誰にとっても，深い思い出と長い歴史をもつものである。人の心の奥に無意識の世界があることを発見し，精神分析を創りだしたフロイト（Freud, S.）は，0歳から1歳までの，赤ちゃんの最初の心の発達段階を「口愛期」と名づけた。口でおっぱいを飲み，指をしゃぶり満足する。口でなめ，舌触りでそのものを確かめる。口でいやなものや，いやな感情を吐きだし発散する。初めてまわりの世界とのふれあいに生きる赤ちゃんにとり，口はアンテナ，外界との接点，体験を取り入れる窓，そして自分の世界を伝えるマイクになる。口をめぐる快い体験は，自分と周囲の世界の調和的な関係の実感を生み出し，逆の体験は自己存在や周囲の世界への不信感や拒絶感につながるであろう。

I　照らしあう関係

　このような口を焦点に展開する体験は，実はより大きな周囲との関係性の世界に位置づけられるものである。小児科医で乳幼児精神保健のパイオニアであるウィニコット（Winnicott, D.W.）は，赤ちゃんが母親の胸に抱っこされながら，哺乳ビンでミルクを飲んだり，母親の乳房を吸う時，じっと母親の顔を見つめる光景について次のように述べている。「赤ちゃんが母親を見つめる時，赤ちゃんは2つのものを見ている。ひとつは母親の瞳，そしてもうひとつは自分を見つめている母親である」。これは，赤ちゃんが抱かれながら，ただおっぱいを飲んでいるのではなく，母親という対象との関係を感じ，その関係に照らしあわせて自分の存在をとらえていることを表している。しみじみと真心をこめて

自分を見つめる母親の瞳に，赤ちゃんは自分の存在が母親を，母親の存在が自分を幸せにし満たしている互恵的な関係を吸収し，心の栄養にしているのである。

II 響きあう関係性のハーモニー

　このように安心した関係の中でおっぱいを飲み，やがて離乳食に進むことは，生理的であると同時に，心理的な営みである。そしてやがて母子の二者関係から，家族と一緒に食卓を囲むという三者関係にひろがり，保育園や幼稚園の集団の輪の中での食事に広がると，共に食べることは，子どもにとり，人の社会の中で社会心理的存在として生きる原型になる。

　授乳や離乳食，幼児食から始まる食生活を，文化的な性格形成の土台として大切にする姿勢をフランスで目撃し感心したことがある。以前，パリのスラム街の保育園を訪問した時に，生後3カ月の赤ちゃんを，保母さんが実に優しく授乳していた。この子は母子家庭で，母親が産後の抑うつ状態で回復するまでの間，保育園が親代わりの世話をしている。地域の保健師が母親を見舞い，毎朝赤ちゃんを保育園に送り届けているのであった。

　この保育園では，アフリカ，中近東，アジアなどの有色人種の幼児が，楽しそうにお昼の食卓を囲んでいた。親が貧しい労働者で，夕方疲れきって帰宅し，まともな食事を作れるとは限らないので，一日の必要摂取カロリーは全部保育園でとれるように配慮してある。しかも麦米，粟（あわ），稗（ひえ），とうもろこしなど，世界中の穀類をおいしく調理し，やがてフランスの国民になる子どもたちに，幼児期から豊かな食文化を体験させているのだった。

　この光景のように，家庭であれ，保育園であれ，食事のたびに子どもは食物だけでなく，家族や仲間の会話や表情，感情や考えを交流しあい，心にとりいれ，いわば家庭の団欒やその集団の情緒的気風を"食べて"成長するのである。

　そこで，たとえば授乳や食事をめぐり，不安で緊張する状況があると，それは，即存在の緊張や不安につながる。不幸にして，思春期以降に，さまざまな心理的問題を訴えて相談にくる子は，そして特に拒食症や過食症などの摂食障害で悩む子どもたちは，ほぼ例外なく，乳幼児期の授乳や家庭の食卓で人知れぬ，おちつかない体験をしてきている。しかもそれは乳幼児期だけでなく，ボ

タンの掛け違いのように，思春期の家族関係にいたるまで尾を引いているのである。実際に授乳をめぐる心のすれ違いの生育史は幅広い精神障害のルーツに認められる。それは授乳や食事が決定的な影響力をもつというよりは，そこにその子の養育環境全体の問題が象徴的に集約されるからであろう。

症例1　Aさん，神経性食思不振症

　Aさんは満期正常産。生下時体重3,005グラム。順調に母乳ですくすくと育っていたが生後4カ月に，母親が発熱し感染症と診断され，突然断乳させられた。ところが，まる1週間激しく泣き続けて，どんなに空腹にしても哺乳びんを拒絶したので，母親は根負けして1歳半まで母乳を続けた。離乳食はよく食べてくれたけれど，母親は汚されるのがいやで，絶対にAさんにはスプーンは持たせず，自分が食事をしきって食べさせたのである。

　2歳半に父母の夫婦仲が悪くなり，別居して，Aさんは母親の実家の祖母のもとで過ごし，母親が仕事にでかける昼間は几帳面で神経質な祖母に育てられた。そのころから何にも要求しない，おとなしい子になってしまった。学校では，人によく気をつかうので好かれ，勉強もでき優秀な子だったが，食が細く，普通の子どもの喜ぶおやつには目もくれなかった。母親も，祖母も偏食が激しく，3人で冷凍のシューマイを3回にわけて食べるといった食生活だった。

　このAさんの摂食の葛藤は，主治医と受け持ち看護師が一日三度，休みなく心をこめて授乳に似た食事介助にあたり乗り越えたのである。Aさんがしだいに語ってくれたことでは，小さい時から食卓が緊張の場で，夫を恨む母親と，妻をなおざりにする父親の冷たい戦争の空気で窒息しそうな場であったそうである。

　摂食障害のAさんは，母親自身が夫婦関係の葛藤で頭がいっぱいで，わが子にとって，ほっとできる母なる家庭を作りだすことができなかったようである。

症例2　B君

　B君は抑うつ状態で思春期に自宅にひきこもり，相談にきた13歳の男子である。母親はフルタイムの専門職をやめないで，出産後3週間で職場復帰した。赤ちゃんは生後8カ月まで実家に預けたのである。年老いた祖母の疲れを考え，赤ちゃんを預ける1週間前に，夜間の授乳をやめさせる計画をたてた。夜中に空腹で泣き叫ぶ赤ちゃんを，徹底して無視し続け，3日目の夜一度泣いた後か

ら，B君はピタリと泣かなくなった，という。
　B君はそれ以後すやすやと夜よく眠り，手のかからないおとなしい子になった。ところが生後8カ月に母親の元に戻ると，夜激しく火のついたように泣き叫び，甲高いきんきん声でわめき続けるようになった。昼間は身体をかたく丸めて視線をそらし，指の皮がむけるまで指しゃぶりに没頭し，3歳以降は無気力で寡黙な暗い性格に変わった。
　ここで問題なのは，断乳そのものというより，断乳にあらわれている，この母親の生き方であろう。自分の目標の邪魔になるものを，相手の気持ちにおかまいなく，強引に処理する姿勢である。

III　ビジネスの原理と母性原理

　目標のために計画を立て，効率のために手段を選ばない生き方をビジネスの原理という。これに対して，生命あるものを，ありのままの存在として慈しみ，育む姿勢を母性原理という。幼い子どもの心の発達は，ビジネスの原理にはなじまない。素朴で自然な暖かい感情に包まれないと，心というものは，健やかには育たないのである。
　B君の母親も，ビジネス原理に生きることに夢中で，赤ちゃんのB君の気持ちや願いを，生きものの原理に照らして汲み取ることができなかったのである。
　母親の中に生じる情緒の世界の性質は授乳や食卓を介して，実は赤ちゃんに敏感に伝わるのである。乳幼児の心の発達研究家のスターン（Stern, D.）は，1989年にフランスの国会で開かれた「働く母親と子どもの発達」をめぐる国際シンポジウムで，「母親が社会に参加し，自己実現の満足を得て明るいのは，赤ちゃんや子どもにもよいが，ただ一つ落し穴がある」と警告している。「職場はビジネスの原理。仕事を計画どおりにこなしている時の母親は緊張している。その雰囲気をそのまま家庭に持ち込むと，幼児の心はほっとしない」というのである。

IV　無様式感覚と情動調律

　スターンは赤ちゃんの心の世界を研究し，次の特徴を報告している。赤ちゃんは〈無様式感覚〉という，超能力や直感によく似た原始的な感覚のアンテナをもっている。無様式感覚とは，様式のない感覚，つまり耳できこうと目でみようと，肌でふれようと，いかなる知覚様式にも共通して伝わる知覚をいう。それは音や光ではなく，ものの動きやリズム，強弱や流れ具合であり，光のゆらゆら，音のさらさら，そよかぜのそよそよとした感じなどである。赤ちゃんはすでに胎内で，正確に無様式感覚を識別し，快いリズムやなめらかな刺激には，身体を開いて接近し，きつく緊張した刺激には，身体を閉ざして避けることが知られている。赤ちゃんは，身近な母親の状態に敏感である。明るい声や表情や動きにはいきいきと反応し，沈んだ母親の声や暗い表情には，心を閉ざしてしまうのである。

　無様式感覚の世界に生きる生まれたばかりの赤ちゃんは，授乳の瞬間を，ちょうど音楽のメロディーの一節のように体験するようである。不快な空腹感がこみあげ内臓の緊張から，思わず泣き声をあげると，母親の足音が聞こえ，ついで顔があらわれる。「お腹すいたのね。今おっぱいあげましょうね」という声がして，乳房があらわれ乳首が近づき，思わず吸いつく。するとごくごくとおっぱいが，口から喉，そしてお腹へと流れこみ，何ともいえないホーっとした全身の弛緩がおきる。この空腹－授乳－満足の一連の感覚体験は，繰り返されるうちに，赤ちゃん自身にとっても予測可能な生活メロディーの一小節になる。

　このような無様式感覚のレベルで，母子は，お互いに相手と波長があうのである。すると意識的に自分の気持ちを伝えあわなくても，わかりあい，気持ちを共有しあうことができる。この感情や行動のハーモニーの生じた状態を〈情動調律〉という。赤ちゃん自身の感情表現がはっきり豊かにふくらむ生後5～6カ月あたりから特に明らかになる。赤ちゃんと母親は，声や体の動きや視線の動きなどの多様なモードを自然にもちいて，細やかなひびきあいを展開する。「アー，アー！」と赤ちゃんが興奮して腰を上下しながら，母親に抱っこをせがむ時，「よしよし，いまね」と母親は眉を上昇させリズミカルにうなずく。

このような無様式感覚と情動調律による母子の相互作用は，デリケートなやりとりの世界である。なんらかの要因により，いきなり邪魔をされると，母子の親密な世界は無残にも崩れてしまうのである。具体例を述べよう。

V 授乳をめぐるボタンの掛け違い

「うちの子が私の目を見てくれません。わざとそらします」ある日，深刻な表情でやってきた母親がいた。すでに4歳の坊やのいる30代初めの賢そうな女性である。赤ちゃんは生後3カ月。

（あなたを見なくなったのはいつからですか。）「1カ月半からです。」（どんなふうにそうなったんですか？）「最初は母乳がよくでていました。母乳がうまくいってたのでそれはそれは幸せな毎日だったんです。それが，しだいにむずかり泣くことが増えました。おかしいな，どうしたんだろう，と心配になって姑に聞くと，『もう母乳じゃ足りないんじゃないの。もうそろそろ哺乳ビンのミルクにきりかえたら』と言われたんです。やってみたら哺乳ビンの乳首をいやがって，ぎゃんぎゃん泣き続けたので途方にくれました。その頃便秘になって，うなって苦しがるんです。小児科医の先生に相談したら『何を飲ませていますか？ ああ母乳ですか，母乳ね』とおっしゃったんです。その言葉が気になって姑に報告したら，『あなたが便秘がちだから，あなたの母乳を飲むと便秘になるんじゃないの。いいかげんもうやめなさい』と叱られました」。

「そこで，丸四日間，泣いても何しても母乳はあげずに頑張ったのです。この子は半狂乱になって，おっぱいを求めました。首を左右にふって乳首を探っては，ぎゃーっと泣き喚くのです。でもそのうちお腹がすいて，あきらめて哺乳ビンのミルクをぐいぐい飲んでくれました。ほっとした穏やかな顔になり，すっかり泣かなくなったので，やれやれと思うと，おや，私の目を避ける，と気づいたのです。のぞきこむと，明らかに顔をそむけます。まさか，そんな馬鹿な，と気にしないようにしましたけれど，やはり，はっきり，顔をそむけるんです。主人も断乳した日からだ，と言います」。

母親は今にも泣きだしそうだった。赤ちゃんは健康だが，確かに無表情である。のぞき込むと，すりガラスのようなあらぬかなたを見るような，ぼんやり

とした視線であった。私は透明人間のようにきれいに無視された。もし恋人にこんな目つきをされたら，その人もいたく傷つくに違いない。母親の辛い気持ちはもっともであった。

「自閉症ではないでしょうか？」母親は不安げに質問した。（母乳をあげている間はどうだったの？）「目も合うし，よく笑うし，それはそれは楽しくて。断乳したのがいけなかった。あそこからおかしくなりました。この子にとって無茶なことをしました。愚かだった。正直いって悔しいです。母乳の幸せな感触が忘れられなくて，この子を見ると，私自身が落ち込んでしまうのです」。母親の目には大粒の涙がぽろぽろとあふれていた。

私は赤ちゃんに話しかけた。（たいへんだったわね。大好きなおっぱいが急に消えてしまったのね。びっくりしたでしょう。ひどいと思ったのでしょうね。たいへんだったね）赤ちゃんの耳が心持ちぴくっと動き，レンズの焦点が少しあってきたような瞳になった。そこでさりげない，やわらかな視線でちらりちらりと見ていると，赤ちゃんは，しだいに大きな目を見開いて私の顔をまじまじと見はじめたのである。（そう，そう。わかってほしいのね。ママのおっぱいが大好きだったのに，とりあげられちゃって怒っているのね）赤ちゃんは，私の表情の動きを，じっと興味深く追いながら，眉毛をつりあげて，何かを伝えようとしている様子である。（いっぱい，言いたいことがあるようね。そう，そう，お口をとんがらして，そう，そう，そうなのか……）その時赤ちゃんが私に何を言いたかったか，正確な内容は知るよしもなかったが，ひたむきな，いじらしいほどの凝視にこめられたメッセージには，この子が，安心できるふれあいを求めながら，母親の目を避け，無言の抗議をしていることが伝わってきたのである。

この赤ちゃんは乳幼児期にすでに，自分が好きなもの，欲しいものを知っているのである。その要求が理不尽に邪魔されたり，否定されると，自分が信頼し，頼ろうとしていた相手に，満身の怒りや不信を抱き，表現するものであることを教えてくれている。

VI 授乳と愛着

　児童精神分析を研究したメラニー・クライン（Klein, M.）は，赤ちゃんにとり，母親の乳房との関係が，根源的な関係の原型と考え，自分を満たしてくれる乳房はよい乳房，自分を苛立たせる乳房は悪い乳房。それぞれの体験がよい対象，悪い対象像の発達の土台になっていくと述べた。

　この考えに対し，児童精神科医のジョン・ボウルビー（Bowlby, J.）は，赤ちゃんの根源的なよりどころは授乳ではなく，母親あるいは誰かに，しっかり抱かれて安全に守られることだと提唱した。これは愛着理論といわれる。赤ちゃんにとり安心感が心の発達の原点であるとする愛着理論は，海を渡り米国で広く実証的に研究され，今日では発達の土台であると認められている。乳幼児の親密な情緒的交流の焦点である授乳も，母なる世界に包まれる安心感や信頼関係という広い視点からの理解が必要であろう。

文　献

1) 小倉清：乳幼児期と思春期乳幼児――ダイナミックな世界と発達――．安田生命社会事業団，1995.
2) 渡辺久子：乳幼児精神医学から乳幼児精神保健へ．乳幼児：ダイナミックな世界と発達，安田生命社会事業団，1995.
3) 渡辺久子：母‐乳幼児治療．乳幼児：ダイナミックな世界と発達．安田生命社会事業団，1995.
4) 渡辺久子：母子臨床の現在．こころの科学，日本評論社，1996.

乳幼児期の feeding と摂食障害

はじめに

　食べることは生きることの根源的な営みであり，赤ん坊はおっぱいを飲み，離乳食を食べ，しだいに家族の食卓に加わりながら，身体の養分だけでなく，母親の愛情や家族関係の情緒的な養分を取り入れ精神的に発達する。
　乳幼児の哺乳や摂食上の問題は，即発育不全につながり，小児科医の迅速な対応を要する救急事態となる。それだけでなく，母親に深い不安や罪悪感を引き起こす。摂食をめぐる親子の葛藤は，乳幼児の身体像や対象関係の発達に深刻な影響をおよぼし，後年の摂食障害をはじめとする精神障害の素地となる。したがって乳幼児期の適切な対応が必要である。

I　摂食障害の要因

　乳幼児期の feeding と摂食障害は，大別して身体要因のあるもの（organic failure to thrive）とないものに分けられる。実際に多くの発育不全は，身体因か環境因かの二者択一で分類されるのではなく，両方の要因が複雑にからみあって起きる混合ケースである。
　身体因のない発育不全（non-organic failure to thrive）は，過去に maternal deprivation, environmental deprivation, deprivation syndrome などと呼ばれたが，現在ではこの呼び方は不適切とされている。親が乳幼児を情緒的に剥奪するのではなく，母親の心配が昂じて悪循環が起きることが多い。また純粋に親子の関係性障害からくる発育不全では愛着障害が認められ，乳幼児は抑うつ症状を示し，［reactive attachment disorder of early infancy and childhood］の診断分類にはいる。

II 摂食行動の発達

　乳幼児期の摂食障害は摂食行動の発達の障害として，発達的にみていくことが役立つ。原発性の摂食障害と器質的身体疾患に二次的に生じた摂食障害をともに含むが，いずれにも共通して母子（または養育者－乳幼児）関係は障害され，母親は，食べてくれず成長しないわが子を心配し，不安と緊張に悩む。
　米国のシャツール（Chatoor, I.）は，グリーンスパン（Greenspan, S.）の乳幼児の精神病理の分類とマーラー（Mahler, M.）の発達理論にもとづいた以下の三つの発達期の分類を提案している。各発達期には実際の哺乳・摂食場面での特徴的な適応的，不適応行動と母子の相互作用上の問題がある。

a. ホメオステーシスの時期（生後0〜3カ月）

　生まれた直後から数カ月は，生理的状態の自己制御（self-regulation）が中心となるホメオステーシスの時期である。この時期にうまく哺乳ができるには，乳児の基本的な哺乳能力に加え，しっかり覚醒し周囲に関心を向ける alert awakeness の状態が条件となる。乳児の成熟度と母親が乳児の哺乳を促進する facilitation 能力の両方が必要である。

1）哺乳のメカニズムと器質的要因

　乳児の哺乳行動は吸啜，嚥下，呼吸の一連の連動した反射行動であり，これらは口腔，咽頭，喉頭，食道を支配する神経・筋肉によりスムーズに機能する。
　哺乳の機能は種々の原因で障害される。原因には物理的・機械的なもの，神経・筋障害，心疾患・呼吸器疾患や全身衰弱によるものがある。障害の部位には口腔の奇形や疾患（兎唇，口蓋裂，小顎症，大舌症，口内炎，鼻炎など）と咽頭－食道の奇形や疾患（食道閉鎖，気管食道瘻，咽頭炎，食道炎など）がある。また先天的障害や，胎内発育不全や出産障害などによる哺乳の難しい新生児や未熟児，SFD（small for dates infants：出生体重が胎児発育曲線の平均マイナス1.5標準偏差値以下の児），脳性マヒなどの発達遅滞がある。

2）poor sucker（吸啜不全児）

　明らかな原因がないのに，哺乳力が弱く哺乳量も少ない乳児がいて，poor

suckerと呼ぶ。たとえば乳首のくわえ方が弱い，まったく吸いつかない，吸いついてもすぐ中止する，あるいは眠りこけてしまう。このような状態は生後数日以内に消える場合もあるが，乳幼児期を通して続き，食の細い子として成長することもある。

各乳児の問題に対して，具体的な工夫と指導を行う。先天性心疾患で呼吸が速い乳児の場合，実際に吸えるようなタイミングや適切な一回量をみつける。乳児の吸い方が下手であれば母乳の分泌も悪く，母親の不安が高まり悪循環になる。たとえばささいな物音でモロー反射（新生児反射。生後3カ月までに消失する。刺激により，上肢が伸長し外転した後両腕がとじる動き）を生じる乳児では，電話やドアから離れた静かな部屋で授乳する。覚醒が難しい乳児では静かな部屋でそっとゆっくり目をさまさせる。そのテンポが少しでも速すぎると，めざめても泣き叫ぶので，哺乳にちょうどいい状態をみつける。また抱きあげるだけで刺激過多になり，大暴れして吸うどころではない乳児がいる。そこでしっかり毛布でくるむと，すっと落ち着き哺乳ができる場合もある。各乳児にとっていちばん安定できる状態に制御作用が働くように，行動の特徴を細かく観察しながら援助する。

この場合おのずと母親は過度の緊張，不安抑うつ状態におかれ，乳児の状態と母親の状態はいずれが卵ともにわとりともいえぬ，微妙に相互的な悪循環となる。母親の話をよく聞き，いかに大変な思いをしているかを語らせ，心からねぎらうことが必要である。母親を治療の協力者にし，罪悪感から解放する。

b．愛着（attachment）の時期（3〜8カ月）

母親が乳児を無条件に可愛く思え，乳児がはっきり母親を認識し初めての微笑を示す6〜8週頃は，大切な愛着（attachment）の芽生えの時期である。毎日の生活ではfeedingとおむつ交換が，母子のふれあいの大事な部分を占める。母子は一体感の喜びに浸りながら，相手に波長をあわせて（tune in）交流する。

最初の数カ月に生理的制御をうまく獲得できた乳児は，母親と積極的にやりとりする。母親はおっぱいの飲ませ方，おしめの換え方を通してこまやかな情緒を赤ちゃんに向ける。

この時期不幸にも抑うつ的である母親は，可愛さが湧かず，機械的・義務的

に育児をする。たとえば授乳中に，乳児と目を合わせるよりもテレビ，雑誌を読み，電話をかけ，乳児は哺乳ビンをくわえたままとなりがちである。乳児は母親の気分を敏感に察知し無表情・無気力になる。昼間ほかに誰もいない生活ではこの状態は日常化する。その結果，乳児がガリガリにやせても母親がケロリとしていて，小児科医が発育不全に初めて気づく場合がある。アナムネ（病歴聴取）から，一日中乳児が寝かされっぱなしで，授乳回数が二，三回，時にうっかり忘れていることなどがわかる。

このような問題がひどい時には，母親側の抑うつ，精神障害，薬物嗜癖，知能障害などの問題をよく調べ，まず母親をケアする必要がある。純粋に養育環境上の問題からくる環境性の剥奪（environmental deprivation）では，母親の問題としてよく以下の場合がある。

①急性抑うつ：身近な対象喪失による悲嘆の状態や，産後抑うつの時。
②母親自身の乳幼児期以来の慢性的な対象喪失。

フライバーグ（Fraiberg, S.）は乳幼児期から，劣悪な精神的環境の中で育った体験をもつ親にとり，乳児と愛着をもつことが難しいことを報告している。乳児が過去の情緒的葛藤を誘発するので，乳児との生活は赤ちゃん部屋のおばけ（ghosts in the nursery）と呼ばれる過去の悪夢の再現となる。

症例1

ある5カ月の発育不全の乳児は，いろいろ調べたが原因がわからない。家庭訪問で保健師は，乳児が部屋の隅に寝かされっぱなしで，哺乳ビンをあてがわれているのを見た。母親に抱いて授乳させようとしても過度に緊張してしまう。保健師が母親から話をきくと，母親は自分が乳児院で育ち親に抱かれた記憶がないから抱けないと語った。無理して抱くと，えも言われぬ不安にかられ虐待したくなる。だから自分から乳児を避けると語った。保健師の援助でしだいに問題が解決していった。

さらに薬物嗜癖など母親の精神的な問題が大きい場合，母親が乳児に敵対感情を抱き事態は深刻になることがある。

母子相互作用の評定

2～8カ月の発育不全では，母子の相互作用を行動的に feeding scale で評定し，関係障害を早期に発見することができる。母子の相互行動に，月齢

にふさわしい親しみの行動や眼差しの合わせ方があるか，互恵性が豊かにあるかどうか，抱かれた時のからだの寄り添い方はどうか，予期的接近行動（anticipatory approach behaviour）がみられるか。筋力の発達はどうか。四肢の進展や筋肉を調べ，フロッピーインファント（筋緊張の低い乳児）などに注意する。feeding scale の評価が低い母子の場合には，回避型の行動（avoidant attachment behaviour）がみられる。母親は食事だけでなく遊び相手をする時でも応答性が低かった。

このようなケースでは，まず乳児だけを入院させ，感受性豊かな治療スタッフによる回復を図る。生き生きしてきた乳児が母親に笑いかけ，母親の母性を刺激して母子関係に引き込む。この方法でやりなおすとうまくいく母親が多く，母親の応答能力の評定にもなる。

乳児自身がおとなしすぎることがこの状態への一因になることも見逃せない。うつ状態の母親と，放っておかれても泣かない乳児の組み合わせでは，母子の絆は作りにくい。気がついてみれば授乳は忘れられ，乳児の体力が低下し，泣き声はいっそう弱く，悪循環となる。

愛着期の摂食障害の母親を変化させることは必ずしも容易ではない。往々にして母親の抑うつ状態，パーソナリティ障害だけでなく母子のおかれた社会心理的状況が厳しい。これらのケースはまず病院には来てくれないので家庭訪問しかないが，母親が回避型の愛着行動を示し，親密さを恐れ，近寄られること，頼ることを恐れるので援助の手をさしのべにくい。

c．分離－個体化（separation-individuation）の時期（6カ月から3歳までの時期）

マーラーの分離－個体化期は，身体的自律性（autonomy）の確立，二者から三者関係への移行にともない，乳児の内面に依存と自立の葛藤が高まる時期である。再接近（rapprochment）と呼ばれるこの発達期は，母親が育児でもっともてこずる時期でもある。食事では9カ月から18カ月にかけ，自分で食べる self-feeding に移行する。ここで誰がスプーンを握り口に運ぶか，母と子のどちらが主導権を握るかが課題になる。理想的には普通の母親は，わが子が大体どれくらい一人でこなせるか，興味をもってやりたがっているかを的確に把

握し，少しずつこなせる範囲でやらせ始める。

　乳児に手伝いながらまかせることが難しく，食事場面で親子ゲンカにはまりこむ母親もいる。乳児が食物をテーブルに塗りたくりめちゃめちゃにしたり，逆に母親が過度に乳児を拘束し，自分の思い通りにさせるということが起こる。この時期，乳児の内的衝動と現実との折り合いの問題が食事場面に如実に現れる。

　問題となる乳幼児はいずれも，生まれつきに敏感な気質の持ち主である。周囲の大人の動きを察知する能力が高い。はっきり自己主張をし頑固であったり，逆に過度に繊細でおとなしかったりする。後者からは後年神経性食欲不振症が発生しやすい。母親は侵入的であったり，逆に適度なしつけの枠組みを示すことが苦手である。乳幼児は葛藤の中で何が自分の本当の内的知覚で，何が外部からの欲求であるかが識別できなくなってしまう。

　この時期，発育不全と表裏をなす摂食障害に肥満がある。ブルック（Bruch, H.）は神経性食欲不振症とならび発達性肥満は乳幼児期の分離－個体化の時期に，乳児の内部から湧く要求を理解し応答してもらえなかったことからくる，自己同一性の障害であるという。肥満の背後には自己不全感と自己不確実感が隠れていて，子どもは慢性的な葛藤を食べることで解消し，分化した情緒をもてず未熟な精神発達にとどまっている。

　この時期の治療の方法にはまず父親と母親とを呼び，子どもが一個の主体性をもった人間であることを話し合う。親自身に自立と依存の未解決な葛藤をいだいている場合が多く，親の幼児期の親子関係を聴取する。

　乳児への食事の与え方には次のような原則的ルールがある。

　食事の時間や内容は母親が管理する。間食はやめる。一定の時間内で食べなければ終わりにする。このように親に食事の管理の権限を取り戻させる。その一方で，どれくらいの量を食べるかは本人にまかせ，乳児が自分の空腹・満腹感をよく感じて食べられるようにする。この方法では親が乳児の依存をしっかり受けとめられるように導き，治療者と親の信頼関係が指導の要となる。

症例2

　この時期の食べることをめぐる葛藤は，根深い障害を子どもに残す。ある女児はおやつを食べる食べないをめぐり，母親が厳しくしつけたくて，その子の要求をことごとく口うるさく叱り，拒否した。子どもはかえって食べることへ

の執着を発達させ,四六時中食べることにこだわり続ける子どもになった。「もう食べないの,食べないの」とつぶやきながら食べ続ける。小学校に入ってからも知能のわりには集団適応が悪く,ちょっとしたことで怯えたり,緊張したりした。初潮があった頃から,しだいに食が細くなり,ついには絶食に近くなった。「食べてはならぬ」という厳しい掟を自分に課し,口を真一文字に結んで開こうとしない。結局,中心静脈栄養で命を救い,ある程度の体重を回復し,向精神薬を使用しながら,精神療法をするうちに,少しずつ食べはじめた。

またこの時期,母親が子どもの要求の内容を適切に理解できないと,異なる要求を空腹と受け取ることになる。すると子どもは本来の要求が自分でもわからなくなり,フラストレーションをすべて食べることで解消することを学習してしまう。

III 世代間伝達と摂食障害

乳幼児期の摂食障害の問題の背景には,母親の乳幼児期の愛着形成の問題があることが多い。メイン(Main, M.)の成人愛着質問紙による世代間伝達の研究では,拒否的な両親に育てられた子が親になると,その子どもが回避型の愛着を示す。このように愛着の問題には世代から世代への伝達がみられた。この連鎖をいかに断つかが臨床的な課題である。子どもだけを治療しても,母親の生育史を理解し,母性機能を支えなければ元の木阿弥となる。

摂食障害の患者が母親になり,その乳児が18カ月に成長した時の食事場面での母子相互作用の研究がある(Stein, A., Woolly, H.)。子どもの要求を無視した食べさせ方や,ぎくしゃくしたやりとりなどの問題がみられ,親の葛藤が乳幼児に伝達されることが観察されている。また精神病の母親と乳児の食事場面の研究(Anthony, J.,1980)では,母親が乳幼児のサインを読み取れず,支離滅裂な応答の中で食事を与え,乳幼児も混乱した食べ方を示している。食事を介し,親の病理が子どもに伝達されることを示唆している。

筆者の症例でも過食・拒食症の患者が妊娠,出産し母親になったケースがあった。自分の母が未婚の母であり,妊娠中から過食が悪化して,胎児にアンビバレントな気持ちを向けていた。無事出産したが,乳児が元気に哺乳すると,生

まれつきの過食ではないかと大騒ぎし、救急外来にかけつけたりした。母親自身の気持ちの投影であることを理解し、不安の内容を話し合い、しだいに落ち着いていったが、乳児には母親の目を見ることが少ない傾向が認められた。母親が不安が強く抑うつ的であったりすると、乳児は敏感に母親の不安や抑うつ感に波長をあわせ、目をそらしたり、飲みたがらなくなったりする。

以上のほかに、口腔内の疾患、手術、けがなどを受けた場合の外傷後ストレス症候群（post traumatic stress disorder）の一つとして生じる摂食障害があり、この場合、母親を交え、乳児に遊戯療法などを行い、心理的外傷をいやしながら注意深く経過を観察する。

おわりに

思春期以降に発症する神経性食思不振症をはじめとする摂食障害の背景には、乳幼児期の母子相互作用の障害、身体像や自己の内部知覚の発達の歪みがあると言われている。乳幼児期の母子相互作用の障害、身体像や自己の内部知覚の発達の歪みがあるといわれている。乳幼児期の feeding と摂食障害への適切な理解と対応は後年の問題の予防につながると考えられる。

文　献

1) Bruch, H. : Eating Disorders. Routlege Kagan and Paul, 1974.
2) Chatoor, I. : Feeding Disorder in Infancy. Paper presented as the Society of Research on Child Development, New Orleans, U.S. 1993.
3) Fraiberg, S.C. : Clinical Studies in Infancy. 1981.

第Ⅱ部

母子臨床の実践

照らしあう母子の関係

はじめに

「この子は私からなかなか離れられないんです」「すぐにだっこをせがんでこまるんです」「泣いても放っておけば泣かなくなるのでしょうか」。
　子どもの相談にはこのような悩みが多い。手のかからない子，泣かない子についての心配の少なさとは対照的である。
　心の発達はパラドックスに満ちている。もっとも進化した動物，人間の子が，大脳生理学的にはもっとも未熟に生まれる。親に依存し，育児に手がかかり，長期の保護なしには生きられぬことが，心の発達や文化の伝達のもとである。テクノロジーの発達した時代にも，育児だけはインスタントにできない。技術の進歩により生活が便利になる反面，育児はますますむずかしくなってきている。家庭の電化，少子化により家事労働の負担は減っても，地域社会の崩壊，家庭の孤立，競争の激化の中で，子どもに仲間との遊びや活動を母親一人の手で与えることは困難である。しかも母親であることの社会的意義や楽しさも薄らいでいる。都市生活の母子の孤独な状況への理解ぬきに母と子の精神保健を考えることはできない。

I　今と未来と過去と

　育児は今，この瞬間，乳児の要求にこたえていくものであるが，この「今」のかかわりの質が将来にわたる生き方の原型になる。3歳以前の乳幼児は母親にまつわりつき，母親を求め，何かあると母親にしがみつく。この愛着の経験が乳幼児の心の土台になる。乳幼児期におとなしく手のかからなかった子，手をかけてもらわなかった子，母親を求めず一見母親離れのよかった子の中から，

後年心理的問題が生じやすい。早く歩き始めたり，おむつがとれることと，心の発達は関係なく，その子の要求をよく理解し，あたたかく応じてくれる母性的養育体験の質が問題である。

母親は身二つになることで独り身の自由を奪われるが，代わりに一人の女性から母親に成長し，自分の世界をわが子に伝える。また育児は同時に個人，家族，社会の過去の歴史との密接なつながりの中で行われていて，乳児といる母親は，絶え間なく無意識の乳幼児期の記憶を誘発させられる。何気ない母親の育児行動には，その両親とそのまた両親に，世代から世代へと伝えられてきた家族文化の情緒や価値感がこめられている。母親が意図しようとしまいと，母子の日常は過去，現在，未来の複雑にからみあう中で展開する。そこから生じる子どもの問題は，複雑な要因がからんでいる。

この複雑な母子の世界に，医者，看護師，保健師，保育士などの臨床家がかかわる時，母子の世界はどのように影響されるだろうか？　善意の援助が母子を助ける代わりに，苦しめたり意図せぬかたちで受けとめられることが実は多い。それは親が権威者である専門家に，心の奥で親に対するのに似た複雑な感情を抱きやすく，臨床家も自分の過去の乳幼児の記憶を知らぬまに揺さぶられ，感情的に反応しやすいからである。これは精神分析では転移，逆転移とよばれる現象であるが，臨床家の訓練にこのメカニズムの理解は大切である。

II　照らしあう関係

母子関係の成立のメカニズムは微妙で，生まれたばかりの赤ちゃんが母親をじっと見つめる時，その子は胎内で聞いた心臓の鼓動や羊水のぬくもりや声は，この人のものだと感じるらしい。母親にとっても誕生直後に対面する赤ん坊は，胎内から自分を蹴り続けていたまぎれもないわが子という実感がある。周産期の医学，心理学の研究によれば，母と子の絆は妊娠中に育まれ，誕生後の出会いで急激に深まり進展する。

じっと母親を見つめる時,赤ん坊はつぶらな瞳で何を見ているのだろう？「お母さんを見つめる時，赤ん坊は二つのものを見ている。お母さんの瞳と自分を見つめているお母さんとを」と小児科医・精神分析家のウィニコット（Winnicott,

D.W.）は述べている。

　見つめあう母子は，向かいあわせにおいた鏡に，自分の姿がいくつも無限に小さくなりながら映し出されるような体験をしている。母の幸せな瞳を見る赤ん坊は，同時に母を幸せにする自分を見ている。わが子の満ちたりた瞳を見る母親は，子に必要とされ信頼される母親としての自分に出会い，かつては自分もこのように母に抱かれたことを追憶しながら，乳児としての自分を重ね合わせている。この互恵的関係が母子の絆になっていく。

　しかし，日常のいろいろなことで母子のまなざしは陰る。父親の協力がなくて母親がふとおちこむ時，乳児はそれを敏感に感じ緊張する。乳児といること自体，母親に過去の無意識の情緒を思い出させる。泣き叫ぶわが子を見て，かつて泣き叫んだ思い出が湧く時，この理屈ぬきの得体の知れぬもやもやの思い出は，人に話すこともできない。その瞬間，わが子と向きあうことは，暗い井戸をのぞくような苦しみになる。

　臨床家の役割は，この母子関係につきものの苦しみを深く理解し，援助することである。臨床家のまなざしの中に，理解されている自分を見いだせる時，母親は安心し，安定し，本来の自分にもどることができる。相手が口先でなく，心から支えようとしているかどうかは，敏感な母親にはすぐ伝わる。臨床家は母親の育児をすぐ価値判断しがちだが，それはあまり母親には役立たない。たとえば，タバコを何本も吸わずにはいられない母親には，「タバコは乳児に有害」といいたくなる。しかし，「タバコが必要ということは，きっとストレスがあるのね。私でよければ話を聞きましょう」と喫煙の背後にあるストレスを認めることのほうが実際の助けになる。周囲のサポートのない母親には，ただ一人の信頼できる誰かが，ありのままの自分を理解してくれると感じるだけで，育児がしやすくなる。それは即，育児に反映し，母親は子どものありのままを受けとめやすくなる。

III　一対としての母子

　ウィニコットはさらに述べている。「赤ちゃんというものはいない。いるのはお母さんとつながった赤ちゃんである」。つまり母親というものはいない，

いるのは赤ちゃんとつながった母親であり，母と子は切り離せない。たとえば「母親が悪いからあの子は不幸だ」という表現は，母子関係をかえって引き裂くものである。実際に母親がうまく育児できない時にはよい育児を阻む要因があり，子の状態はその表れにすぎない。その要因がどこにあるかを考え，解決できるように手伝うのが臨床家の役目である。それには母親が腹を割って信頼できる存在にならなければいけない。子のために母を支え，母のために子を支えることが母子の精神衛生の原則である。これは特に早期の乳幼児期の母子援助には必須となる。

たとえば，未熟児のNICU（新生児集中治療室）の治療では，胎内に近い保護的環境を確保するため，子を保育器に隔離する。母親から時期尚早に生まれた未熟児は，胎盤からの栄養だけでなく，母親のぬくもり，心音，母の匂い，羊水の中での自由な動きなど，母性的な世界のすべてを失う。母親も生理的心理的に胎児を育む最適な状態にありながら，ふいにわが子と切り離され，不安，挫折感，罪悪感に悩まされる。

従来の未熟児治療は，子の命を救うことだけが中心で，助かった子たちがその後母親との絆がもてず，情緒的な後遺症に苦しむことが明らかになった。わが子を救おうとする母性本能がもっとも高まっている母親から，専門家が子をとりあげてしまうことの有害な結果である。今日ではできる限り母子を一緒に過ごさせ，自然な母子の絆を守ろうとするのが，欧米の治療の動向である。たとえば，母子同室の母子ユニットに母親が泊りこみ，未熟児のケアを積極的に学び実践している。また，毎日母親あるいは父親が未熟児を自分の肌に抱き，肌でふれあう時間をもうけている（カンガルー法）。あるいは保育器のわが子を母が毎日指先でやさしくなでると，未熟児は母親を覚え，喜びを示す。未熟児の生理的状態も早く改善し，母子の絆が成立しやすくなる。専門家は母子関係を邪魔しないようにする。

Ⅳ　情緒の世代間伝達

早期の母子関係が人生にわたる心の土台になり，母親の無意識の情緒記憶が図らずして次の世代に伝わることが今日実証されている。幸せな母子関係を

もった人は，無意識に幸せな関係をわが子との間で繰り返しやすく，不幸な母子関係をもった人はその不幸をわが子と繰り返しやすい。なぜある母親は気楽にやりながら，子どもとのよい交流がもて，なぜある母親は一生懸命やるのにうまくいかないのか？　この謎を解くカギが，母親自身の意識を越えた，過去の養育体験の理解にある。放置されればリスクの高い人々をみつけ，その不幸の反復と世代間伝達を断ち切る援助をすることに，臨床家の役割がある。

　この情緒の世代間伝達は，日常のかすかな母子の相互作用の中で絶え間なく起きる。

　筆者はある男の赤ちゃんと母親を，毎週家庭訪問をし，継続的に観察していた。母親が筆者になじみ，信頼も深まってきたある日のこと，母親は，実父であるおじいさんがこの孫と遊ぶのを楽しみにしているが，実は自分には死産の弟がいたことを話してくれた。それはこの母親が8歳の時のことで，弟の出産中，自分だけおばさんのところにあずけられていた。ある日父親がやってきて，「赤ちゃんはちゃんと生まれたけれど，すぐに天国に帰っていったよ」とやさしく話してくれたという。その思い出を語る母親の目はどこか遠くの深いところを見つめる目であった。するとその時，つんざくようなかなきり声で赤ちゃんが泣きだした。母親は，「わかった，わかった，話に夢中でごめんね」とその子を抱きしめたが，観察している筆者には生後6カ月のその子が，いつにない母親の情緒の波紋に反応して泣きだしたことが明らかであった。乳児は母親をふと過去の痛ましい情緒にひきもどし，その瞬間，乳児はただならぬ母親の情緒を敏感にキャッチする。健康で安定した母子の間でも日常的に起こるから，満たされぬ幼児期体験をもつ母親にとり，乳児と向かいあう育児の毎日はつらいものとなるし，乳児も母親の暗い情緒にさらされることになる。

V　悪夢のような過去の情緒

　施設で育てられたある母親が，第一子を生後18カ月で窒息死させるという痛ましいケースがあった。その時すでに生後2カ月の第二子がいたため，母親は情状酌量により刑をまぬがれた。裁判所のその配慮はよかったが，なぜその母親が，その時期わが子を死なせねばならないかについての深い理解がされぬ

ままに終わったため，悲劇は繰り返された。その母親は第二子が 18 カ月になったある日，その子があまりにもうるさく泣くので，思わず布団をかぶせて，窒息死させた。これは実際に起きたケースであるが，母子精神保健についての理解がまだわが社会に浅く，次の悲劇を防げなかったことが悔やまれる。

世界の乳児虐待や乳児殺しの研究は，乳児の母親が人知れぬ孤立感や抑うつ感の中で育児をしていることを示している。特に母親自身が，乳幼児期に温かく包まれた体験がなく，乳児の存在が自分の見捨てられた記憶をよみがえらせやすい。これに現在の生活の中で，夫や親戚あるいは近所の人々からのサポートのない状態が重なると，母子関係が深刻になる。

赤ん坊の泣き声で発作的に子を殺した時，母親はおそらく自分ではコントロールできない衝動に襲われたであろう。特に 18 カ月の乳児の怒りの表現は容赦ない。この瞬間の絶望的な心境は，身をもって深い孤独を知る人にしかわからない。しかも誰かがそばにいる時，この孤独はあとかたもなく消える。けろりとしている若い母親をみて，周囲は怪訝に思うだけである。

密室の母子の阿鼻叫喚は悪夢のように理解しがたい。母親自身乳幼児期に見捨てられた体験のある時，母子間に危険なことの起こるリスクが高い。そのような母子を二人だけにするのは危険であり，誰かそばにいて守ってやる必要がある。乳児をもつ貧しい母親同士のボランティア・サポートグループ（英国 NEWPIN など）の果たす役割は大きい。

VI　密室の悪循環への援助

現代の核家族の育児のむずかしさは，この隔離情況にある。せまいアパートやマンションの密室のテレビには，きれいごとの育児情報が洪水のようにおしよせる。しかし実際，3 歳以下の乳児の育児，特に自我の芽生える 1 歳から 2 歳にかけての日々の育児は，摩擦に満ちている。子どもの泣き声やいらだちの中で，母親は自分の感情の波紋と赤ん坊の二重唱に圧倒されてしまう。夜遅く帰宅する父親や，のんびりした時代に周囲に見守られて育児することのできた祖母の世代には，この情況の大変さはわかりにくい。

よく泣く赤ちゃんが母親を追いつめ，母親の緊張がさらに赤ちゃんの夜泣き

を悪化させるという悪循環は，都会の育児相談によくあるケースである。たかが泣き声でありながら，実は母子の情況も家族も，長期的にも短期的にもリスクにさらされる。

　ある生後3カ月の泣き方のはげしい赤ちゃんのために家族が2カ月眠れず，母親がまいってしまい，発作的に赤ちゃんを枕に投げつけ始めるというケースがあった。小児科医が乳児虐待の始まりを案じて，筆者に依頼してきたケースである。

　この乳児は未熟児で生まれ，まる4週間母親は，毎日母乳をしぼり，病院に届け続けた。やれやれ退院できたと思ったら，毎日何時間も泣き叫ぶのでどうしたらよいかわからない。この子は診察室でも一度泣きだすと手がつけられない。母親は乳児から目をそらし，無表情に「ちっともかわいくない。異常な子だ。一晩でいいから寝かしてほしい」とため息をつく。

　母親の両親は，母親が小学校の時亡くなっており，夫は協力的であるが，昼間は母子だけである。「よく2カ月もあなたは耐えたわね。発作的に母子心中を考えたこともあるでしょう」と聞くと，素直にうなずく。「私はもともと明るい性格のはずなのに，なぜかこの子といると苦しい，できるなら投げだしたい」と正直に話してくれる。素直な気持ちの吐露であり，そこまで思いつめている母親の心境を察する必要がある。

　この場合，まず母親を救うことが子の救済につながる。母親を休ませ，ねぎらうために乳児をだれかがあずかるのも一案である。しかしその前に，母親自身が自分の手でのりきれたという希望と自信を与える方法を試みてみる。

　筆者は泣き叫ぶ子を抱き，「これじゃ，あなたもママもまいっちゃうわね」とつぶやきながら，泣きだしたら混乱してしまう点では，母子とも同じようにつらいことを心から察する。そうしながら，この子が指をしゃぶったり，あたりを見まわしたりして自分から興奮を静めることの下手なタイプの赤ん坊であることを母親と一緒に確認していった。混乱には必ずわけがあり，母子ともけっして異常ではないから，あわてることはないことをしっかり伝えていく。夜泣きが家族の日常生活をおびやかし，母親を追いつめ，虐待の危険も生じ，乳児の発達を阻害しているとなれば，これは緊急の対応が必要である。乳児自身，自分の泣き声で興奮すると視点が定まらなくなり，落ち着いてミルクも飲めず，

母親の声かけに応じることもできない。内外の世界を混乱としてしか体験できず，このままでは将来の情緒障害の土台が作られていく。

　それではどうしたらいいだろう。この子のために一緒にいい方法をさぐってみよう。そうやって母親とともに赤ちゃんの泣き方を観察していろいろ試してみた。この子は，しっかり抱いてはげしく上下に揺すると，泣き声がほんのちょっと和らぐ。つまり固有知覚，前庭での刺激で少し気がそれるようである。「あら，ちょっといいみたい」と膝の上で揺する母親の顔が思わずほころんだ。「抱き癖とか気にせずに，抱いて揺すっていいのかしら」と母親は身を乗り出す。「赤ちゃんが『そうだよ』と言ってるみたいだからいいんじゃないの」と答えると，母親の顔が輝き始める。

　この対応で日に日にその子の泣き方は和らぎ，1週間後には，ほとんど泣かない子になっていた。穏やかな時間が増えた分ミルクもよく飲み，ぐっすり眠ってくれる。静かな時母親をじっと注視し始め，母親の呼び声によく耳を傾けるようになっている。自分の名が呼ばれると，わかるらしく，あくんあくんと口をあけて答えるので，母親は思わずかわいくてならない。悪循環が断たれ，阻害されていた母子の互恵的なコミュニケーションが再開されたのである。急速な改善の裏には，比較的早い時期の対応と，夫の理解と，母親自身が幼児期にかわいがられた思い出が助けになっている。

Ⅶ　第三者の波紋と悪循環の理解

　しかし，泣き叫ぶ赤ん坊と拒絶する母親をみると，つい母親を責め，感情的になるのが周囲の大人の反応である。それにより母親がさらに絶望的になり，それが保健師や医者などの権威者によるものであると，母親には心の傷が残りやすい。母子の精神衛生にかかわる者は，自分の心が母子にどのように影響するかを感じとる感性が必要である。

　たとえば3歳児検診に来た子が母親にしがみつく場合，いろいろなことが考えられる。保健師である自分を見て，子どもが緊張しているのかもしれない。そのような場合プライドの高い不安定な性格の保健師は，反射的な自己防衛から母子関係が不安定だと決めつけやすい。母子のためのはずの場が，母子を傷

つける場となる。母子の姿を価値判断せず，澄んだ目で観察できると，このような場面から興味ある臨床的な理解が得られる。たとえば，若い保健師なら平気なのに，年配であると泣く。こんな時，その子は日頃嫁姑の葛藤にさらされているのかもしれない。その子の繰り返す嘔吐は，家族関係の緊張の表れかもしれない。そういう視点をもつことで，母親の語らぬ苦労を察し，今すぐ介入しなくても，注意深く母子を観察し，必要があればいつでも力になれるような態勢を作っておける。

　情緒的に不安定な母子は，臨床家の前で必要以上にこちこちになりやすい。もともとゆとりのない母親が緊張すると，子どもが緊張し，それを見た臨床家は，「あ，この母子は問題だ」という印象を抱いてしまう。するとそれを見て敏感な母子はなお反射的に緊張し，実際以上にぎこちなくなってしまう。それは特に日本の社会全体が，母子を温かくつつむ代わりに，なんでも母親のせいにしがちな風潮とも関係している。

　ある難聴の5歳の子どもが父母と相談に来た。「なんとかして普通の幼稚園に入れてのびのびと遊ばせたい。どうもこの子は人と目をあわせない。そのことをある専門家に指摘され，難聴のうえさらに自閉的傾向もあると知り，ショックを受けている」と父母は語る。子どもはひとり壁に向かい，こちらに背を向けている。生真面目そうな両親は，おそらく今まであまり温かい専門家に出会ってこなかったのであろう。目をふせ，びくびくし，うなだれている。その子は両親の緊張をもろに感じ，専門家をいじわるでこわい人と思い，緊張しているのであろう。子の難聴そのものより，難聴をめぐる家族の不安や罪悪感が，この子と両親を苦しめ，二次的な心理的障害を生み出していることが案じられた。

　子の障害のために両親が受けたであろう苦しみをねぎらい，両親の気持ちをほぐすにつれ，両親は顔を上げ，胸をはり，明るいはずんだ声になっていった。その変化が子に伝わらないはずはない。さらに母親は，こちらの冗談に陽気に笑い声をあげ，そのついでに「この子って人嫌いみたい。ちっとも笑顔がなくて」と明るくぼやいた。その時子どもは後向きではあるが，両親のくつろいだ様子にほっとしたようであり，筆者がその子の足に軽くさわると，くるっとふり向き，にこっと笑った。筆者が笑い返し，「ぼくちっとも人嫌いなんかではないよね」というと，その子は両親のほうを見て，口を大きくあけて笑ったの

である。

　この子は自閉的なのではなく，親の暗い目を見るたびに，その原因が自分にあることを感じ，苦しんできたのである。両親の明るい変化に安心し，初めて会う筆者に信頼の笑みを向けたのである。1カ月後にやってきたこの子は，見違えるように社交的になっていた。

Ⅷ　母子を支える

　臨床家のもとを母子が訪れる時，どの母親も子どもの問題を母親のせいにしがちな社会の風潮の中で，人知れぬ不安，挫折感，罪悪感や自信喪失感を抱きやすい。臨床家は母親をせめず，母子関係の邪魔をせず，現代社会で安定した育児をするむずかしさをよく理解する必要がある。

　さらに父親の育児への参加をうながし，母子が隣近所や友人などのよい人間関係のネットワークの中で生活できるように導く。特に，よい乳幼児期体験のない母親には，身近に特別に信頼し，安心して頼れるだれかとの関係を用意してやることが必要である。

文　献

1) Bowlby, J. : Attachment and Loss vol.1. The Hogarth Press, 1969.（黒田，大羽，岡田訳：母子関係の理論①．岩崎学術出版社，1976.）
2) Fraiberg, S. : Clinical Studies of Infant Mental Health. Tavistock, London, 1980.
3) Kitzinger, S. : The Crying Baby. Penguin Books. London, 1990.
4) Raphael-Leff, J. : Psychological Processes of Child Bearing, Chapmann and Hall, London, 1991.
5) Winnicott, D.W. : Babies and Their Mothers. Free Association Books, London, 1988.

世代間伝達の治療構造論
―― 親－乳幼児治療 ――

はじめに

　治療構造とは，治療者が意図的に構造化した治療関係様式をいう。ある特定の治療構造は患者の精神内界のある部分の投影を引き起こしやすいという対応があり，治療構造は患者－治療者関係における転移の推移にさまざまな影響をおよぼし，さまざまな機能をはたす。この治療構造論的見地から乳幼児精神医学における親－乳幼児治療について論じてみたい。

I　親－乳幼児治療とは

　「この子わざと寝ないんです」「毎晩わざと夜泣きするんです」生後11カ月の女の赤ちゃんを膝にのせた母親は先ほどからわが子が手におえないと訴えている。「何するの？　じっとしていらっしゃい！」赤ちゃんが母親の方に手を伸ばそうとすると母親はヒステリックに手を払いのける。わずか50分の面接中，赤ちゃんはまるで悪意で攻撃しているかのように何度も叱られる。この母親の過剰な反応は何を意味するのであろうか？　そしてこの関係は幼い赤ちゃんの心の成り立ちにどんな影響を与えていくのであろうか？
　乳幼児の問題は，常に乳幼児－母親という「対」関係の問題としてとらえられる。ウィニコット（Winnicott, D.W.）は言う。"一人の赤ちゃんというものはいない。赤ちゃんはいつも誰かの，つまり母親の一部である"と。これは乳幼児精神医学の基本的視点であり，乳幼児の持つ宿命的な構造でもある。母親－乳幼児は「対」構造の中で発達成長し，症状や問題も母親とのつながりで生じている。母子間の問題を実際に治療者が直接観察しつつ，母親自身の理解と洞察を援助しながら解決していくのが母親－乳幼児治療である。

たとえば，上述の例では，まず「この赤ちゃんは母親にある特殊な強い感情を引き起こしている。一体それはどんな感情なのだろうか？」という問いから治療者は始めていく。

乳幼児の治療には，その治療構造の違いにより次のアプローチがある。

①母親だけに育児相談，指導や精神療法を行うもの，②乳幼児のみに遊戯療法や児童分析を行うもの（たとえばクライン Klein, M. の方法），③乳幼児治療と母親面接を同時に並行して別々の治療者が行うもの，④乳幼児と母親（あるいは父親も）同席で相談，指導面接を行うもの。

この最後の同席の母親－乳幼児治療は，ウィニコット，フライバーグ（Fraiberg, S.），コール（Call, J.）らによって創始され，そしてクラメール（Cramer, B.），レボヴィシ（Lebovici, S.）らにより発展した。乳幼児－親精神療法（mother-infant psychotherapy）は乳幼児精神医学特有の臨床的アプローチで，現在は多様な形に応用され，ハイリスク家庭のケースから未熟児，発達障害児まで幅広く適用されている。親－乳幼児の問題を両者の関係性障害（relationship disturbance）ととらえ，安定した関係の発達を妨げる要因は複数で，乳幼児の生まれつきの気質や，親の無意識の幼児期の記憶，乳幼児の障害や特徴の親への気持ちへの影響などが複雑にからみあっていると考える。そして客観的状況や体験が，親や乳幼児自身にとって，どんなふうに体験され主観的意味を与えながら，心の世界を形作っていくかに注目する。

"赤ちゃんが母親の瞳をみる時，二つのものを見ている，自分を見つめる母親と，母親の瞳に映った自分とを"とウィニコットは言う。乳児と母親（養育者）のやりとりは，たとえば向かいあう鏡が次々と無限に相手の鏡を映し出すようにあるいは二重唱で二つの声がとけあうような世界である。十人十色の音色があるように，二人の情緒がブレンドしあい個性的な音色を生み出している。そこで症状や問題は誰かが原因ではなく，二人の間で生まれた不協和音と考える。一時的な不協和音は発達につきもので，そこで母子が工夫しあい，努力しあって新しい調和を作り出し，母子は相手への適応力の幅をつけていく。しかし不協和音が限度を越えて母子を苦しめ続ける時それは，臨床家の援助の対象になる。

もっと細かくみると，実は一見不協和音にみえる母子の相互関係には，まる

でワトソン・クリックのDNAの二重螺旋のような対応がある。つまり赤ちゃんのある特定のしぐさ，泣き方や表情が，母親にある特定の無意識の記憶を想起させ表象を刺激する。そのため母親はある特別な情緒反応の中で，赤ちゃんに特有の接し方をする。これが，日々何回となく繰り返され，母子の非言語的コミュニケーションとなると，やがてそれは赤ん坊の対象表象に組み込まれていく。乳幼児のある種の症状もそのような母子の表象間のコミュニケーションの産物と考える。

　たとえば，Aさんは11カ月の男の子が異常なほど乱暴で手におえないと訴えて相談にやってきた。相談室でAさんは，その子が彼女の顔を触ろうとすると，反射的に緊張し，きっと身構える。「指が目に入ったりするとすごく痛い」と自分がいじめられたかのように訴える。昔のことをきくと横暴な兄がいてよくAさんは顔をひっかかれた。赤ん坊の手が自分の顔にのびると，思わずはっとして過剰に反応してしまうのは，兄の記憶と関係があるかもしれないと気づく。するとAさんは赤ん坊のしぐさに構えるのが少し減る。

　Aさんは次に夫のことを語る。亭主関白で強引，頼りがいがあるけれど時に横暴。育児に疲れて，助けてほしいと思っても知らん顔されると，憎らしくて思わずひっぱたきたくなる。そう語りながら，自分が夫にやつあたりしたい時ほど，赤ん坊のしぐさに過敏になることに気づく。そこからAさんは自分の母親を思い出す。母親は横暴な父親の仕打ちに暗く耐えていた。慢性の抑うつ状態の母親の沈んだ表情がいやで，膝に抱かれながら，なんとかして母親の顔を元気にしようとしていじっていた記憶を思い出す。兄に顔をひっかかれると，わっと泣きたいけれど，父親にたたかれて我慢している母親のことが浮かび，自分も我慢してみるけれど，淋しいやら，助けてくれない母親を恨めしく思うやら，もやもやした何ともいえない感情だったということを，ありありと語れるようになる。

　このようにしてAさんは，幼児期の父母や兄との記憶，現在の自分の原始的な不安や怒りと顔をいじることの三つが複雑に絡んでいることを実感していく。それにつれて，赤ん坊のしぐさに過剰に反応することが消える。わが子との非言語的コミュニケーションの中で，実は乳幼児期からいまだに自分をつき動かしている，さまざまな思い出と情緒にふけっていたのだということがわか

り，安心する。すると赤ん坊のしぐさも気にならず，ゆったり受けとめられるようになり，赤ん坊もリラックスする。もはや過去の誰かのイメージに邪魔されずに，わが子のありのままを自然に理解できるようになる。

　このような母－乳幼児の関係には，実際には家族関係全体の直接，間接的な影響が加わるので，二重唱というよりは，オーケストラの音楽に似た世界かもしれない。両親や祖父母は，自分がかつて幼児期に経験した家族関係のパターンやイメージを知らぬ間に赤ん坊に向ける。このために乳幼児は，家族からのさまざまな感情を浴びながら，ある情緒的方向づけをもった世界の中で成長し，それがその子自身の自己イメージや同一性の形成の土台となっていく。

　この情緒の投影は幻想的相互作用（fantasmatic interaction）とレボヴィシらが呼ぶもので，強力な世代間伝達（trans-generational transmission）作用をもつ。幼児期に虐待された経験を持つ親が，意識ではそうすまいと誓いながら，思わず虐待を繰り返す傾向があることや，親との分離喪失体験をしたその人自身がわが子と同じことを繰り返す傾向が高いことなどがすでに詳しく研究されている。

　さらにその一方で家族をとりまく社会の変動が，横から家族をゆさぶる。伝統的な育児習慣にかわり，新しい都市化，工業化の中で，たとえば少子化，母親の就業，家庭の近隣社会からの孤立現象などの社会問題は個々の母子にさまざまな程度のストレスを与える。それが母親や乳幼児の許容限度を越え，症状や問題となってあらわれる時，育児相談や家族サポートなどの援助の方法のひとつとして，乳幼児と母親に直接働きかけるこの親－乳幼児精神療法がある。この治療アプローチではまず「この赤ちゃんとお母さんは葛藤状態にある。それは緊急な対応を要する危険なものか？　赤ちゃんは何を訴えているのか？　お母さんの反応は何を示し，何に由来するのか？　どうやってこのお母さんを理解し，サポートしていくのが，お母さんに本来備わった自然の育児行動を損なわず，よい面を引き出すのによいか？」といった問いから始まる。

II　赤ちゃんに助けられた治療

　親－乳幼児治療は，母親と赤ちゃんを一緒に baby in the room 治療する。

赤ちゃんの存在が治療的変化の触媒と動因になる。母子の相互作用に父母の幼児期体験が反映し，親の過去の未解決の葛藤が，乳幼児の症状の意味を考えるうちにうかびあがってくる。親自身が自分の心の奥の苦しみに気づき，自分と子どもの情緒的コミュニケーションの意味をふり返ることができるようになると，世代間伝達を防いだり，緩和することができる。

乳幼児の発達は流動的で，乳幼児をもつ母親は感受性が豊かにされているので，両者は的確なサポートによく反応し，症状や問題は短期間に解決しやすい。ここでは社会のいう「よい育児」の物差しで母親の行動をはかる代わりに，母子がどのような心の世界に生きているかを理解する。そのことが母親と乳幼児の関係に内在する発達力とリスクを的確にとらえる鍵になる。本法は母子を切り離さず，母親を責めず，母親の母性的能力を最大限に生かすことをめざす点で，母親が育児の問題を背負いこんで自信を失いやすい日本の社会的風土にあった援助の方法であると考える。

乳幼児が強固な治療動機をもたらし，母親と治療者を結ぶ

乳幼児期にみずから情緒的剥奪を体験し，そのために育児に自信のない母親でも，だからこそ一層わが子を幸せにしたいと心の中で願い，前向きに治療を求めている。たとえば，前述の母親は出無精で人嫌いなのに，自分から保健所を訪れ，その紹介で治療者のところにきている。(まあ，元気そうな赤ちゃんね)と初対面で治療者が語りかけると，普段は容易にうちとけないはずの母親が思わず満面笑みになる。乳幼児により母親と治療者がすぐに結ばれる。

たとえば乳幼児を抱える母親は，乳幼児の存在により母性の発達を促されるとともに，過去の乳幼児期の心理状態の記憶を蘇らせる。この相反する刺激のため，母親が現在周囲からのサポートがない時，育児は想像を越えた辛いものになる。不幸な乳幼児期を持つ親は，泣き声などにより過去の悪夢に悩まされ，乳幼児に過去の葛藤的関係を重複させる。この現象を赤ちゃん部屋のおばけ (ghosts in the nursery) とフライバーグは呼んだ。

親－乳幼児治療は，母親を最大限にサポートしながら，現在の生活に混入してくる無意識の過去の葛藤や悪夢を理解することに焦点をあてる。乳幼児によって母親の心に誘発される葛藤を解放することにより，乳児との健全な母子関係の確立を助けようとする。

乳幼児が母親の情緒，特に無意識の乳幼児体験の情緒を刺激するため，面接室で母子関係における母親の葛藤や乳幼児への投影を直接観察できる。たとえば前述の母親Ａ子さんは過食症と肥満があり，傷つきやすい境界パーソナリティ構造の持ち主である。一対一の面接ではまず相手にみせない感情が，赤ちゃんがいるおかげであらわになる。一方で赤ちゃんは母親にとり過去の果たせぬ願望の成就，肥満だから無理とあきらめていた結婚に恵まれ，苦労して生んだ大切な金の卵のはずである。なのに叱らずにはいられないのはなぜであろう？「ひどく世話のやける子で，わざと私を困らせるから」と，母親は赤ちゃんについて語るが，本音は育児への自信のなさと心細さのようだ。「この子が私のようになったらどうしよう」ともいう。その瞬間，母親にとって赤ちゃんは自分の分身，しかも自分の否定的自己像を投影する対象であることがわかる。

　たとえば，本章冒頭の「この子わざと寝ないんです」といった母親はすぐに涙にくれた。「この子このごろ周りと私を見比べるようになってきました。私をばかにするようになるんじゃないかしら」赤ちゃんはあくまでもあどけない目で母親を見ているのに，母親は他人を見るような緊張した目で赤ちゃんを見つめる。これはなぜであろう？　そうやって目の前のわが子ではなく心に浮かぶ誰かの否定的なイメージや記憶と向きあっている。（何でそんなに心配になるのでしょうね？　今までの辛いことでも浮かぶのかしら？）すると母親は肥満の自分をいつもけなした実母のことや，生意気で憎らしい妹の話を始める。この子の健やかな発達をみていると昔３歳年下の妹が，可愛く賢い子でどんどん自分を追い抜き，母親の愛情を奪っていったことを思い出す。その心の傷が自己不安と対人不安のもとである。そのことに母親は徐々に気づいていく。「そういえば夫が赤ん坊を可愛がると，私は不安で不機嫌になります」このように，赤ん坊に妹や実母との昔の関係が投影されている。乳幼児の症状と母親の葛藤のつながりが理解されてくると，母親は乳幼児を葛藤の投影対象に用いる必要がなくなり，乳幼児の発達力はめざましく回復する。

　実際の治療は，原則として家庭訪問ないし親と乳幼児同席の場で，乳幼児と母親の作り出す対象関係の世界を，目の前の母子相互作用を通じて観察しながら理解する。相談の場で生じる母親，乳幼児，治療者三者の相互作用には，母親自身の対象関係の特徴や母親にとっての赤ん坊のイメージが反映されるの

で，治療者は関与する参加者（participant observer）として，乳幼児の症状の意味を探っていく。乳児のプレイと母親とのやりとりを目の前で観察しながら，母親が実感をもって自分の不安のありかに気づいていくよう援助する。この〈感情をともなう理解〉が解決への鍵となる。乳児に触発され，母親が自己の葛藤を味わいなおしながら語ることができると，母親の乳幼児への否定的な情緒の投影が激減し，自然な母子関係が回復し，症状は数回の援助で解決する。フライバーグは「まるで神様が味方についているように」乳幼児がすみやかに回復するという。母子を切り離さず，母親の母性的能力を最大限に信頼し生かすアプローチであり，わが子の問題を通して，母親自身の自己理解と成長を深めるよう導く。

　治療者は親－乳幼児間の葛藤を理解し包み（holding），乳幼児の敏感な感性，発達力，親に内在する本能的な直観的育児力（intuitive parenting：パプセク Papousek, M.）を一貫して支える。母親を責める風潮のために，母親が不要な自責の念に苦しむことの多い日本の社会には必要なアプローチと思われる。母子の健全な発達力を守るため，可能な限り父親の参加を招き，現在家族状況だけでなく，父母自身の幼児期体験をふり返るようにも援助する。乳児の将来の発達を阻害する世代間伝達を防ぐという意味で，過去，現在，未来を視野においたアプローチである。

III　親－乳幼児治療の種類

　親－乳幼児治療には，次の三つの方法がある。①急性，一過性の育児危機にたいする危機介入（crisis intervention），②発達ガイダンス・支持療法（developmental guidance supportive therapy），③母親の心的表象に対する親－乳幼児精神療法（representation-oriented mother-infant psychotherapy）。実際には，症例によりいずれかひとつを用いたり，治療の展開に沿って上記の二通り以上を組み合わせたり，個々の症例の特徴とニードに応じて柔軟に選択する。

a．危機的介入

症例1　2歳，女児

　2歳のBちゃんは3日前から急にふさぎこみ食欲がない。もともと発達の早い敏感でやんちゃな女児である。3日前に赤ちゃんのときからかわいがっていた猫が突然死んだ。たまたま外国で母親の従兄が局地の紛争にまきこまれたニュースが同じ頃に家族に伝わった。母親はふと育児の合間に沈みこむ。家族中一番ちびのBちゃんは近ごろ言葉と自己主張が発達し，猫にいばりちらしていた矢先である。

　心配した母親がBちゃんをつれてすぐに相談に来た。最初Bちゃんは玩具で自由に遊べない。壁の方を向きこちこちになっている。治療者のヒントで母親は従兄の安否を心配している自分と，遊び友達の猫が死んで落ちこんでいるBちゃんとの類似に気づいていく。たまたま偶然に猫が死んだ時，母親はいやな予感にかられ，Bちゃんをきつく叱った。母親は昔，きかん気の自分がよく年上の従兄に腹をたて「死ねばいい」と心の中で言ったことを思い出す。従兄は思えばなつかしい遊び友達で「ずいぶんひどいことを言ったものです」と今になり悔やまれる。猫が死んだ時，敏感なBちゃんは，母親の後悔と非難のトーンを感じ，やんちゃな自分が猫の死を招き，母親まで傷つけたのだと心配したかもしれない。（お母さんは，今危険な目にあっている従兄を助けられないご自分を責めているのね。同じようにBちゃんも猫の死を防げなかった自分を責め，心配しているかしら）と治療者は介入する。すると後向きのままBちゃんがピクリとする。母親はそれを見逃さず，「まあ，そうじゃないのよ。Bちゃんのせいじゃないのよ」と抱きしめる。Bちゃんはみるみるうちにほっとして，泣きじゃくり，母親も初めて，思わず涙をもらしながら「悲しいけれど私たちのせいじゃないのよ」と自分とBちゃんに言い聞かせるようにくり返す。その日から後，Bちゃんはいつものやんちゃな子にもどっている。

　これは偶然起きた猫の死と母親の従兄への心配が重なり，母親の過去と現在の不安が黒雲のように家族をおおい，乳児に深刻で危機的な自己不信を引き起こしている。治療者により母親が自分の気持ちを理解できると，わが子の不安についての理解と共感が生まれ，乳児は母親との安心できる関係をとりもどし

ほっとしている。

b．発達ガイダンス・支持的治療

症例2　かみつき男児，1歳半

「うちの子がよその子を噛むんです。異常に攻撃的なので不安なんです」1歳半の男児の相談依頼の電話があった。子どもの攻撃性への強い不安と父親が相談にくることへの母親の躊躇が印象的であった。日時をやりくりし親子3人で来所してもらった。

第1回目の相談：父母はソファーの両端に遠く離れて座り，Cちゃんは子ども用テーブルでゾウ，ライオンと遊びはじめる。ちらりちらりと不安な緊張した目で治療者をうかがう。母親は夫を無視して話し始めた。「私たちは共働きで，結婚後1年目にこの子が生まれました。生後3カ月めに，お手伝いさんに預けてパートで職場にもどりましたが，その頃から乱暴になりました。3カ月前に，私の友人の子が同じ人に預かってもらい始めると，その子を噛みだしたんです」Cちゃんはその時玩具の電話を見つけ，喜び勇んで母親に見せにくる。うれしくて受話器を電話にバンバン打ちつけると，母親はビクッと反射的に身をひく。するとCちゃんはピタっとやめ，無表情でその場を離れる。電話に象徴されるように，この子は母親とのコミュニケーションを求めているが母親は無意識に拒絶している。しかし，母親は話に夢中でそんな自分に気づかない。なぜ母親はこの子の子どもらしい活発な動きを反射的に恐れているのだろう？

Cちゃんは今度は積み木をもって母親に近づく。「生まれつき異常な性質なのかしら？」と母親は心配げにたずねる。（あなた自身はどんな子どもだったの？）ときくと，母親は記憶をたぐりよせるようにわが子を抱きとめ膝にのせながら語る。「私は4歳の時に両親が離婚して淋しい幼児期でした。2歳の頃，寝れなくて両親のふとんにもぐりこんだことがあったかしら」それ以上は語れず，その記憶をいとおしむようにCちゃんを抱きしめる。（親子が離れ離れになった辛い思い出があり，お子さんをおいて仕事にでるのは抵抗があったでしょう）「ええ，今でも罪の意識があります」そこに初めて父親が口をはさむ。「職場の上司がひどい人で，妊娠したら嫌がらせを言い続けました。2年休んで育児に専念したかったのに，それでは職場復帰はダメと脅され，泣く泣く仕事に

でたのです」(大変でしたね。泣く泣く親子が別れた昔のことまで思い出したでしょう。でも今回は離婚でなく，ご主人の理解の上での職場復帰ですね。どれくらいご主人に思ったことが言えるの？)「この人も忙しい上，共働きで負担をかけているから」(遠慮しているのね。その分あなたが淋しい思いをするのではないかしら)「自分を責めたり，女にばかり負担がくると恨んだりします」(思ったことを言えないのはご両親の喧嘩を思い出すからかしら)「そう，喧嘩が昂じて離婚になるのが不安です」(Cちゃんが大きくなるにつれて，子どもの頃の辛い思い出がよみがえっているようね。Cちゃんの泣き声や怒りが，あなたの怒りや不安をかきたてるのかもしれない。Cちゃんが年下の子を嚙むのはお手伝いさんをとられることへの自然な嫉妬でしょうね。まだ言葉で言えなくて，嚙むのでしょう。その気持ちはわかってやり，嚙むのははっきり止めたら)「でもこの子の気持ちが傷つかないかしら」(子どもを傷つけるのが心配なのね。でも嚙むのはやめようね。怒っていいよ。嚙みたい気持ちも怒りたい気持ちもいいから，気が済むまで泣きなさい。お母さんはそんなことであなたを嫌ったりはしないわよ，と言ってあげたら)治療者のこの言葉はお母さん自身の怒りたい，泣きたい気持ちの解放につながったようで，母親はほっとした表情になる。そこで，両親の離婚の思い出が現在の結婚生活に侵入し，母親が不安になりやすいことを父親ともよく話しあう。また，乳児期は共働きの両親のストレスの絶頂期で，いらいらと口論はつきもの，無理していい親になろうとせず，気持ちを出しあうようにと助言する。

　この例では，わが子の発達が幼児期の辛い理不尽な思い出を呼び覚まし，母親が現在と過去の理不尽な状況への怒りや不安に圧倒されている。男の子の攻撃的な活発さに過敏になっているのは，母親の幼児期に自分を捨てて離婚した実父への葛藤がいまだに強いからかもしれない。男性不信がわが子と夫の両方に向けられているともいえる。父親の役割を尊重し強化するため，父母でよく話しあう方向の発達ガイダンスで終わっている。

　親－乳幼児治療は，すでに1988年以来，筆者が日本にさまざまな形で紹介している。ハワイの環太平洋乳幼児精神医学会の症例研究発表でクラメールの指導を受けて以来，筆者は横浜市立市民病院で経験を積み，その後英国タヴィストック・クリニックで研鑽を重ね，英国各地で日本の症例と英国のそれとを

比較検討する機会に恵まれた。さらに1992年にシカゴの第5回世界乳幼児精神医学会で，諸外国の親-乳幼児精神療法の専門家と今後お互いに連携し臨床知見を交流しあっていく関係も生まれた。

Ⅳ 治療における triangulation

"一人の赤ちゃんというものはいない。赤ちゃんはいつも誰かの，つまりお母さんの一部である"とウィニコットは述べている。この乳幼児と母親が一対で存在する場に治療者が関与する〈乳幼児-母親-相談者〉の三者関係の状況には，同時に二者関係と一者関係のレベルが内包される。治療はその三重の関係レベルの流動力を応用する。つまりこの関係の中にはまず〈母・乳幼児〉-〈相談者〉関係がある。また相談者が乳幼児に同一化しながら母親にも同一化するので〈母親〉-〈乳幼児・相談者〉と〈母親・相談者〉-〈乳幼児〉関係もある。相談者は母親の気持ちになったり，乳幼児の身になったりしながら，母子の間を行きつ戻りつし，そのコミュニケーションのずれの意味をもさまざまな角度から把握していく。その過程で相談者-母親，相談者-乳幼児の情動調律をたかめながら，最終的には母子の情動調律がうまくしっくりいくように導いていく。

この相談における関係は三者，二者，一者関係のいずれでもないが同時にすべてでもあるといえる。つまりウィニコットのいう transitional area の世界である。「移行領域とは，母親としっくり一体であったことの記憶ですか」と英国のパデルは若い頃ウィニコットに問うと「ああそうかもしれない」との答えを得たと語っている（私信）が，これは治療における移行領域の意義を考える上で示唆にとんでいる。

母親が治療同盟を結ぶ時，そこにはおのずと親転移が生じる。治療者は依存対象であると同時に権威者であり，母親転移と父親転移の両方が生じる。母親の心配，窮状を共感的に理解しようとする治療者の姿勢は母親に伝わり，母親には hold されることへの希望と信頼が湧いてくる。すると悪循環に陥っていた母親のネガティブな対象表象の世界に，明るいイメージが創り出（create）される。母親はむろん相談者が自分とは一体ではないことをよく知っているが，一体のような幻想，錯覚（illusion）が湧きほっとする。この錯覚の世界で母

親は自分がかつて母親にしっかり一体になってもらったことを思い出し，母親のポジティブな対象表象を賦活させる。自分の気持ちや言葉が，ひとりの時には空転し不安を生み出すものでしかなかったのに，心をこめて聞いてくれる治療者の存在により，意味あるものになるのを感じる。ちょうど独りぼっちではしぼんでいた子が，母親が戻ってきたので生き生きとよみがえるかのようである。母親との一体感の錯覚は，とりもなおさず母親との一体感の記憶にもとづいている。

　この間治療者のもう一方の部分は乳幼児を観察している。治療者は赤ん坊にも同一化している。赤ん坊はちらりと，時に10分の1秒の速さで，治療者の瞳を見る瞬間，そこで予期せずウィニコットのいう二つのものを見る。治療者の瞳とまぎれもなく自分に関心を向けている治療者の姿勢とを。母親の瞳とは違う手応えを感じて赤ん坊はまた治療者の瞳を見ると，またこの二つに出会う。意外な感慨にすいよせられて，赤ん坊はくりかえし見つめる，このプロセスの中で，赤ん坊の移行領域が息を吹き返していく。赤ん坊は，自分の眼差しの出会う相手について，さまざまな豊かな想像を抱き始める。この人の目に出会うとほっとする，まるでお母さんとしっくり一体である時のような安心。どんな人だろう。赤ん坊のほうから対象イメージを治療者にたいして抱き始める。そこで治療者との非言語的なダイアローグが始まる。赤ん坊は対象を見失い，迷い途方にくれていた状態から抜けだせる希望が湧いてくる。治療者はそれを理解し，母親に伝える。

　ともに相手を見失い，相手が見えなくなっている母親と赤ん坊の二人の痛みを治療者自身がまず心の奥で感じる。治療者の中で，母親の痛みと赤ん坊の痛みが出会い，はぐれた母子がまずつながりあう。これがひとつの鍵となる治癒機転である。

　これを triangulation と呼ぶ。治療者を媒介にして乳幼児と母親がつながるという三角化の流れである。乳幼児の世界で強力に働く間主観的なコミュニケーションにより，治療者の心の中で起きることが母子に伝達される。対象を見失い，見捨てられた不安の中にいる乳幼児と母親に，治療者が親対象となって hold する。治療者自身が，母親，乳幼児自身の移行領域をとりもどさせるような対象となる。いわばママの膝から放り出された二人の赤ん坊の膝になっ

てやるとふたりは膝を思い出しホッとして安定してゆく。

このような乳幼児－母親ペアの持ち込む構造に特徴づけられた立体的で多次元的な治療構造にはさらに次のような特徴がある。

V　母親－乳幼児関係の構造

まず，乳幼児は心理生理学的に旺盛な発達力，組織化や構造化の勢いを持ち，身近な養育者のたゆまぬケアを必要としながら，若い両親の世界全体をゆさぶる。両親は一方で父親母親の役割を引き受け，青年期的自己に別れをつげながら成熟を遂げていくが，他方では乳幼児の存在によって，無意識の彼方に忘れ去っていたはずの，自分の乳幼児期の体験記憶を甦らされる。こうして乳幼児とつながる父母の世界は，進展と退行の両極にむけて刺激されつつ，人格構造の再編成と新たな組織化が生じやすい構造を持つ。特に，母親は乳幼児により一人の女性から母親へと変貌させられる。心理的世界の構造は「乳幼児と身一つ」という身体的，心理的，社会的制約の中で時間的，空間的次元でも刺激される。

〈時間軸〉：時間的次元において乳幼児の存在は，タイムマシンのように乳幼児にかかわる者に働きかけ，瞬時にして未来と過去の時間軸を往来させる。たとえば，今わが子を抱いている母親は，そうしながら〈未来〉という時間的世界を抱いている。その子の未来，自分の未来，そして親や祖先から受け継いできた命を次の世代に伝達するという人類の未来である。

どんな子に育つだろうか？　どんな子に育てたいのか？という未来への願望や不安や期待は，目の前の実際的な世話のあり方を規定する。将来健康な体にしたいから，今ふんだんに日光浴をする，あるいは抱き癖をつけたらわがままな子になるから今抱かない，など。

この育児の時間的，空間的構造化の動機には，自分の叶わなかった未来を手に入れようという親の願望が働いている。過去が不幸であればあるほど，捲土重来の夢を親は乳児に託しやすい。

この未来に向かう発想は過去に規定される。意識できる経験だけでなく，無意識の父母の乳幼児期体験が未来をつくるとも考えられる。しかし乳幼児期の

情緒に未解決の葛藤がある場合は，自分の意志に反して心の防衛は緩められ，思わず葛藤がとびだしてくる。「可愛いはずなのに，この子といるとなぜか不意にむしゃくしゃして当たりたくなる」と前述の母は何回か口にする。

VI 治療構造論的視点とその多層性

　実際の治療場面では，症状を生み出した要因と症状発生により二次的に生じた要因とが複雑に絡み合う。そしてそれらの要因がもろに治療者と治療の場を巻きこみ，一層複雑な母親－乳児－治療者関係という複合構造を作り出す。好むと好まざるとにかかわらず，それ自体が多様な立体的構造を内在する親－乳幼児治療では，治療の展開は治療者の用意する治療構造と母親－乳幼児ペアの持ち込む心的世界の構造との複雑微妙に交錯しあうダイアローグとなる。

　治療構造論的視点は，このようなダイナミックな母親－乳幼児治療において，その意義を最もよく発揮する。母親－乳幼児の世界に何が起きているのか，症状は何を物語るか，という核心に切り込むための有効な実践的道具となるからである。

　そこで幾層もの構造を包み込む場としての治療構造の認識があると，治療室の治療関係には，かつての母親自身の乳幼児期，現在の夫婦関係，そして母の心の中の社会の規範などが鮮やかに映し出される。治療はあたかもサイコドラマのように，母親の意識と無意識に刻まれたシナリオに沿って繰り広げられる。治療者は乳幼児の症状という形で，治療の場に持ち込まれる問題を，まず理解しつつ，次に母親に分かりやすく納得いく形でほぐしながら母親の自己理解，自己洞察につなげていく。

　そして，常に全体の治療構造には，たとえば児童精神科医が母子と会う治療室のほかに，小児科医が乳児の診察をしたり，保健師が家庭訪問をしたり，親戚やおじいちゃん，おばあちゃんが口をだすといった複数のより小さい治療構造が含まれる。このミクロの治療構造同士の相互作用が，全体の治療構造に及ぼす影響をうまく調節して治療効果をあげる，という操作も治療技法のひとつとなる。

スクリーンと舞台と客席

　親－乳幼児治療は，現実の乳幼児と母親間の相互作用を観察しながらその背後にある母親の幻想的世界での乳幼児との関係を扱う。治療の流れには現実の世界と心の中の世界（＝幻想的世界）の二つの世界が映しだされる。その場合，個人精神療法と異なる点は，母の幻想界の対象関係が，治療者の目の前で母子間の無意識の行動としていきいきとリアルに行動化されることである。

　それは東京ドームのように，自分たちが大写しになっている映画のスクリーンを背にしながら舞台の上で演じるようなものである。スクリーンの中には母親の幻想的世界が展開する。そこには母親と乳幼児だけでなく両者の投影対象となった治療者も登場する。そしてはじめは治療者しかスクリーンの映像に気がつかない。治療は母親にもスクリーンの映像に気づかせ，そのストーリーを見て自己の内面をより深く理解できるよう手助けすることにある。

　スクリーンを背にした舞台には治療者と母子がいる。治療者は母親の現実的観察自我と同盟を結びながら，実際の母親－乳幼児の相互交流を追いつつ，スクリーンのシナリオにも集中する。またスクリーンと舞台とを照らしあわせながら目の前の母親とかかわり，母親の幻想的世界がよりはっきりとスクリーンに映しだされるように導いていく。その際，まず治療者自身がスクリーンの映像がわからなければ，混乱している母親にもわかりやすい映像にはならない。

　そうやって二重の世界とかかわりながら，治療者のもう一部分は舞台からはなれた観客席にいる。舞台上の二重の世界をじっと見つめながら，治療者は治療の流れを刻々と吟味し，舞台を監督していく。今スポットライトを舞台のどこにあてるべきか，次にスクリーンのどの箇所にフォーカスをあてるべきか，そして舞台の治療者は，今母親にスクリーンの流れを解説すべきか，もうすこし黙って見させて先にいって解釈すべきか。

　母親の幻想的世界の相互作用，治療者－乳児－母親の相互作用，治療者の内部の二つの世界との相互作用。スクリーン，舞台，舞台の外。このように治療の中には三重の構造がある。この三重構造の舞台監督の役割を助けるために，ビデオ撮影とスーパーヴィジョンは有力で不可欠な手段になる。そのビデオさえも時として舞台やスクリーンの中に入って，母子の投影や関心の対象となることもある。

Ⅶ　親-乳幼児治療における構造転移

　乳幼児はミクロ的な相互作用に敏感に反応し，活発に組織化を起こす力を持つ。わが子により昔の体験が賦活される母親にも人格構造の再組織化が起きやすい。この母子双方の潜在的組織化力のため，治療者の介入は短期間で有効に作用する。治療者と〈母親-乳児〉の対構造との間に生じる，ミクロ的な相互作用の観察と理解，とりわけ構造転移の理解が，治癒への効果的な機転を生み出す。

　すなわち，母親-乳幼児治療では，個人治療のような治療者への転移と，治療構造全体に対する構造転移の両方が同時に生じる。特に後者の構造転移については次の2種類の構造転移の認識が役に立つ。

a．アウトサイド・イン構造転移：あらかじめ作られた構造転移

　母親が初めて治療に来る時，そこにはある特殊な〈あらかじめ作られた転移〉pre-formed transference が生じる。これは，患者が実際に治療者に会う以前に，治療に抱く主観的なイメージや感情の複合体であるが，これを治療構造全体にむけたものが〈あらかじめ作られた構造転移〉である。ちょうど，飛行機のパイロットが飛行場に着陸する時に，遠方の空から飛行場を眺める，アウトサイド・イン（outside in）の状況に似ているため，筆者はこれをアウトサイド・イン構造転移と呼びたい。

　アウトサイド・イン構造転移は，わが子の悩みを身内に相談する代わりに，病院，保健所など専門治療機関に相談せねばならぬ状況で起きる構造転移である。初診時に母親のほとんどは，まだ見ぬ治療への期待と恥をさらす不安のため緊張する。特にわが国の社会通念は育児を母親の責任とする風潮にある。そのためわが子の問題を人に相談すること自体，母親にとり自分が社会的非難にさらされ，罪悪感と自己愛の傷つきを受けることにつながる。この構造転移には，母親の乳幼児体験，生活史，現在の夫婦関係，過去の治療経験のみならず，社会文化的脈絡まで投影される。治療の始まりに生じるこの構造転移は治療の流れに見逃せぬ微妙な影響を与える。

たとえば治療室に入る時の母親の緊張はすぐに乳幼児に伝わり，乳幼児は母親をちらりと見たり，避けるような行動を示したり，あるいは不安げに母親にしがみつく。それをみて治療者が，なんて暗く冷たい母親，そして可哀想な赤ちゃんか，と勘違いすることが，初回診察時によく起こることである。これは必ずしも，母と乳幼児の普段の関係を示しているわけではない。初めての治療に対する母親の緊張に対する乳幼児の一過性の反応であることは，以下のように治療者の介入ですみやかに変化するのでわかる。

　症例3　1歳5カ月，自閉症
　生後1歳5カ月のDちゃんは自閉症と保健所の医師に診断され，小児科医の紹介で児童精神科にきた。母親は無表情に緊張し乳児の顔を見ない。乳児も母親から顔をそむけたままでいる。この光景だけ見るとまるで乳児が自閉症にも見えるし，母親が問題にも見える。しかしこれは初めて児童精神科医を訪れるにあたっての〈あらかじめ作られた構造転移〉であった。

　診察の結果母子それぞれの障害はなく，二人のやりとりがずれていることが問題であり，それは母子関係の指導で改善した。もともと人への関心の奥手なたちの乳児であったのが，保健所健診で自閉症といわれて母親が落ち込み，母親が安心してわが子にかかわれなくなったため母子の相互関係が歪んだのである。保健所医師の宣告は唐突で，母親は「まさか」と思いながら鵜呑みにしてしまった。それは幼い時厳格な父親に叱られたこわさと似ていたからである。近くの小児科医に励まされて専門家に相談する気になったものの，自分の育て方のまずさを叱られると思い緊張してしまったという。

　母親は自分の気持ちを受けとめてもらい安堵し，乳児はすぐに母親の変化を感じて，みるみるうちに母親にすりよっていった。

　症例4　聾唖
　聾唖の幼児Eちゃんが高度難聴，言語障害と人への無関心のために来所した。父母は自閉的傾向もあるのではないかと悩み，暗い目をしてうなだれている。幼児は壁の方を向き，ふり向きもせずおもちゃの自動車をいじり，治療者や看護師にまったく無関心である。

　両親はこれまでにあちこちの療育機関で冷たくあしらわれてきたため，ここでもそうされるに違いないと恐れている様子であった。そこでまず父母の悩み

や思いに耳を傾け，これまでの苦労をねぎらった。両親はしだいに心を開き表情や声が明るくなった。Eちゃんは両親に背を向けながら，この変化を感じているようだった。ちょうどその時母親が，この子は触られるのをいやがるんです。人が嫌いか無関心なんです」と言い，父親もうなずいた。治療者はそこで（そう，いきなり触られるといやなら，体の遠い部分からそっと触ったらどうかしら）と言いながら，Eちゃんの足の裏をそっと触ってみた。するとEちゃんはくるりと振り返り治療者に向かってにこっと笑った。それを見て両親の顔が輝いた。治療者が（あらうれしいのね。かまってほしいけど，どうやったらいいかわからないだけなのかもしれない）と言うと，母親は「そうかもしれない。ああそうなんだわ！」とはずんだ声で答えた。するとEちゃんはその明るさにつりこまれ，両親にもにっこり笑ってみせたのである。診察室から去る時両親は見違えるように明るく，子どもは嬉しげに小躍りしていた。

　否定的に見えた親子の相互交流は，あちこちの治療機関で無視されてきた両親の〈あらかじめ作られた転移〉の反映であった。治療者の構造転移の理解が，両親の葛藤をほぐし，その変化がその場で幼児に伝わり，幼児が治療者の働きかけに素直に応じたのである。

b．インサイド・アウト構造転移

　アウトサイド・イン構造転移に対し，治療室の中から外の世界を描いて抱く感情の複合体がある。飛行場から飛行機が離陸する時，パイロットが空に心を向ける時のインサイド・アウト（inside out）の状況に似ているのでインサイド・アウト構造転移と呼びたい。

症例5

　乳幼児期に長期間乳児院に預けられ，実母との記憶といえば乳児院での面会時間だけ，という生育歴のある母親がいた。赤ん坊が生まれ，忘れていたはずのその頃の淋しさが湧いてしまい，昼間母子だけになるとわが子をみると辛く落ちこんでしまう。そうするうちに，敏感なその子，Fちゃんが発達の遅れを呈して1歳半の時に診察にきた。その母親−乳児精神療法中，次のような現象が生じた。

　面接の最中，母親が「先生，主人が病棟に着いたかもしれないのでここに来

るよう連絡してください」と言うので，治療者はほんの2分ほど治療室から出た。その直前母子はくつろぎにこやかであった。が，治療者がいなくなったとたん，二人はがらりと変わってしまった。まず母親がふっと緊張すると，Fちゃんが敏感に察知して思わず手にしていた玩具を母親に投げ，母親はきっとなって身構えた。治療者が戻るととたんにもとの状態に落ち着き，その間のことはビデオの記録を後で見て，初めてわかったのである。

これは母親が治療者に母親転移を向け，治療室に〈幼児期の乳児院〉の構造転移を向けたために生じた現象である。治療者の退室は乳児院に預けられた時や，面会のたびに実母と分離した時の，母親に見捨てられる不安を賦活した。家庭でも母親のように頼っている夫が，朝仕事に出かけるたびにその不安が繰り返され，昼間は不安定な母子関係が展開したと考えられる。治療室から治療者（＝母）が出ていってしまうという変化がインサイド・アウト構造転移を引き起こした。この構造転移を治療者が理解し，母親の分離不安と対象喪失の深さを改めて認識し直すことができた。

Ⅷ 治療構造とミクロ構造操作

治療が軌道にのると，治療室では，現実の治療者との対人関係と母親の幻想的世界の対象関係が重なりあい，たとえば乳幼児がそこにいるという構造のため転移状況が，母子対治療者の二者関係のレベルであったり，母親－乳幼児－治療者の三者関係のレベルであったり微妙に変化する。またそれに応じて母親にとり治療者との関係が安定したり，逆に不安定なものになったりもする。その場合，治療者が的確に治療構造を操作し，転移状況を陽性なものに維持することで母親をholdし治療的な相互作用の連鎖を生みだすことができる。

症例6

乳幼児期に母親と長いこと分離して暮らし，親密な母子関係の体験のない母親が，自分になつかぬという訴えで生後8カ月の次男Gちゃんを連れてきた。この子は治療室で母親に顔をそむけ続け，母親は不安げである。実は長男が乳児期に行動障害を示した時に治療者に相談したので，母親は治療者を深く信頼している。が，もし次男にも問題があるとしたら，いたく傷つくに違いなかっ

た。治療者は普段の母のリラックスした状態がどんなかを知っていたので、その日母親がどんなに不安か、その声のトーンの微妙な緊張・笑顔と笑顔の合間の瞬間によぎる暗さから理解できた。しかしこの緊張は、治療者が乳児を見つめている限りほぐれなかった。

その時、治療者はこの母親の乳幼児期の実母との長期の分離の心細さに思い当たった。ひょっとして今この母親は治療者（＝母）にぴったり寄り添いたいくらい心細いのに、乳児の存在自体がその間に割り込む侵入者となっているのではないか。そう仮定し母親に安心できる二者関係を保証するため、次のような構造操作を行った。

すなわち、（この子は足元の絨毯の上に暫く放っておいて、まずあなたの話を聞きましょう）と治療者は言って、乳児には目もくれずひたすら母親の話に集中した。治療者は母親の気持ちに言語的、非言語的レベルで情動調律しながら、母性的な没頭（maternal preoccupation）を向け続けた。

このように治療者が意図的に編み出した、乳児を除外した〈親－治療者〉構造の中で、母親は治療者により情緒的に抱きとめられ（hold）、愛情を備給され（refuel）、母親の緊張はほぐれ、声がはずみ、安心した様子が蘇っていった。乳児を間に置くとどうしてもこの母親は、治療者の関心が自分ではなく乳児に向いていると感じ、疎外されてしまう。それは乳幼児期、自分の実母が自分よりも仕事を優先し母親から疎外されていた思いから来ているようであった。

母親と治療者の和やかな声がはずむ足元で、ごろごろしていたＧちゃんは、やがてはいはいしながら、治療者の足先まで近寄ってきた。治療者がそっと支えてたっちさせると、母親の笑い声の響きに調子を合わせて、体を上下にはずませ始めた。母親に身をそむけていたＧちゃんが、自分から母親に情動調律を示したのである。

この時、治療構造は〈母親－治療者－乳児〉へと変化したが、母親はもはや先刻の緊張状態には戻らず、明るく長男の育児の話に熱中していた。その時Ｇちゃんが上体を母親の方に傾けると、母親は自然に両腕を出してＧちゃんを抱きあげた。治療構造は〈母親と母親に抱かれた乳児－治療者〉に変化した。やがてＧちゃんは母親をまじまじと見つめママが大好きという感じでその顔をいじり始めた。

以上のエピソードは〈親－乳幼児－治療者〉の生み出す構造転移の細かい理解と構造操作が，母子関係の障害をほぐし，潜在する健康な相互交流を引きだす糸口になったことを示している。

IX　治療構造と世代間伝達

親－乳幼児治療の治療構造のもう一つの特徴は，乳幼児，母親，祖母の三者が同席すると，そこに三世代の世代間伝達の問題が浮き彫りになり，扱いやすい構造が生じることである。

症例7　女児，5カ月

5カ月の女の赤ちゃんを抱いた若い母親が，実母とともにやってくる。祖母，母親，乳児と治療者の前に三つの世代が並ぶ。母親はこの数年過食を示している。赤ん坊が生まれ，夫の仕事が忙しく帰宅が夜遅い中で過食が悪化している。「初回診察で，夫を連れてらっしゃいと言われたけれど，夫には悪くて言い出せない。今日は代わりに母親を連れてきました」という。夫以前に，自分は父親に甘えられなかった，父は「なんだまだ過食しているのか」と今でも自分を叱るから見るのもいや。でも，本当は甘えたい，と語る。

そばから祖母が思わず涙にくれて口をはさむ。「この子の言う通りです。生まれた時から，主人は何も助けてくれず，私は心細い思いの中で育てました。この子の淋しさが今になってわかります」

すると，赤ん坊の母親は言う。「やっと母には頼れるようになったけれど夫には"大丈夫です"と心にもないことを言ってしまう！」

治療者（それはもしかすると，我慢強いお母さんをあなた自身が見て育ってきたからかもしれませんね）

母親「ええ，母はいつも，"大丈夫です"と父に言っていました」

祖母「私自身が無理に我慢していて，それが子どもによくないことがわかりました。私は今からでも主人に言うつもりです」

治療者（ほらお母さんに負けずにあなたも言いなさい）するとそれに答えるかのように，赤ちゃんがごきげんでぎゃあぎゃあ声をはりあげたので，（ほら赤ちゃんは自分の気持ちをだしているわ。あなたもできるでしょう）と介入し

た。母親は赤ちゃんの要求に応じて胸を開き乳首をふくませ，赤ちゃんはこくこくと気持ちよげに乳を飲みだす。それを見ながら祖母は「娘が仮に過食であっても，実に優しい顔をして乳をあげるのを見ると私は救われます。ほんとによくやっています」と言う。すると母親は「自分が母乳を飲めなかったので，それだけはこの子に与えたいと思って」と言う。

（夫にあなたの淋しさを伝えなさい。お二人で励ましあって自分の夫に言う練習をしましょう。自分の淋しさや辛さを声に出して言うことができる限りは，決してしわ寄せを赤ちゃんにしなくてすむのだから）と治療者が伝えると，赤ちゃんが偶然にもにっこり笑った。まるで母親たちを励ますかのようである。

ここには，自分の依存対象に本音が言えずに我慢してきた女性の祖母から母への世代間伝達がある。祖母は赤ちゃんを抱いている娘に過去の自分を，娘は夫の不在に我慢する自分に過去の母の姿を重ねあわせている。母乳でかたぶとりに育っている赤ちゃんの存在が不幸な世代間伝達を断ち切る勇気と希望を与えている。祖母の涙と素直な感情吐露が母親をほっとさせ，自分の泣きたい気持ちを率直に認めることにつながっている。

X 治療者の養成と研修方法

親−乳幼児治療で治療者は言うまでもなく，母子関係の緊張不安を軽減し母子を包む（holding）役割をもつ。母親の語る言葉の内容，抑揚やトーンと乳児の発する声や遊びには幾重もの意味がこめられている。母親の表情，姿勢，体の緊張や乳幼児とのやりとりから，何が問題の主題かをとらえていく。その際，母子にとり治療者がどのような人として感じられているかへの理解が，母子の世界への大事な鍵になる。母子はスターンのいう無様式知覚（amodal perception）を介して，治療者を敏感にとらえている。よく観察すると，そ知らぬ顔をして遊んでいるように見える乳幼児が，実は全身をアンテナにして，母親と治療者のやりとりを観察し，母親が治療者をどのように感じているかをとらえていることがわかる。そしてもう一方では，乳幼児は直接自分の感覚で治療者の声や表情や動きのトーンから治療者の心の奥にある情緒の状態を読んでいる。

治療者はこの乳幼児の心の動きを追いながら，もう一方では乳幼児によって刺激される母親の生の感情をとらえていかねばならない。これは母親が望むと望まぬとにかかわらず母親の中に湧いてくるものである。特に乳幼児の心配事はマイナス体験の記憶を誘発し，悪循環的に悲観的な感情を導きやすい。治療者を信頼できる人として母親が認識するようになればなるほど，母親は素直に自分の感情を吐露し，治療的な働きかけに反応していく。

　このデリケートな母子に接する治療者は，自分の介入がどのような波紋を母子関係に生じるかについての明確な理解，母子により触発される自分自身の心の中の波紋（逆転移）への理解，それの母子への影響の理解について研鑽をつむことが必要であろう。そのためには，たとえば母親－乳幼児－観察者間の情緒の相互作用の観察訓練に焦点をあてた，タヴィストック方式の乳幼児観察（infant observation）や，自分自身の内的世界の力動を詳しく理解していく治療者自身の精神分析あるいは個人精神療法，症例のビデオによる詳しい記録の検討やスーパービジョンによる研修が有効であろう。実際にこの前二者の乳幼児観察と教育分析は英国のタヴィストック・クリニックにおける研修プログラムなどでは，訓練の基本的柱になっている。日本ではこの両者の訓練システムがいずれ作られると思うが，それまでの方法として，ビデオの記録による症例の詳しい検討やスーパービジョンが役に立つであろう。

　精神分析家の訓練の道程と同様，親－乳幼児精神療法の研修は時間がかかる。具体的には，①乳幼児の正常発達と異常発達の臨床経験，②タヴィストック方式やその他の乳幼児観察の研修，③相談者自身の精神分析・精神療法あるいはそれにかわる内省的な自己観察の訓練，④精神分析的力動的発達理論，愛着理論，システム理論，小児科学・小児神経学の勉強，⑤育児クリニック，保健所検診，保育園，障害児早期治療教育などの臨床セッティングの実習についての基礎をまず習得し，実践を積み重ねていく。

　いずれも時間とエネルギーをかけ，十分な指導のもとで一歩ずつ丹念に体得する課題である。乳幼児の発達原理と同じく，乳幼児－母親治療者になるためのインスタントな道はない。特に乳幼児も母親も原始的な情緒に生きる感性豊かな存在であり，母子の信頼を勝ちえ，よき援助者になるには，治療者が母子をしっかり包み（contain）あるいは受けとめる（hold）機能をたゆみなく培

うほかない。それは治療者の努力，特に虚心に根気よく母子から学び続ける姿勢，症例をあくことなく繰り返しふり返り，その時点での介入の意味や是非を，時間をかけ徹底して反省していくこと，世界の仲間とオープンに切磋琢磨しあっていくといった積み重ねの中で，治療者が専門家として，また人間として，成熟していくことであろう。

親-乳幼児治療の繊細さと複雑さへの認識がますます深まるにつれ，世界の臨床家の間では，乳幼児-母親精神療法に必要な研修項目についてのトレーニングを経たもののみ行う専門領域という方向になりつつある。たとえば，世界の主なトレーニング・コースではすでに一般の臨床児童精神医学，小児科学，心理学やソーシャルワーカー，保健師，保育士，ICU・新生児室看護師などの実地経験と，学習レベルを申し込み条件としている。オール・ラウンドな研鑽を時間をかけて行う様子は，たとえばカナダのグループでは，1989年に発達障害児の早期療育施設，ヒンクス・センター（Hinks Centre）の開所とともに，タヴィストック・クリニックと連携して乳幼児観察コースを作った。次の段階として精神分析の本格的訓練を始めている。同様にコールの乳幼児発達研究セミナーの研究者らも，精神分析の訓練を始めている。ロンドンのアッカローネのペアレント・インファント・クリニックの乳幼児精神保健コースは，クラメールの助言により，今後は週3回以上の自分自身の精神療法を研修生に義務づける方向である。

以上を参考に日本の今後を考えると，まず乳幼児と周囲の世界の相互作用を精神力動的にみていく視点を培うことから始めることになるであろう。症例の詳細な観察と記録，そしてスーパービジョン，乳幼児観察などが実際に可能な第一歩であろう。参考までにクラメールとフライバーグの研修プログラムについて触れておく。

クラメールのプログラム

スイスは表象への方向づけを持つ母親-乳幼児治療の大家で，WAIPAD副会長のクラメールのもとに若手の児童精神科医，乳幼児臨床家が集まり，熱気と情熱にあふれ臨床研修が展開している。パリのレボヴィシとの密接な連携のもとに，クラメールは広く親および臨床家向けにすでに2冊の名著をだした。"Profession Bebe"と，ブラゼルトンと共著の"The Earliest Relationship"である。

クラメールは，自らが所長をつとめるジュネーヴ市立乳幼児クリニック Guidance infantile で，フライバーグが創始した母親－乳幼児治療の焦点を，精神分析発達理論の表象の母親－乳幼児伝達の解明にあてている。スターンとの実証的な共同研究は，系統的な表象の伝達作用と治療機序について膨大な研究に発展している。

フライバーグのプログラム

　セルマ・フライバーグとともに，その Parent-Infant Program は 1981 年ミシガンからサンフランシスコに移り，サンフランシスコ市民病院を中心に続けられた。不運にも彼女は 1985 年に脳腫瘍で 60 代の若さでこの世を去ったが，長年フライバーグとともに働いてきたポール（Pawl, J.），パーカスキー（Purkasky, J.），リーベルマン（Lieberman, A.）らが今も Parent-Infant Program を引き継いでいる。

　臨床，研究，教育の三つの柱からなるこのプログラムでは，フライバーグ以来，ハイリスクの多民族系の住民の居住地域への，家庭訪問による親－乳幼児治療が行われている。親自身がボーダーラインで，生育歴に家庭崩壊，複数の対象喪失を体験している複雑なケースが主である。2年間の研修プログラムに，米国全土より研修生が集まってくる中から，すでに乳幼児の臨床経験と資質のあるものが選別される。

　パートタイムのこのコースでは，月火水が研修日で，筆者が見学した火曜日の午前には1年目の研修生用に二つのセミナーが行われていた。ひとつはセリグマン（Seligman, S.）による「転移，逆転移」セミナーで，6名の研修生が患者家族と実際の臨床素材にもとづき，転移，逆転移の定義，意味，機能を明らかにしていく。理論の本質を実感として体得させようとして，熱心に討論するセリグマンが印象的であった。もうひとつはリーベルマンによる，愛着理論のセミナーである。フライバーグが精神分析理論と愛着理論を統合した治療アプローチを編み出したのは周知のとおりであるが，最初，エインズワースとメインのもとで愛着理論の発展をになった研究者であるリーベルマンが，フライバーグの親－乳幼児治療の治癒機転を愛着理論から明らかにしていた。

おわりに

　以上のように治療構造論的認識は，親-乳幼児治療における母子間の問題の理解を深め，乳幼児に投影されその発達を阻害する，母親の幻想的世界の葛藤を，治療室の中で有効に扱う道を開いている。柔軟で多面的な機能を発揮する治療構造論的視点は，母親-乳幼児関係を回復させていく際の治療者の抱える（holding）機能を支える一つの基盤であると思われる。

文　献

1) Cramer, B., Profession Bebe（小此木啓吾監修：赤ちゃんの精神療法．朝日出版，1994.）
2) Cramer, B., Brazelton, B. : The Earliest Relationship. London, Karnac Books, 1991.
3) Cramer, B., Stern, D. : Evaluation of changes in mother-infant brief psychotherapy : a single case study. Infant Mental Health Journal, 9 : 20-45,1988.
4) Daws, D. : Through the Night : Helping Parents and Sleepless Infants. London, Free Association Books,1989.
5) Fraiberg, S. : Clinical Studies in Infant Mental Health : The First Year of Life. London, Tavistock, 1980.
6) Hopkins, J. : Infant-Parent Psychotherapy, unpublished paper presented at London WAIPAD Conference, November, 1990.
7) Lebovici, S. : Fantasmatic interaction and intergenerational transmission. Infant Mental Health Journal, 9, 10-19, 1988.
8) Papousek, J., Papousek. M. : Interactional failures : Their origins and significance in infant psychiatry. In Call, J. et al.（Ed.）Frontiers of Infant Psychiatry. New York : Basic Books, 1980.
9) Stern, D. : The Interpersonal World of Infant : A View from Psychoanalysis and Developmental Psychology. New York, Basic Books, 1985.
10) 渡辺久子：母-乳幼児治療．乳幼児精神医学への招待，別冊発達9，ミネルヴァ書房，1989.
11) 渡辺久子：治療構造論：乳幼児-母親治療．治療構造論．岩崎学術出版社，1990.
12) Winnicott, D.W. : Transitional Objects and Transitional Phenomena. In Collected Papers of Winnicott, New York, Basic Books, 1958.（北山修監訳：児童分析から精神分析へ．ウィニコット臨床論文集Ⅱ，岩崎学術出版社，1990.）

親−乳幼児治療の実際：理論と技法

はじめに

「赤ん坊のメンタルヘルスのプログラムだって？」「そいつはいい。でもそれで一体どうするつもりなんだい？」1972年にセルマ・フライバーグ（Fraiberg, S.）が初めて乳幼児のメンタルヘルス・プログラムを作った時，同僚の医者はこう反応したそうである。もっとあからさまに，「頭の変な女の精神科医が赤ん坊の精神医学的治療なんていいだした。市民の税金をそんなもんに使うなんてけしからん！」という一般市民の反応もあったという。

無理もない。言葉の話せない乳飲み子と精神科の治療とは，普通の感覚ではおよそ結びつきにくいものである。28年前にフライバーグが母親乳幼児治療を始めた当時の米国と同様，今日の日本で同じような反応が起きても不思議はないだろう。特に日本には「7歳までは神の子」ということわざがあり，伝統的に乳幼児を至福に満ちた存在とみなす気風がある。その一方では精神科への根強い偏見がある。そういった中で「乳幼児精神医学」という言葉自体，さまざまな感情的波紋を引き起こしやすいのである。

しかし，乳幼児が人々の願うような神聖な至福の世界にいるのではなく，むしろ発達途上の生身の存在として，外界の影響をもろに受け，私たち以上に苦しむのだ，ということがしだいに理解されるようになってきた。その苦しみは言葉で表されなくとも，行動を観察することにより把握可能であり，苦しみを取り除いてやらないと，心身の発達がゆがめられ，生涯にわたる障害につながりうることが小児科，産科，児童精神科，心理臨床などの研究の蓄積から明らかになっている。

その一方では，乳幼児は言葉が話せなくとも，その存在自体が，身近にいる大人に刺激を与えること，母親や父親の心の奥深く沈む無意識の乳幼児期の情

緒記憶を揺さ振り，安定しているはずの状況に思わぬ波紋を引き起こすことも明らかにされている。つまり乳幼児は自分のつながっている世界から影響されるだけでなく，影響を与え返し，そのため母親と乳幼児の間には，双方とも喜びだけではなく，人知れぬ緊張関係や苦しみの悪循環が生じうるのである。それは未熟児，先天性障害児，死産後に生まれた次子，婚姻外出産，難しい気質を持つ乳児等の場合には特にそのリスクが高くなることが知られている。

このような乳幼児をめぐる人間的苦悩はつい最近まで，気づかれずに長いこと闇に葬られてきた。フライバーグら勇気あるパイオニアが，人知れず苦しむ母子に実践的援助の手を差し伸べてみると，この領域が未発掘の鉱脈のように，心の病理の伝達のメカニズムの解明や予防と治療の可能性をもたらすものであることがわかってきたのである。

このように親－乳幼児治療（mother-infant therapy）は，新しい乳幼児精神医学の研究知見を悪条件の中で発達する乳幼児と母親に直接還元する実践的領域として，乳幼児精神医学のひとつの柱となっている。本章では親－乳幼児治療の実際について具体的に症例をあげて説明したい。

I　親－乳幼児治療の実際

a．妊娠中の母親と胎児

妊娠6カ月の若い女性が過食と嘔吐を訴えて診察にきた。10代の後半からストレスが強くなると食事が喉を通らなくなったり，逆に過食したあと苦しくなって吐いてしまうことがあるという。こんなふうに心身の不安定な自分が結婚して妊娠するはずがないと思いこんでいたところ，よい人に巡り合い妊娠し，まずは有頂天になった。ところがその後から今までにない過食と嘔吐が始まり，そのため胎児の発育までが影響されてきている。

夜夫がいる時はよいのだが，夫が仕事に出かけた昼間，不安と吐き気に襲われる。その時もし夫が赤ん坊のほうを自分より愛したらどうしよう。女の子だったら，憎らしくなっていじめるだろう。男の子だったら夫と子どもは男同士の世界を作って私を疎外するだろうと，悲観的な空想ばかり浮かぶ。子どもが生

まれないような体にしたいという気持ちと、そんなふうに思う自分を罰したい気持ちの両方で一日に何回も吐き続けるのである。

　総合的な話やその他の情報から、この人は淋しい乳幼児体験を持ち、現在も赤ん坊と同じくらい自分が誰かに頼りたい気持ちを心の奥に抱きながら、人前では逆に頑張り過ぎたり、がまんしすぎる性格であることがわかった。特にいつも母親の好む良い子でいないと冷たく拒絶される経験をしている。妊娠による生理的変化が乳幼児期の情緒を賦活した上、母親になっていく不安、夫と自分の関係の中に子どもの割り込んでくる不安などが重なったのである。

　(今一番頼りたい人は？) と問うと「もちろん夫。でも彼はちっともわかってくれない」(淋しいって素直に伝えている？)「言わない。わかってくれてもよさそうなのに」(魔法使いではないから言わないでわかるかしら。あなたの方から表現してみたら)「そんなことしたら馬鹿にされる」(頼りたい相手に構えてしまう方かしら)「そう。母が頼ろうとする時の私をすごく嫌う人だった」。

　そんなやりとりの中でやはり夫には自分の不安を深く理解してほしいと思った彼女は、次に夫を連れてやってきた。そこで治療者が間に入り、彼女の本音の表現を応援し、口先だけではない愛されている実感が欲しいんだと言えるようにしてやると、夫は言葉で答える代わりに毎朝出社前にしっかりと彼女を抱きしめてくれるようになった。抱きとめられると、不思議と不安は消え、お腹の子どもに対する不安がなくなったという。理屈抜きに自分が愛され支えられている感じがして、胎動の度に嬉しい気持ち、もう吐くことはなくなった、とやがて報告にきた。同時に地域の保健所の助産師に家庭訪問を依頼し、夫立会いの分娩を産婦人科に認めてもらい、母親をサポートするネットワークを作った。

　このケースはもし吐き気をただの身体症状と思いその裏にある妊娠、出産によって湧きおこった依存関係をめぐる不安を理解しなければ、新しく生まれてくる子の母子関係には障害のリスクがともなったと考えられる。

　治療は個人カウンセリング、夫婦カウンセリングの形をとりながら、母親がお腹の赤ちゃんをたえず指さしたり、マタニティードレスの上からさすったりし、胎児がれっきとした存在感を帯びていた。夫が母親をしっかり抱きしめたことにより、抱きしめられている自分の内面で発育するわが子のイメージは自

分を脅かさぬものとなったのである。

b．外傷体験への予防的治療

乳児がやむをえずヘルニアなどの外科的手術を受けるために母親から離れ，慣れぬ病院で過ごさねばならぬ時などは乳幼児にとり心の外傷体験になるかもしれぬ出来事である。それは母親の中にも当然病気の不安，入院や手術そのものへの不安を引き起こし，母子にとってはひとつの危機（crisis）となる。そのような時たとえば，コール（Call, J.）は母子に対して次のような予防的な親－乳幼児治療を行う。

症例 1　ジョシュア

ジョシュアは生後 15 カ月の男の子だが，そけいヘルニアの手術のために入院することになり，母親はジョシュアがきっと不安になると心配した。治療者は家族の人形を使って〈ジョシュアが入院します〉という筋書きの劇を遊戯治療の中で次のように演じた。

「バイバイ，ジョシュア，さあお医者さんがあなたをつれていくのよ」とお母さんが言うと，ジョシュちゃんは泣きだす。「ママ，ママ！　いやだよう，ぼくいかないよう！　ママぼくといてよ！　こわいよ！　泣きたいよ！　ママひどいよ！」するとママは言います。「ママはどこにもいかないわよ。ちゃんとここにいるわよ。ジョシュちゃんのお腹がちゃんと治って，お医者さんのお部屋からでてきたら，ママはここにいますよ。こわいのわかりますよ。ジョシュちゃんがこわくて，ママのこと怒ってるからって，ママがどこかにいなくなるかもしれないと心配しているのね。あなたが怒ってもママはあなたをおいてどこかにいったりはしませんよ」など。

この後母親自身が人形を使って，ジョシュアに自分の言葉で同じようなせりふを語る。次には母親はジョシュアに人形を持たせて，母親のせりふにあわせて人形を動かさせる。するとそれほどまだ言葉のないジョシュアなのだが，どうやら人形の動かし方から，〈ジョシュちゃんが病院にいく〉という流れをつかんだようである。手術の後 16 カ月間フォローアップをしたが，ジョシュアは睡眠，食事，機嫌や対人関係で何も障害を示すことはなかった。

これは発語段階以前の乳児の中に潜む，言語の了解能力についてよく研究し

ているコールが，乳児の了解能力を信頼して行った予防的な介入である。母親は治療者の見本を取り入れ，母子分離時の状況を演じ，わが子を分離不安から守れるという安心感を得ている。乳児はその肯定的な脈絡の中でこれから起こる出来事の流れを何とかつかんでいる。

c．育てにくい乳幼児の育児

これには敏感な気質の〈育てにくい子〉（difficult child）から中枢神経系統の発達障害，未熟児などの周産期障害，先天性心疾患などの場合が含まれる。

その際，臨床的援助には，①むずかしさや障害を持つ乳幼児の発達の特徴を母親に理解させ，その子にあう育児の仕方を指導する〈発達ガイダンス〉と，②障害児や育てにくい子を持つことへの母親の情緒的反応への援助，〈悲哀の仕事〉と，③育てにくい子を包み育む機能をもつ家族関係へと家族を変えていくための援助〈家族指導〉の三つが必要となる。

たとえば先天性の障害を持つ子が生まれた時，母親には強い衝撃に引き続き一連の情動反応が生じ，それは望んでいた健康な子どもが得られなかったという対象喪失への悲哀の仕事（mourning work）をともなうことが知られている。そのことが母子の絆の形成に及ぼす影響は大きく，たとえば先天性奇形児に関するクラウスとケンネルの研究がある。

また，障害が中枢神経系統におよび，精神発達遅滞，自閉症などの全般的な発達障害を示し，日々のケアの大変さと，子どもの発達の困難が重なる時，母親の中には慢性的悲嘆（chronic grief）と呼ばれる長期にわたる深い持続性の悲しみが生じる。そのようなケースへの臨床的援助については，わが国ではダウン症児の母子関係に関する丹羽，田中らの研究がある。ここにはカナダの小児科・児童精神科医ミンデ（Minde, K.）が1986年のモントリオールの北米地方大会で発表した重度の発達障害をもって生まれた乳児の母－乳児治療を紹介しよう。

このケースは，母親自身の生い立ちの暗さと乳児の障害の重さが重なり合い心理社会的なリスクも高く，治療的援助の緊急性が高いものである。これは臨床家にとってもっとも治療的力量を問われるケースでもあり，包括的なアプローチによる母子への援助を必要とする。

症例2　カール

　カールは妊娠24週目に前置胎盤のため出血が始まり，くり返し出血をみながら，予定日より8週間早く，未熟児で生まれた。出産時のアプガールは低く，仮死状態で，生後2日目に気胸を起こし，重症の呼吸不全のために約2週間人工呼吸器につながれた。蘇生術は成功し，その時点では脳障害は検出されなかったのだが，やがて手足に軽度の痙性麻痺が現れ，嘔吐をくり返すようになり，何度も入院した。

　家でのカールは非常に育てにくい赤ん坊だった。敏感で絶えず苛立ち，一日中泣き通しである。朝10時から約1時間昼寝ができた日は，なんとか一日がうまく流れるが，昼寝がとれないと，丸一日手のつけられぬ状態が続く。カールの母親はほとほと疲れはて，カールを投げ出しかけていた。カールの母親は下層階級の貧しい27歳の主婦である。カールの他に18カ月年上の男の子がいる。夫はアルコールの依存傾向のある男で，収入は低く不安定で，育児にはほとんど協力しない。カールの母親自身は貧しい家庭の出身で，両親に放任されて育ち，暗い幼児期の思い出しかない，抑うつ傾向のある無口な性格である。小児科の主治医はカールの障害と育てにくさと，母親の育児意欲のなさの両方をみて心配し，ミンデにカール母子を紹介したのである。

　ミンデはまずベテランのボランティア主婦をカールの家に週3回派遣し，家庭での母親の育児を実際的にサポートする。さらに保健師を毎週家庭訪問させ，ミンデ自身が保健師とボランティア主婦のスーパービジョンを行う。そして3〜5週間に一度，ボランティアの援助で母子を病院のミンデの所につれてきて母親－乳児治療を行っている。

　この症例はビデオで発表されたが，治療室の母親は暗く無表情で，目を伏せカールを見ようともしない。一緒についてきた2歳過ぎの兄が，母親に愛着行動を示さず，代わりに治療者の注意をひこうとすることから，この兄も家の中で母親の情緒的なケアを得ることができないでいることがわかる。

　ミンデは絨毯に腹ばいになって，ぎこちない手足の動きで這い這いするカールに働きかけ，カールがガラガラに手を伸ばしたりミンデの動きに注目するのを助け励ます。働きかけがいのないと思っていたわが子の反応をみて，母親は一瞬顔をあげ，目を見張る。闇に一瞬光がさしたようにみえたがすぐにまたも

との表情に沈んでしまう。

　この治療は希望への具体的やりかたを投げかける治療者とそれをかき消す現実の厳しさと母親の抑うつ感情との戦いのようにみえる。焼け石に水のようだが，遅々としながらもカールの発達は進んでいく。治療室でカールが反応できる遊びがみつかると，母親がそれを家でもくり返すようにボランティアが励まし，落ち込む母親を根気よく支える。いわば治療チーム全体がこの親子を丸抱えにして親代わりになってやることで，障害を持つカールの発達ガイダンス，母親の悲哀の仕事と家族機能へのサポートを同時に行っている。

d. 母親の精神障害と乳児

　これには出産後の母親の抑うつ状態，統合失調症や母親自身の精神疾患やパーソナリティ障害，あるいは子どもの乳児期に母親のおかれた深刻な精神状態や家族環境の問題がふくまれる。

症例　母親の抑うつ

　生後6カ月の女児を抱いた母親が不眠と意欲低下を訴えて診察に来た。乳児はくりくりした目で周りを見回し，マーラーの発達期における分化期特有の外界への興味を十分に示している。治療者が母親に話しかけ，母親が答える様子をじっと見ている。

　「毎朝起きるのがおっくうで子どもの世話がいやでたまりません。赤ん坊ってもっと可愛いものかと想像していたのに，ちっともそうではなくて……この子は弱くて熱ばかりだすので，そのたびに生きた心地がしなくて……こんなことなら生まなければよかった……」と母親は無表情に語る。うつむいて治療者とも乳児とも目をあわせない。乳児を抱いてはいるものの，乳児のことはすっかり忘れているかのように，乳児をあやすことも，心地よくゆらしてやることもない。とても可愛い赤ちゃんであるのに，母親にはそうは見えないようだ。その表情や言葉から，母親は抑うつ状態にあるようである。

　話をきくと，お産のために，夫の実家に帰った時，姑に冷たくされ，きついことも言われ，まいってしまったという。なのに，夫は相談してもとりあってくれず，そこから夫への不信感や結婚，出産そのものへの後悔などの心のわだかまりが生まれてしまったとのこと。この母親は，一人の女性から母親になる

という心身ともに敏感で脆弱性の高まる時期，あてにしていた夫と姑の思わぬ態度に，怒り，幻滅などの生な感情が刺激されてしまったのである。

　そんな話をする母親をその乳児はじっと見つめている。その子の手足の動きは止まり，顔の表情はやや緊張し，目は見開かれている。ぽろりと母親の目から涙がこぼれると，その子は息を止めるように一瞬全身の動きを止めて視線を涙のすじに釘付けにしている。

　まだ人みしりがはっきりしないので，看護師が「おいで」と言って抱きとめると嫌がらずに抱かれていく。「バー」とあやしたり，ゆらゆらと快く揺らしてやると，少しずつ楽しさを思い出すように手足をばたつかせ始め，ようやくニターッと笑ってよだれをたらす。赤ちゃんらしい自然な表情が何とか戻ってきたのである。ところがまた母親の腕に抱かれると，じっと母親の沈んだ顔を注目し手足の動きも顔の表清も消えてしまう。明らかにこの子は母親の沈んだ気分を識別し，それに同調しているのである。まるで母親の気分に波長をあわせることにより，自分の内部に母親と同じ情緒の状態を作り出し，母親と一体になろうとしているかのようである。このままでは，この子の心の中に，抑うつ的な母親の顔が人間のイメージの原型として焼きついてしまうだろう。そしてこの子自身の情緒も母親の抑うつ感情に同一化し，無気力で無表情な気分に支配されるだろう。

　そこで母親をできるだけ速やかにこの状態から抜けだささせることが母親だけでなく乳児にも大切と思われ，投薬とともに支持的なカウンセリングを行った。
「ご主人にできるかぎりありのまま今の気持ちを伝えてごらんなさい。それで伝わらない気がするなら，赤ちゃんとだんなさんと一緒に，いつでも私の所へ話しにいらっしゃい。ご主人がきてくれなかったり，きてくれないようなら，まず私がいくらでもお話をききましょう。我慢していると，一番可愛いはずの赤ちゃんが可愛くも，なんとも感じられなくなったり，しまいには，憎く邪魔みたいに感じられてきて，あなたが一人で苦しみますよ」と伝え，夫とのコミュニケーションがつき，赤ちゃんを自分の感情のはけ口にすることが消えるまでフォローしていった。

　「誰かが私を暖かく見守ってくれている。私は一人ではない。私の怒りや苦しみには意味がある」と母親が感じられるようになり，母親の気持ちの改善と

ともに，乳児は急速に明るくなっていった。

II 親－乳幼児治療の技法の特徴

　親－乳幼児治療の第一の特徴は，治療者が参加しつつ観察する人（participant obserber）として親－乳幼児関係に直接かかわることである。治療室の中では親－乳幼児－治療者の三者の相互関係がくり広げられる。治療者は母親と乳幼児の間でやりとりされる情緒交流の内容，性質や問題点を，自分の耳目でとらえるが，その際，精神分析の基礎研修で行われるような乳児観察の方法が有効である。

　すなわち，①母子の行動的な相互作用の観察からの情報と，②それを見ながら治療者自身の内面に湧いてくる情緒的な情報の両方の情報を用いて，客観的かつ洞察的に母子の力動的相互作用を把握する。その際母子相互作用の性質の判定にはたとえばマーラーの分離－個体化の発達段階やマッシーの「ストレス状況下での母子愛着指標図－AIDS 尺度」などを念頭におきながら観察する。

　治療者自身の内部に湧く情緒的な情報は，母子間に交流する情緒を，治療者というもう一つの心の鏡に映しだしたものといえる。たとえば母親が無表情，無言で乳幼児を見つめている時，それが怒りなのか，悲しみなのか，拒否なのかが客観的行動観察だけでははっきりしない場合がある。その際，母子の相互作用の流れを追っている治療者自身の情緒の流れが有力な手がかりになる。的確に情緒を映しだす鏡になるために乳幼児観察の訓練は欧米では盛んであるが，わが国でも英国等で訓練を受けた臨床家による乳幼児観察の研修コースが近い将来に開催される予定である。

　次にこれらの情報を乳幼児の生まれつきの資質，発達史，現在の認知運動機能の発達，現在の家族関係，父母のパーソナリティなどの情報と照らし合わせ，何がどのように作用しあって現在の状態を作り出してきたか，何がこの乳幼児の問題であるかを総合的に判断する。

a．治療者の「抱える機能」

　このような診断プロセスにおいては，特にものいわぬ乳幼児と母親の身に

なって，育児状況の脈絡を読み乳幼児の問題の意味を汲み取るには，治療者が乳幼児と母親に同一化し，共感する能力が非常に大切である。

ここで治療全体についていえることだが，治療者の姿勢は母－乳幼児治療では大きな意味をもつのである。一言でいえばウィニコットのいう「抱える機能」（holding function）を乳幼児と母親に差し伸べること，いい換えれば母親がほっと安心し，希望の持てる明るい気持ちでわが子の問題に前向きに取り組めるようにすること。治療全体が乳幼児と母親と家族を支え，それぞれの成長を助けるような肯定的な流れであることが治療の鍵になる。

治療者が母親の心情に心を傾け，暖かい率直な相互作用の中で親の心配や不安や疑問を分かち合い，受けとめていく時のみ母親の本音に触れることができるのである。そして母親がしだいにオープンに語ってくれる話や情緒表現をもとに，治療者の頭の中には治療仮説がたてられ，それに基づき具体的な治療方針があみだされる。

次に治療者は自分の言語および言語以外の表情や行動による介入が，乳幼児と母親の相互作用にどのような変容を起こしていくかを目の前で追いながら，刻々と治療アプローチを吟味検討したり，修正したりしていく。すなわち治療経過を仔細に追いながら，治療仮説を検証していくのである。このように治療者の心の中では臨床的データと理論，客観的観察と情緒的共感が相互に活発に作用しあうのである。

b．治療アプローチの選択

治療方針としては次の3つのいずれかのアプローチを選択する。

1）危機介入・短期治療

緊急に対応しなければならない問題であれば，問題の焦点を絞り，危機介入（crisis）を中心とした短期治療（brief therapy）を行う。

2）発達ガイダンス・心理生理学的指導

乳幼児側の個性や発達の偏りや障害が大きく，まず乳幼児の特性をよく理解することから始める場合は母親に乳幼児のかかわり方を指導する発達ガイダンスを行う。

3）精神療法・表象に焦点をあてた治療

母親自身の心の葛藤が強く，乳幼児の症状がその反映であったり，その葛藤を取り扱うことが乳幼児にプラスである時は，母親の内的問題に焦点をあてた治療を行う。

症例によっては，以上のアプローチの2つ以上を同時に組み合わせたり，ある時期危機介入を行い，次に発達ガイダンスへと進み，やがて治療関係の深まりとともに母親の心の葛藤を扱うという形で順ぐりに進んでゆく場合もある。

c．母親への働きかけ

また〈まず害をあたえないこと〉……（ラテン語：primum non nocere）という医学の古典的指針があるが，親－乳幼児治療にも該当する。治療者が下手にかかわったために親が自信を失ったり，もうダメな子だと思い込みかえって有害になることもある。

治療者の態度が誠実で公平なことの大切さはもとよりだが，コミュニケーションの仕方の影響も多大である。治療者の話し方が，簡潔，率直でわかりやすく，また具体例や比喩に富んでいると，親が自由に質問したり，いきいきしたイメージや考えが湧きやすくなる。

特に治療者の表現次第で，親の不安や罪悪感はずいぶんやわらげられるものである。たとえば次のような言い方は親に役立つ。

「はっきりとサインをだしてくれない赤ちゃんだとさぞかしやりにくいでしょうね」

「私の知っているお母さんたちは赤ちゃんにそういうことをされると腹が立つと言ってましたよ」

「今お話を聴いて，お母さんが赤ちゃんのことでずいぶん悩まれ，ご自分を責めてこられたことがよくわかりましたよ」等。

そして一歩ずつ，無理のない自然な信頼関係が作られていけばよいのである。治療者は時には導いたり，一歩引き下がって見守ったり，問題を直面させたり，受けとめたり，柔軟で臨機応変な役割を担うのである。そのような生きたやりとりを通じて親と乳幼児の生理的，情緒的，非言語的，言語的レベルの微妙なふれあいを深く把握していくのである。

最初は戸惑い迷う不安な母親を治療者が一方的に受けとめる所からスタートする。そして徐々に母親の母性能力を引き出し，母親の良い対応により乳幼児が変化することを実感させていく。
　このように母親の自己評価が改善し，わが子の気持ちを一番理解して適切な応答のできる人に導いていくこととが同時に進行する。このような母親の主体性や母性機能に働きかける治療者の機能は，たとえばオーケストラの指揮者や歌やピアノの先生のそれに似ている。理論と同時にその人の良い特色，音色や個性を引き出すような指導の技術が必要である。それにはまず，治療者のほうから母親の呼吸にあわせ，母親の自然な感情表出を促し，その中から良い方向に変化しうるものを見つけ導いてやることである。
　その際，何よりも治療者が母親にとり安心して相談できる対象であること。治療者が母親の個性を尊重し，母親に内在する母性を信じ育てていく姿勢を一貫してもつこと。この双方の信頼関係の成立が治療のなりゆきを決める鍵となる。

d．母－治療者間の情動調律

　この母親の波長に治療者が波長をあわせながら，母親の母性的能力を引き出していくアプローチはスターン（Stern, D.）の情動調律（affect attunement）と呼ばれる情緒の伝達原理に基づいている。これは母親の語る言葉そのものを知的に理解するのではなく，その奥に動く気持ちをよく汲み取り，心からの共感を言葉や，表情や相槌や体の動きなどの非言語的コミュニケーションにより伝えることである。
　たとえば母親が同じことばを語っていても，その眼差しが暗くきついものに変わったり，声の調子がうわずったり強まる時には，必ず何らかの思い，不安や怒りや苛立ちや焦りの感情が湧きあがっていると考えられる。それに母親自身が気づいていなくても，どこか心の中で母親を苦しめているのである。
　ここで経験の浅い治療者の陥りやすい過ちは，母親のうわべの表情だけをみて，なんときつく暗い母親かと誤解してしまいがちなことである。母親の感情に治療者のほうが刺激されてしまい，暗い眼差しやきつい口調にこちらが苛立ち，怒りや不安を抱き，知らぬまに振り回されてしまうことである。
　その結果，治療者という高みから，母親を責めたり，説教したりする過ちに

陥るかもしれない。その場合，母親に伝わり強化されるのは不安と怒りだけである。治療者に叱られた母親は，家に帰り，治療者に言われた通りに良いかかわりを子どもにしようと頭で思っても，不安と怒りの中で子どもに接することになるだろう。

e．情緒伝達のサイクル

このように情緒は伝達するのである。治療者が母親を情緒的に受けとめ信頼できる存在となると，母親はわが子を同じように情緒的に受けとめてやれるようになる。ここに治療者から母親へ，母親から治療者へ，という情緒の連鎖が生じる。

治療者が母親に苛立ちや責める気持ちを抱くと，その否定的な情緒は母子の否定的な情緒連鎖を引き起こし，母親は同じようにわが子に苛立ったり，責めたりする。治療者が母親の不安や孤独な気持ちに共感できると，その肯定的な情緒は，母親に伝わり肯定的な情緒連鎖を引き起こす。母親は自分が理解され支えられていると感じる分だけ，わが子に対しても理解し支えることが可能になるのである。すなわち母親と治療者が言葉を介してやりとりをしていても，そこには常に非言語的レベルの情緒の交流が生じるのである。

たとえば治療者が母親に「子どもに暖かく対応しなさい」と言葉で言いながら，その時の声がきつく表情がつめたかったとしよう。そういわれた母親は頭ではなるほどと思ってもその瞬間表情はこわばったままであろう。

また治療者が暖かく包むような話し方で母に同じ言葉を語るとしよう。今度は母親自身が思わず柔らかな表情に変化するだろう。それは母親自身が言語的レベルだけでなく非言語的レベルで暖かさや優しさを治療者に向けてもらい，母親自身の内部の暖かさや優しさが触発され，思わず乳幼児に向かってあふれてくるためであろう。

そして治療者の情緒の在り方は時として本人自身に気がつきにくい場合があり，スーパービジョンや症例カンファレンスなどにより，治療者自身が自己の情緒の動きを観察する能力を深める必要がある。

f．情緒の応答性（emotional availability）と遊びの心（playfulness）

　親-乳幼児治療の情動調律による共感の伝達は，母親自身の前言語的な情緒の世界を揺さぶり，治療者と母親のコミュニケーションは言語的および非言語的レベルの両方となる。それは母子の相互交流が言語的，非言語的レベルで行われることに対応する。母親はその全体的な交流を通して治療者の情緒的応答性（emotional availability）に支えられていると感じる時に，自らがわが子に対して，情緒的な応答性に富んだ対象になれるのである。またその時母親は治療者の行動や言葉を取り入れ，治療者の中に理想的母親像をみてそれに同一化（identification）していく。

　また治療者が母親に対し言語による指導を行う際も，実際には言語以外の，表情や声のトーンや筋緊張や姿勢やジェスチャーなどの非言語的な情緒刺激を治療的刺激として使う。またことばを介しての指導も母親の乳幼児に対する情緒の応答性が高まり，情動調律がうまくいくようになることをめざすのである。これは理屈ではなく自然に乳幼児に心理生物学的な刺激を与えることである。どんな母親でもほっとして，「これならわかるわ。私にもできるわ」と思わず元気のでるような，具体的でピンとくる指導が大切である。

　それには，わかりやすい言葉と，生き生きとして比喩をふんだんに用い，指導そのものが遊び心に富んだ（playfulness）楽しいものにすることである。ウィニコットはこの遊び心自体の中に心の成長力や治癒力が内在するという。

　一例として乳幼児の心が普通どのようなプロセスで芽ばえてくるものであるかを母親に説明する時，筆者が用いる「心のおむすび」の比喩をここに紹介しよう。これは生後から3歳までのマーラーの理論に基づく乳幼児の発達段階を日本の母親向きにおむすびを作る過程にたとえて説明したものである。

g．心のおむすび

　おいしいおむすびは，よく炊きあがったご飯をあつい，あついといってさましながら，両手でしっかりにぎってつくる。

　赤ちゃんの心を育てることは，ご飯を炊いておむすびをにぎる過程にどこか似ている。まず心もおむすびもどんなにスイッチひとつで何でもできる世の中

になっても，手作りでやるほかはない．ふっくらと炊きあがった一粒一粒のご飯の香りと，手でしっかりとにぎられたほどよいかたさの両方がそろって初めておいしいおむすびが生まれる．

赤ちゃんの心もそれと同じようにまず暖かく包まれながら喜怒哀楽の感情が炊きあげられ，次にその感情が周りと調和してゆけるようにお母さんにさましてもらいながらまとまってゆくなかで，おいしい心が生まれる．

心のご飯を炊きあげるのが生まれてから1歳半まで（共生期から再接近期の入口まで），炊きあがった心をいい形にむすんでもらうのが1歳半からおよそ3歳まで（再接近期から対象恒常性まで）．

赤ちゃんは，最初は衝動の塊．生理的な快さや不快感，欲求不満や満足の状態によって喜びや怒り，楽しみや悲しみ，安心や不安が湧きあがる．その中から奥行のある複雑な感じ方がしだいに芽生えてくる有様は，お米からご飯が炊けてくるのに似ている．初めての笑顔がでる2～3カ月はまずご飯の水があたたまり（共生期から分化期へ），人見知りの7～8カ月頃はぐつぐつと煮えて沸騰してきたようなものです（分化期から練習期へ）．

あんよの本格的になる1歳過ぎは，なんともいえぬ香り豊かな個性がふっくらと炊けてきて（練習期），およそ1歳3カ月から1歳半にかけては喜怒哀楽の感性が一番むきだしになり，自分のつもりや感じ方にそぐわないと，はっきり「いや」と意志表示する（再接近期）．

1歳半の「いや」は，健やかな心のしるし．ちょうどご飯が炊きあがったばかり．あつくて手におえない時期である．こうしたい，となったらテコでも動かない．自分の考えや行動を邪魔されたらゆるしてくれない．特に大好きなお母さんにはわかって欲しいし，認めて欲しい．その一方で世界が拡がり理解力が増した分だけ，自分の無力や小ささもわかってきて，お母さんから離れ難いのである．黙々と独りで遊べる時もあるが，お母さんの後をトイレの中までくっついていきたがる（再接近期の分離不安）．ネンネの赤ちゃんだった頃のおとなしさに思わず引き比べて，わがままな子に育ってきたのか，と心配さえしてしまう（再接近期危機）．でもそうではない．情緒が出揃っただけなのである．そして心のおむすびづくりの本番，その楽しさも大変さもむしろここから3歳位までが勝負である．このあつあつのご飯をどうやって上手にさましな

がら，いい形にまとめあげてゆけるだろう？
　たとえば1歳半のAちゃんは机の角に頭をぶつけてワーッと泣きだした。ぶつけて痛いだけでなく，不意に予期せずひどい目にあったのでくやしいやら，いまいましいやら。机にあたりちらしたい気分である。そこへお母さんがやってきて，「痛かったねえ。だいじょうぶ？　痛い痛い，とんでいけー」と言って優しくだっこして頭をなでてくれた。いやなことがあって，思いのたけをだしたら，お母さんは暖かく受け止めてくれて，最後には幸せな気持ちになった。いやなことは乗り越えられるから慌てなくても大丈夫なんだ。いつもこうしてしっかりと怒りや不安を抱きとめ，落ち着いた自分にもどるのを助けてもらう中で，Aちゃんは2歳近くにもなると，同じように頭をぶつけてももうワーッとはならない。自分で頭に手をやって，まるでお母さんにやってもらったとおりに「痛い痛いとんでけー」と自分にいい聞かせている。そうやって，やってもらった楽しい記憶が甦ってきて心の中で助けてくれるのである。しなやかな感じ方と自分の落ち着きを保つ力の両方が育ち，いいにおいのするおむすびのような心になってきたのである。
　泣いた時に怒鳴られれば，ますます心の炎は燃え上がり，叱られるこわさやくやしさゆえに，かりに口をつぐんでも心はカーッとしたままであろう。
　お母さんやお父さんに暖かく受けとめてもらいながらこの難しい1～2歳の時期を過ごせた子は，しっかりとにぎってもらったおむすびのように，自分の感じ方を豊かにもちながらしかも穏やかな落ち着きのある心になれるのである。

h．母の心的表象に方向づけした母子治療

　乳幼児の問題は常に母親－乳幼児関係の問題として捉えられる点は乳幼児精神医学の基本的視点だが，特に乳幼児が母親の内的な世界の中でどのような母親の一部として位置づけられているのか，母親のどのような情動と表象が乳児に向けられているのかを理解し治療的に扱うものが〈心的表象に方向づけした母－乳幼児治療〉(representation-oriented mother-infant psychotherapy)である。
　この心的表象に方向づけした母－乳幼児治療は，従来の精神分析的な精神療法の知識や理解を基礎としている。日々の相互作用の中で，母親が乳幼児に向ける無意識な態度や情緒の投影の中に，乳幼児の本来の健全な発達を阻害して

いくものが明らかに存在する場合，そのことを母親自身に治療的な形で気づかせていくものである。無意識の情緒の相互交流を視聴覚的にとらえ，治療者自身が客観的に吟味したり，母親に見せて気づいてもらうために治療室での母子のやりとりをビデオに撮ったりもする。

　母親自身の乳幼児体験に強い葛藤のある時，赤ん坊の誕生そのものが母親の無意識に眠っていた乳幼児期の葛藤を甦らせる。特に母親にすでに抑うつ等の病的要因がある時，乳児と母親の関係は危機的様相を帯び，母親，乳児双方にとり危険な状況が生じる。そこでは1歳足らずの乳児が親にとっては必死の心配のもとであり，したがって立派に訴えを持つ存在となるのである。親－乳幼児治療は問題の乳幼児をはさみ，乳幼児の存在自体をいわば触媒として行われる。これは次の点で従来の母の精神療法とは異なる。

　①乳幼児の存在自体が母の情緒，特に無意識の乳幼児体験における情緒を刺激し，面接室で治療者は母子間に内在する母の葛藤や乳児への投影を直接観察し，その場で取り扱うことができる。

　②乳幼児期に自ら情緒的剥奪を体験したため，乳幼児を心理的に抱きとめることができない母でも，わが子の幸せを強く願い，治療者の差し伸べる援助の手を受け入れる。

　③乳幼児が母と治療者を結び，母の過去と現在をつなげ，乳幼児の症状と母の葛藤のつながりを理解する糸口を与えてくれる。つまり母子の状況がまさにそこで，世代間伝達の起こる場であり，それゆえに治療的援助により，そこから脱出するポテンシャルも存在する。

　④母が自己の問題を乳幼児に投影せずに考えていけるようになると，乳幼児の発達力の回復はめざましく「まるで神様を味方につけたような」とフライバーグの形容する劇的な変化が短期間に乳幼児の中におき，母の内的葛藤の解決を待たずに乳幼児の改善が生じる。

　⑤この治療では特に母親の心的表象に焦点をあてるが，同時に乳幼児の発達援助のために発達のガイダンス，支持的治療，危機介入，短期集中精神療法とも矛盾せず融合しあい同時に進行することができる。

　ここで母親の心的表象を取りあげ，同時に危機介入，発達ガイダンス，短期集中治療の要素も取り入れた症例を紹介しよう。

症例3　Mちゃん　1歳7カ月

主訴：目の上転発作，言語消失，母になつかない，食欲不振。

受診までの経過：1歳7カ月のMちゃんは父母の3人家族。1歳4カ月に母方の祖母と家族で九州に5日間旅行し，帰宅後風邪をこじらせるうちに食欲不振で痩せ細った。その頃より言葉が消え，周囲に無関心，不機嫌で癇癪を起こし，目を変なふうに白黒させ，不可解な行動がめだってきた。近医よりK病院小児科に紹介され，脳の変性疾患の疑いで精査のため入院となった。

生活史：妊娠出産異常なし。1歳でパパ，バイバイの発語。1歳3カ月で始歩人見知りなし。

入院後経過：入院後まもなく主治医より「不思議な母子がいます。お互いに無関心で無関係。母と祖母はしきりに目の変な発作が起きるといいますが，誰も確認できません。診て下さい」と当惑した併診依頼があった。限られた時間と労力で乳幼児を正確に診察するには診察場面のビデオ録画が有効と考えて，事前に母親に説明し承諾を得た。入院後2週目の7日間に計3回，神経科外来面接室にて診断面接と危機介入を兼ねた母－乳幼児治療を行った。

〈第1回〉危機介入と発達ガイダンスを兼ねた面接

60分面接の前半，母子はお互いに目をあわせず情緒的交流は乏しいまま，Mちゃんは自閉的に一人遊びにふける。たまにため息，肩のチックや発声を示し，母の手に玩具を手渡すと母が機械的に受け取るというやりとりだった。母親は「この子ちっとも人見知りがなくて，人に預けてでかけても平気で，帰ってきてもまるでしらん顔。わざとわかってて私を無視するみたい。変な子だなあと思ってきました」と語り，声のトーンは明るく，わが子の様子をリアルに話し，治療者とのコンタクトは友好的である。明らかな拒絶や抑うつは見られない。でもMちゃんにはなぜか奇妙なまでに無頓着でぎこちないのである。このままでは母子間の相互性はほとんどみられないままである。そこで面接の後半はMちゃんが筆者のかかわりにどれぐらい反応できるかをみながら，同時に少しでも母の情緒的応答性と情動調律を誘発したいと考え，積極的なやりとりを試みた。するとMちゃんは心地よい楽しげな刺激に反応し始め，母が筆者につられてくすぐると最後にはついにケタケタと笑い声をあげた。

〈第2回〉母の過去を取りあげ母の心的表象を治療的に扱う面接

その4日後祖母の申し出で急に祖母同席の面接を行った。その直前心理検査者より，母親が生後8カ月に父親が突然死亡し実母が生計をたてるため8歳である乳児院に預けられたとの報告を受けた。面接で母はMちゃんを膝に抱き，「このところかわいがったら急になついてきて，今までわかってやれなくて，かわいそうなことをしました」「実は次の子が半年後に生まれる予定だけどMは大丈夫かしら」「その時は祖母に来てほしい，Mはすごく祖母が好きで，祖母が帰った後は声をたてずに泣いているんです」と語った。自分の思いをMちゃんに託して語る様子から，乳児院での寂しい体験にふれてゆくと「Mが生まれて，忘れていたはずのことまで思い出して，いつも心細くて不安でした。でもこれは誰にも言えなくて。母にはそばにいてほしかった。」とうちあけた。その後祖母が身をのりだし，「娘はMちゃんを生まれた時からいつも一人で隣の部屋に寝かせたんですよ。『普通はお父さんとお母さんの間に寝かせるものだよ』ってわたし何度も言ったんですけど」と同意を求めた。母は顔を曇らせ何か言いたげだが言葉にならない。それを見て（でもお母さんにとってはそれが一番いい方法と思えたのかも知れませんね。自分は乳児院で一人でそっと置いておかれたから，同じようにしてやるのが母親なんだという気がしたのかもしれない）と介入した。「そうなの！　そうなのよ！」と母は強い感清のこもった目で治療者を見つめ，次に祖母をくいいるように見つめていった。祖母は一瞬たじろぎ黙ってしまった。予測を越えた大きな情動が母と祖母の間に生じ，二人は立往生しながら何かを訴えあおうとしているかに見えた。

　この母娘にとり，この瞬間は大事な意味を持つかもしれず，肯定的な脈絡で情緒が交流するよう治療者は守る役目があった。そこで（長い年月一人で耐えられたのも，あなたがお母さんを信じることができたからなのでしょうね）と言うと母は「そうなのよ，そうなのよ！　一度も恨んだことなどないわ！」と涙をためて祖母を見つめて言いました。（大好きな人に，この気持ちわかってほしかったのね）

　このやりとりはお互い胸の奥にあった思いをつなげあうことになり，面接後二人がいつになく晴れやかな笑顔をしていたと小児科主治医が告げてくれた。そのころより目の発作の訴えは消え，第3回の面接ではMちゃんが自分から母におぶさり，豊かな愛着行動を示していた。Mちゃんの症例は乳幼児がいかに

敏感に母の情緒の投影の受容器になるかを示している。人は乳幼児を持つと自分の乳幼児期の記憶が無意識に甦り，それに基づき乳幼児の行動の意味を理解し反応するといわれる。乳幼児期に良い対象関係をもてず，対象喪失を体験した母親にとり，育児とは寂しい葛藤にみちた幼児体験に引き戻される不安な営みであろう。フライバーグはその心境を「赤ちゃん部屋のおばけ」(ghosts in the nursery) と表現した。

　Mちゃんの心を閉ざした姿は母自身の幼児期の自己像でもある。乳児期から放っておかれた母にとり，わが子を放っておくことのほうが自然で，むしろかかわると，ふっと幼いころの見捨てられた淋しさに落ち込むのであった。敏感なMちゃんは沈みこんだその母の情緒を取り入れ，母と同じく相手とふれあわない子になっていったのである。このMちゃんの母になつかぬ奇妙な姿のおかげで，母自身では気づかなかった心の奥の葛藤の解決の糸口を与えられたのであった。

　Mちゃんの母は第1回の面接で，漠然と抱いていた育児不安を受けとめられ，第2回で実母に思わず心の奥の寂しさを表現でき，離ればなれの辛さを実母にわかってもらえた。その直後より母の表情は生き生きと明るくなりMちゃんに心のこもったかかわりができるようになったのである。するとMちゃんは体をすりよせ甘えてきたのだった。ただ母の態度が変わったのではなく，母の見捨てられた自己表象が治療者と実母の理解により修復され，Mちゃんへの情緒的応答性が回復したのであろう。母の幼児期の葛藤のすべてがこれで解決したわけではないが，Mちゃんにとって母の否定的自己像の投影から解放されたメリットは大きかったのである。

文　献

1) Fraiberg, S., Shapiro, V., & Cherniss, D.: Treatment modalities. Call, J. et al ed. Frontiers of Infant Psychiatry, vol.I Basic Books, New York, 1983.
2) Call, J.D. & Reiser, D.E.: Psychiatric intervention with infants. Noshpitz, J.D. ed. Basic Handbook of Child Psychiatry vol. III. Basic Books, New York, 1979.
3) Cramer, B. & Stern, D.: Evaluation of changes in mother-infant psychotherapy: A single case study, Infant Mental Health Jounal, vol.9 no.4, 1988.
4) Lebovici, S.: Fantasmatic interaction and intergenerational transmission. Infant Mental Health Journal, vol.9 no.4, 1988.

摂食障害と世代間伝達

はじめに

　食べることは人が生まれおちた時から始まる生理的，心理的営みであり，最初は母の胸で授乳され，次いでは家族と共に食卓を囲む毎日の繰り返しの中で展開する。食事のたびに子どもは食物だけでなく家族の会話や情緒の交流を心の中に取り入れ，いわば家族関係を"食べて"成長する。共に食べることは共に生きることを象徴し，なごやかな食卓の団らんは家族が子どもの成長を暖かく守り滋養する機能を端的に表している。

　ところが食卓が不安と緊張の場となる時，それは家族の緊張した関係そのもののあらわれであり，家族と共に食べることは家族の歪んだ関係をとりいれてゆく営みとなる。そこで摂食障害という食べることをめぐる症状で心の問題があらわれる時，それはその人が幼児期から現在まで家族の葛藤に生き，その苦悩から必死に逃れようとしてきた試みの歴史の集大成である。

　そこで摂食障害の治療では，その人の現在の心の中にいまだに生き続け，なにげない日常の生き方の中に潜んでいる幼児期からの根深い葛藤と，それをとりまく家族関係を治療者が肌身で感じ理解し解決してゆくことが要になる。とともにその人が深く馴染み，もはや捨て難くもなっているその世界からいかにして一歩ずつ抜け出せるように支えてやれるかということである。

　本章では，発症後2年の経過の中で治療への抵抗が強まり，慢性化しかけて来所した一神経性無食欲症の患者とその家族への治療的取り組みについて報告したい。

I 症　例

　神経性無食欲症Ａさん　16歳。Ａさんは，公立高校2年の女性。中小企業の社長の父と主婦の母，15歳と13歳の妹の5人家族。中学2年の13歳の春に初潮。その頃から男子生徒にデブとからかわれることを気にし節食を始め，最初は主食の穀類，ついで肉類を食べなくなった。身長は160センチ。中学2年の春の体重は58キロ，その秋には50キロ，そして中学3年の春には40キロに減り，生理は初潮の後2回あって止まってしまった。やせるにつれて活発になり，自然食品の本を読みあさり，朝は4時から家族のために食事の支度をし，夜は遅くまで勉強をし，成績はトップになった。中学3年の夏，目立ってやせてきたのを心配して母親は近くの医院にＡさんを連れていったが，諸検査の結果異常はなかった。翌年Ａさんは県立高校に合格し，新学期の身体検査で，貧血とやせを指摘された。県立総合病院で1週間入院した結果，神経性無食欲症（Anorexia nervosa, 以下 An.n.）と診断された。Ａさんは，その後その病院の外来に数回通い点滴を受けたきり行かなくなってしまった。

　両親は診断を告げられて以来 An.n. の専門書を読みあさり，大学病院を訪ね歩いたが，いずこでも患者を連れてくるようにいわれた。自分は病気ではない，と主張するＡさんに両親は説得のしようがなかったが，Ａさんはある日学校で倒れて病院にかつぎこまれ，そこの紹介でＢ精神病院に3カ月入院し治療を受けた。入院時35キロの体重が38キロまで回復した。

　退院後，Ａさんは前より身体の不調を訴えて母親のそばで過ごした。そして，朝早くからこってりしたごちそうを作り家族に押しつけた。妹がいやがると半狂乱になって泣き喚き，自分は夜中にかぼちゃやなすの煮物を作ってひとりで食べていた。退院後3カ月目にＡさんは再び学校で倒れ，こんどはＣ大病院精神科に入院したが，その時体重は30キロであった。Ｃ大では中心静脈栄養を受け，入院後4カ月目に体重は42キロに回復した。その後，退院に向けて3回家庭に外泊をしたが，そのたびに体重が減り，再び中心静脈栄養が行われた。Ａさんはこのまま入院を続けるなら自分は死ぬほうがましだ，と両親に訴え，ある日無断で離院し，家に帰ってきてしまった。両親は思い詰めたＡさ

んの様子を案じ，主治医に頼んでAさんを退院させた。

　退院後Aさんは家に閉じこもり，母が通院をすすめると私は西洋医学では治せない，そもそも入院したのが間違いであった，入院して私の心はかえってずたずたにされた，と泣いて訴え，ちゃんと食べるから入院だけはさせないでと懇願した。母親はどうしてよいかわからず，食も喉を通らなくなったが，Aさんはますます食事を母に強要し，食べないと「私を嫌っている，私さえいなければよいと思っている」と言って荒れ，雨の夜に家から飛び出したり，手首を切ろうとした。また妹たちの食事の仕方，服装，行動，言葉使いなどを監視し，妹が自分の言うとおりにしないと怒り狂い，家族はAさんを腫れ物にさわるようにびくびくと窺った。ある日の朝，母親が何度起こしても目をさまさないため，両親は救急車を呼び，Aさんは筆者の病院にかつぎこまれた。

生活史：
　満期正常産。おとなしく手のかからぬ育てやすい赤ん坊。生後9カ月で母が妊娠し，Aさんはつわりに苦しむ暗くいらだつ母をみて育った。1歳7カ月で妹が誕生，2歳で母が再び妊娠，3歳で次の妹が誕生。3人の子どもが次々と軽い病気になり，母はてんてこ舞いの毎日を送っていた。そのころ父は勤めていた会社を辞めて自力で新たに会社を設立し，同時に家族はY市に引っ越してきた。地方の小さな町から出てきた家族は見知らぬ大都会になかなかなじめず，ここでも母子は次々と小さな病気に罹り落ち着かない日々が続いた。幼稚園，小学校を通してAさんは常に先生たちに誉められる優等生であった。父は理想の子として育てようと厳しくしつけ，だだをこねれば雷をおとし，失敗や粗相を容赦しなかった。Aさんは運動会や遠足の前になると緊張し嘔吐や腹痛を生じた。妹たちにはきつくあたり，特にすぐ下の勝ち気な妹とは犬猿の仲であった。小学校では，"ぶりっこ"と言われていじめられることも多かった。

初診時所見：
　母と共に救急車で来所したAさんは途中で目がさめ，青ざめた能面のような表情で診察椅子に座り，医者の問い掛けには答えず，わずかにうなずいたりするだけであった。身体所見は血圧70/50，脈拍46/分整，体重30キロ，身長160センチ，るいそうは著しく腱反射は消失し，手足は冷たく，尾骨には褥瘡の初期が認められ，意識障害は脱水状態と低血糖によると考えられた。（命が

危ない，入院が必要）と告げると，「いやです。家で自分でやれます」と思わぬ激しい口調の返事であった。（それなら毎日点滴にいらっしゃい。大事なあなたの体なのだからあなたと相談してやりましょう。でも意識がなくなればあなたの意見もきけなくなってしまいますよ。そうならぬためには，少なくとも1日1リットルの水分をとらないと）そう告げ，もう一度今度はAさん自身に脈をはからせ，脱水による循環不全が生じていることを確認させると，点滴には抵抗せずに従い，その夜からAさんは水分だけはとりはじめた。

　すでに発症後2年以上が過ぎ，2回の入院治療も退院のたびにたちまち体重が減り無効に終わっている。家族への支配は前よりも悪化し，今後の治療の焦点は，拒食に訴えざるをえないAさんの内面の問題と家族の関係に向けられるべきと思われた。しかし実際患者は今病院すらいやがり，身体の治療からますます遠のく方向にあった。また患者の症状は家族を病的に支配し，家族関係は硬直化していた。家族も救急車で来所し，患者に腫れ物にさわるように接しながら，どこか平然とし，病院治療にはあまり期待しない様子が見られた。家族は患者の支配に疲れ果てていた。母自身も口にこそださぬが，専門家の治療に半ば失望し，西洋医学や医者に潜在的な不信を抱き，だれも治せっこない，といった慢性的な開き直りを患者と共に抱いていることが想定された。家族が患者により今までの家族機能を失い，いわば息もたえだえの家族になりながらなおかつ母の平然としている様子は，やせ細ってもなお超然としている患者の姿と妙に重なりあうように思えた。それはAn.n.が家族をまきこみ慢性の硬直化状態に入りこんできたことを意味していた。

　An.n.の患者も家族も変化というものに人一倍不安と抵抗が強い。しかも患者も家族も深いわけがあってこのような状態におちこんでいる。そうであれば，こちらのアプローチも慎重にせざるをえない。現状も故あって保っているひとつのバランスであれば，それをこちらがまず認めた所からかかわりをもちはじめねば解決への道は開かれるまい。治療者が患者と家族に侵入者と感じられて彼らの治療抵抗を増すぐらいなら，あえて一見消極的に控え，彼らが自ら治療を受け入れてゆく素地をじっくり時間をかけて作ってゆくことのほうが意味があるであろう。治療も植物の生育と似て土壌をよく耕し種をまく段階さえうまくゆけば後はおのずと進むものである。

そこであえて An.n. の治療を引き受けますとは言わず，命だけは守らねばという点でまず患者も家族も医者も一致し，そのことに取り組むことにした。

患者はその後毎日点滴に通い，少しずつ治療者になれてきたのか，自然食品などについて問いかけると答えてくれるようになった。まもなく母から，患者も両親もここの病院で治療を受けてみたい，との申し出があった。そこで週一度母親と面接を開始した。治療といってもこれは体重だけの問題ではない，Aさんが今まで育ってきた生活のなかでの長年の積み重ねの結果であり，したがって気長にとりくまなければ，と話した。すると母親は，今までの治療では患者を受け入れるようにいわれ，そうしてきたが，家族の問題はお宅の場合はないといわれた。どこが問題なのだろうか，と問いかけてきた。そこで，家族についてはこれから一緒に考えてゆきましょう，ただこれだけ長い年月Aさんの病気につきあってこれたお母さんや家族であり，Aさん思いの家族であることは明らかですね，と伝えた。母は面接で自分が責められるわけではないことを知り，次第に率直に家庭内のことを話し始めながら，日頃は気づかずに済んできた心の奥の気持ちに目を向けていった。夫は大変家族思い，これ以上子煩悩な父はいないというくらい子どもに細々とサービスする。夕食も手のこんだ料理を求め，必ず全員で囲み，まさに理想の家族と自負していた。

しかし，3人の育児と家事でてんてこ舞いの私が熱を出して寝込んだ時に夫はいたわってくれる代わりに腹を立てていた。そうだ，夫は私が味付けのまずいおかずを出すと，食卓をひっくり返して怒った。夫の足音が，聞こえると私が蒼白になる，とお隣りの奥さんに指摘されて，自分で初めて気づいたことがあった。私は本当は不器用で，家事は嫌い。もしかするとただ夫こわさに，必死でやってきたのかもしれない，云々。これらのことを毎週少しずつ順を追って母は知的に語っていった。そのころ夫とも前より話すようになったとのことであった。

初診から2カ月後のある日，父が自発的に来所した。父はAn.n.の専門書を求めて自分から精読しており，約1時間の面接中，率直に自分の生い立ちを話し，自分が娘たちによかれと思って尽してきたことが，あだになってしまったと嘆いた。初めての女性治療者に対し，比較的肯定的な感情の中で意見を求める姿勢が見られ，母面接を通して，父母関係の交流が以前より活発になってい

ることが推測された。父は貧農の三男の末っ子で，苦学して身を立て，子どもの頃から憧れていた良家の子女を妻にめとり，理想の家庭を築くことに情熱を燃やしてきた。身を粉にして働き，妻子には最高の生活をさせてやろうと，衣服，食事，住居すべてに心を配ってきたが，その何がいけなかったのだろうか？

　家族に密着しすぎてきたのだろうか，と。治療者がこのような向上心の背後にある緊張感について尋ねると，実は，家内が自分に不満を抱いていやしないか，家内の前で自分の育ちの悪さが出てしまうのではないか，気になってならない。特にこの頃，妻は自分に対し今までは決して言わなかったような不満を語り始め，ついに俺を馬鹿にし始めたのか，といった不安が生じてならないのだが，と戸惑いを語った。そのような語り難いことをあえて語る父の勇気に敬意を表し，不満が相手に言えることこそ相互信頼の始まりと伝えると，安心して帰っていった。

　その後母親が自分の生い立ちについて，特に自分の父が倒産し，母が家計を支えるために仕事に出，父をけなす母の姿を見て育ったことを語った。自分の父が弱々しく見えたので，自分は実力主義の強くたくましそうな男性を伴侶に選び，当初は幸せだった。が，母が夫の生い立ちをけなすにつれ，夫が粗野に思え，繊細な父のような人を選べばよかったと後悔し始めた。考えてみると母は理想の高い人で，私に対しても常にトップクラスであることを要求し，その期待に応えることが自分の義務に思えた。今もその延長で，夫と母の期待に応えることが私の務めであると思うが，娘をこんな病気にしてしまって自分はダメな人間だと思う，云々。

　以上のような父母の話を通して，次のような家族像が見えてきた。家族の家系図は図1の通りである。まずAさんの家族に特徴的なのは父と母の実家の文化の違いからくるすれ違いであった。父は，素朴だがその日暮しの貧しい実家を否定することで自己を確立し，妻の実家の文化的で知的な家風にことさら同一化しようと努めながらも，妻の家の文化に深い劣等感を抱いていた。そのため緊張し意識的に理想的な家庭のあり方を妻に強要することで，妻の優位に立とうとしたが，所詮そのストレスがたまると，妻のささいなミスに雷を落とすことになった。そうしながらも父は自分に心を寄せ優しく包んでくれる妻像を求めていたのかもしれないが，母には思いもよらないことであった。母は夫

摂食障害と世代間伝達　171

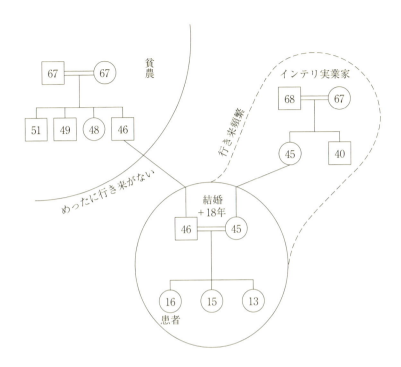

図1　家系図

の理想的家族像に表面は同調しなが␣らも，実家の親子関係では得られなかった，素朴な関係を心の奥で求め，夫に怒鳴られるたびに裏切られた気持ちになっていった。反動形成的に平然と尽くしてはいたが，しだいに実母の夫への批判に同調し，こわい人と決めつけることで寂しさと怒りを内向させていったようである。

　このような父母関係のために，家庭内は緊張し，3人の娘は父母のやりとりをビクビクと窺いながら育った。父母間の緊張を和らげるためにか，長女のAさんは両親を喜ばせる子になろうとし，次女は自分が問題を起こすことで父母の連合を強化しようとした。したがって世代境界が弱く，娘たちが父母の葛藤に巻き込まれ，心のエネルギーを自分の安定した発達に向けるどころではなかった。Aさんの拒食はこのような状況の中で，母が病むAさんに没頭するこ

とで自分の寂しさを癒す材料となった。また拒食により，Ａさん自身が父母葛藤の中で揺れ動く代わりに自分が父母を支配するという逆転をひき起こすことにつながった。

　Ａさん自身，しぶしぶ通院する状態が続く中で，母面接は順調に進んでいった。初診３カ月目からＡさんが，身体の具合の悪さを理由に通院を頑なにいやがるようになった。両親が治療にアプローチし始めたことへのＡさんの反応とも思われ，しばらく静観することにした。その１カ月半後，父母が二人で来所し，「家族が限界なのでしばらくＡを預かっていただきたい。Ａにとっても家族にとってもそれが一番と思える」と依頼してきた。治療を本格的に開始するための第一歩がこの父母の一致した行動に認められると感じ，入院治療に踏み切ることにした。

Ⅱ　入院治療

第１期（母子分離：第１段階）

　入院にあたり，外来治療の経過から考え，Ａさんと母親をいきなり分離することは，不安を生じ精神病的な状態や激しい行動化を引き起こすなどの危険もあると思われ，まず母親付き添いで入院し，段階的に様子を見ながら分離を図ることにした。実際，入院後Ａさんは緊張しきって周囲を窺い母親以外とは口をきかず，なんでも母親を通じて治療者に訴えてきた。たとえば腹痛があるときＡさん自身は無表情で平然とベッドで横になり，母親が心配気におろおろうろたえ，まるで女王さまに仕える下女のようであった。またＡさんと母の二人を並べてムンテラ（対話・説明）する時，治療者がＡさんにたとえば「低蛋白血症が悪化していますよ」と話すと，Ａさんが眉をひそめる横で母は同時に目に涙をうかべた。外来面接での理性的で淡々とした様子とは対照的な母の姿であり，母子の絆が，予想以上に強い病的な共生状態に陥っていたことが，入院させてみて改めてよくわかった。母子間の世代境界は弱く，母子の関係は逆転していた。後でわかったことであるが，この時Ａさん母子はある宗教に帰依し，神仏の力にすがろうとしていた。そのことは治療者には内緒にされていた

が，たまたま治療者がそのことを知るにいたり，Aさん母子の不安と絶望感の強さを再認識した。もしかすると入院治療にのること自体二人にとっては大変なことで，治療者に取り込まれる不安を，神仏による救済という万能感により防衛しているのかもしれなかった。治療者の前で見せる顔とは裏腹のこの事実にかえって胸が痛み，この母子がいつか自分自身の力を信頼し，母が神仏とではなく夫との間で安定できるようになれば，と考えた。

　母に本来の母親役割の機能を回復するには，まず母が治療者とよい信頼関係をもつことにより情緒的に安定し，ついで母親役割のとりかたの指導をうけることが必要と思われた。具体的には，母がたえず子どもの顔色を窺うのではなく，むしろ子どもの方が母の落ち着いた表情を見るようにさせなさい，と指導した。その直後Aさんが不安を訴えて泣きついた時，母がさっそく穏やかに「大丈夫よ」と答えると，Aさんは思わず目を大きく見開いて穴のあくように母を見つめたという。

　その一方でAさんにはAさん自身のことに専念し，家族のことは家族にまかせ，家族内の世代境界を踏みこえさせないように指導した。たとえばある日Aさんは「私と母が入院中に祖母が台所で料理をします。それはよくないことではないですか」と治療者に聞いてきた。(それはお母さんが心配すればいいことで，まるでお母さんが自分では考えられないと思っているようね)と治療者は答えた。それを機会に家庭の台所は本来母の場所だから母が全権を持つべきで，Aさんが占有してはいけないと指示した。同時に母には(Aさんのためにもお母さんは本来のお母さんの居場所を守りなさい)と伝えた。その数日後，Aさんは納得できぬ様子で「なぜ私が台所で料理を作ってはいけないのですか」と迫ってきた。(自分のために作り自分で食べるのは自由だけれど，家族のためにつくるのはやめなさい。まず自分自身のために行動することができるようになった上で，ほかの人のことを考えたら)と治療者は答えた。しばらく後Aさんは，自分のために行動するとはどういうことかわからない，と訴えてきた。そこでAn.n.になっているのもそのあたりの自分のために自分らしく生きることについての悩みと関係があるのではないか，と示唆してみた。

　一方母は自分の子どもへのかかわりをふり返ることの中から自分の問題を少しずつ考え始めていった。「良い母，妻たろうと思ってひたすら自分をおさえ

て無理をしてきたが，そういえば，友達に『あなたはまるで家族の奴隷ね』と言われたことがあった。小さいころから自分は母の言いつけどおりにする子で，いまだにそこからぬけきれない。いやむしろ結婚して夫に怒鳴られっぱなしの毎日で，前よりおどおどするようになってしまった。でもどうしても子どもには，でんとできない。もしそれで子どもがしゅんとなってしまったらどうしようかと思って」と語った。

　母自身が自分の母子関係と夫婦関係の2回にわたって依存欲求をくじかれ，依存対象との関係で，外目に自分がどう思われるかばかり気にし，いわば偽りの自己(ウィニコット)を形成してきていた。それゆえ自分の心の拠り所がなく，わが子に対してよい依存対象となることができないのであった。そして今も心からの母性的感情からではなく，子どもを病気にしてしまった罪悪感や，自分自身のみたされぬ気持ちの埋め合わせに，奴隷的献身にのめりこんでしまっている。ある意味では母自身が病んでおり，この母がやがて夫との間で，幼児期にくじかれた依存欲求をみたされなおすことができるようになることが，Ａさんの病気を引き起こした家族病理の治療の鍵になると思われた。そのためには母が治療者に十分に受けとめられ，治療者の中の良い母親像をとりいれ，治療者との依存関係の中でありのままの感情が出せるようになってゆくことが必要と思われた。母は「偽りの自己」の転移を治療者にも向け，まず治療者から責められるのではないか，という潜在的な根強い不安と緊張を抱いていたので，そこをほぐしてゆくことから行った。たとえば治療者と母との面接でのやり取りは次のようであった。

　(2年以上も毎日毎日Ａさんの頑固な拒食とつきあいつづけたお母さんだから，我慢やねばりづよさは証明ずみですね)

　「いやそこが私のいけないくせです」

　(ずいぶんご自分にはきびしいんですね)

　「いやそのとおりかもしれません」

　(まじめなんですね)

　「まじめだなんて先生に言われたのが初めてです。いつも主人に"おまえはだめだーだめだー"と怒鳴られどおしでしたからね」

　(ご主人の言いたいように言わせてあげるなんてずいぶん優しい奥さんですね)

「ちがいますよ。ただこわさにふるえていただけ。口では"はいはい"と言いながら、心ではへそをまげて、義務感だけでやってましたよ」

このように治療者に肯定される中で自己を見つめるゆとりも湧き、しだいに本音が出てきた。本音を自然に出しはじめたしるしに、母の声は明るく弾み、目が輝きすっきりした表情になった。このように面接のたびに母は優等生的態度を崩し、自分から家族の問題を積極的に考えてゆこうとしはじめた。

第2期（母子分離：第2段階）

このような母の変化からそろそろ母子を分離しても大丈夫と思われ、母の付き添いを中止した。Aさんは不安がったが母がAさんを説得した。

母はようやく「これでAを先生におまかせできるようになりやれやれです」と語り、許可された毎週1回の面会だけAさんに会いにきた。入院当初からAさんの頑固な拒食は扱いにくかったが、これを機会に身体管理の枠づけを行動療法的に細かく設定し、体重が平均体重の8割に達するまでは経口栄養食の摂取と食事の摂り方の練習を中心にし、Aさんとの面接は日常的な病棟の中での具体的な出来事をベッドサイドで話しあうのみにとどめた。Aさんはあいかわらず周囲の人とはかかわらず、治療者に語る言葉は、一度前に治療者がAさんに言ったことのある言葉そのものであり、感情も平板で、ロボットのようであった。この時期に施行した心理テストの結果は低レベルの境界性パーソナリティ障害の所見であった。

Aさんの支配から解放された家族は久し振りにほっとし、父も妹たちも自分の生活を前より軽やかな気分ですることができるようになった。Aさんはそのことが気になり、母の面会の度に家の様子を探り、母に泣きついたりからんだりして母を不安に陥れようとしていた。そのため母は面会が苦痛になった。そこで母に親というのは子を救おうとするなら、ちょうど海で溺れるものをすくう救助者のように、後ろに回って一度沈めてもいいからしがみつかれてはいけない、と話した。その後母は思い切ってAさんの操作的な泣きつきをふりきって、あなたはあなた、妹は妹という姿勢をつらぬくと、Aさんの様子も落ち着いてきた。「このごろ母が強くなってきて、なんか心配。全然泣かなくなりました」とAさんは治療者に語った。母は自分の毅然とした態度がAさんの安定

につながることを実感し，次第に自分の行動や態度に自信を持ち始めてきた。
　やがて母は夫婦関係について考え始め，自分は淡白な人間でどうしても夫に優しくできない，ひととのあいだでべたべたするのが嫌いで，子どもも嫌い，と打ち明けた（3人も子どもを産んで育ててきた方が？　かりにそう思っていても知らぬまに夫に寄り添う部分はないのかしら）と治療者が言うと，母は珍しくほほを赤らめ，「いえ，ないですよ」と言いながらいつになくはにかんでいた。表向きの淡白さの奥には親密な情緒を求める気持ちが強いかもしれないと思われた。
　また母は，自分とは対照的に夫はべたべたする。私がいやがるので娘たちにそうする。下の二人はいやがって逃げる，するとAさんはお父さんがかわいそうと言って，黙って父のひざにのっている，Aさんは我慢してそうやっている，夫はいけない，いや私が夫をそう追いやっているのか，と考えていった。これらをめぐって夫婦で話しあうようにすすめると，ある日，かねて治療者にすすめられたが，父母それぞれの心理テストを二人で受けてみたいと申し出てきた。これは父母が治療者に下駄をあずけ，治療者のもとで家族機能再建のための作業に二人で取りくもうとする決意の現れ，と受け取られた。

第3期（父母連合と世代境界の確立）

　心理テストの結果は父母自身にとり思いがけないものだった。母が震えるほどこわいと思う父は，むしろ母性的世界を求める気持ちの強い傷つきやすい性格であった。すぐめそめそして落ちこむ母の中には意外と男性的な強く大きいものにあこがれ，そうでないものを軽蔑する傾向があった。これらの所見を肯定的な文脈で伝えると，二人とも安堵した様子で，心というのは面白いとの感想を述べていた。
　その後父が治療者に面接を求めてきた。前回とは打って変わった打ち解けた様子で，自分が貧しい生い立ちで苦学し，その苦労があまりにも辛かったのでいまだに親を恨んでいると言い，綿々と思い詰めた形相で，尊敬できない親をもつ子の苦しみを語った。その率直な感情表現に心を傾けながら，治療者は，この父が治療者に逆転移を向け，子の苦労をねぎらう良い現像と出会いたがっているように感じた。そこで（父がけなす貧しい底辺の親は見方を変えれば，

息子が親を乗り越えることを許してくれた心優しい親かもしれない。親をのり越えられないことの惨めさとは逆）と治療者が語ると，一瞬放心したように驚き，「そういえば父母は人情味豊かだった。自分も本当は情が厚いが，無学な親に似るのがこわいのかもしれない」と内省していた。この面接を機会に父が母に怒鳴ることがなくなり優しくなった。すると母も思わず嬉しくて父に暖かく応え，二人の相互関係が好転した。父は短気を起こしてもそのわけを伝えてくれるようになり，また母を食事に誘うようになった。するとかつては淡白と自称した母が父ののろけ話をし，同時にＡさんと平気で離れていられるようになった。そのころＡさんは外泊が許可されるくらいまで回復したが，仲のよい父母の姿に驚いていた。

　優しくなった父に安心した母はしばらくするとなんでも遠慮なく父に訴えるようになった。とともにこれまで我慢してきた不満がある日堰をきったようにあふれでた。父はそれを見て「俺がこんなに変わったのにおまえは不満なのだ。そうだ俺は結婚以来そうやってせめられ続けてたんだ」と怒りをぶつけ，二人は今までにない激しい衝突をした。その時母は父の悲痛な怒りの声に思わず胸が痛み，私は何てきつい人間なんだろうか，と素直な反省が湧いてきて，思わず「許して」と心から叫んでいた。かつてあれほど恐れ，避けていた夫婦の大喧嘩がついに起きてしまったが，それを境に，父と母は憑き物が取れたようにわだかまりが消え，お互いが深いところでしっくりつながりあった感じがしてきた。

　その後，治療者のところに二人で連れ立ってやってきた父母は和やかに寄り添いあい，「人間て面白いですね。自分のことってわからないものですね。Ａの病気のおかげで私たちほんとに変わられました」と口をそろえて語っていた。ここまでくればもう大丈夫と考え，Ａさんの退院を許可し，外来で定期的な精神療法を始めることにした。退院の直前父の提案で，家族全員５名が治療者のもとに集まり，この間のそれぞれの気持ちを語りあった。父と母が寄り添って３人の娘に向かい合い，父が座をまとめ，治療者はほとんど介入する必要はなかった。

III 考　察

　An.n. の患者と家族を前にすると，筆者はいつもお乳嫌いの赤ちゃんやひどい偏食の子どもを育てる母親の心境にさせられる。これらの敏感な子どもたちが食べさせられることに対して緊張する姿は，患者と家族が治療に対して身構える姿にどこか似ている。必要な食べ物を食べてくれなければ，誰しも不安になり，必死に押し付けてしまう。そこから押し付ければますます子どもは拒否するという悪循環が始まる。An.n. の治療もそのようになりやすい。ここで発表したＡさんの症例も，過去の治療の挫折から，治療に対して患者と家族が警戒と不信とを抱きながら，やむをえず来所したのであった。

　偏食の子どもを上手に食べさせてゆく母親は，暖かく，根気良く，粘り強く，その子が安心して食卓につくようなかかわり方を工夫するものである。An.n. の治療者にもそれと同じような内剛外柔の姿勢が求められるが，特にこじれて慢性化した症例に対しては，偏食が昂じてやせ細り脅える子どもを守り救う時のような細やかさ，慎重さと地道さが必要とされるであろう。このように考えると，An.n. 患者の身体治療と精神療法に対する姿勢と家族に対する姿勢には通じるものがあると思われる。

　特に An.n. の子どもを生み出した家族はその父母自身の関係が子どもを母性的な世界の安らぎで包むことができず，その結果子どもの心の奥に基本的信頼や自律性を育むことができなかったという背景がある。ブルック（Bruch, H.）は An.n. の患者の精神病理に，自己の身体像の障害，自己感覚の障害，深い自己不全感の三つをあげているが，家族の中にもそれとよく似た家族像の障害，家族感覚の障害，家族の不全感ともいうべき問題があると思われる。たとえばこのＡさんの症例ではＡさんの母親が当初思いこんでいたような，虚構の"よい家族像"に照らして，自分の家族はとてもいい家族なんだと思い込んでいる姿，あるいは自分たちがどんな家族になりたいのかも，今どんな家族でいるかもよくわからないでいる姿，またこの両親が結婚以来ずっとお互いのつながりを実感できずにけなしあいおそれあってきた姿などがそれに当たると思われる。

　そのような一次的障害を持つ家族がさらに患者の症状の慢性化により，家族

関係が硬直化し，家族外の社会からも責められ疎外されるという二次的障害を背負うことになれば，もともと弱い家族にとってはダブルパンチであろう。そこで家族に治療を行う時には，治療者が，治療という名の食べにくいメニューを家族に押し付け，家族がそれによりトリプルパンチを受けることのないように配慮することが必要であろう。

　ちょうど個人治療において，患者の基本的信頼と自律性の回復が治療の焦点になるように，家族治療でも家族間の相互信頼と自律性の回復が治療のポイントとなる。ところで言葉の上で信頼感や自律性ということがわかっていても，そのイメージや実感がよくわからない家族に対し，そこをどのように働きかけていったらよいのだろうか？

　筆者のこころみた方法は，まず家族の要である母親が治療者との間で信頼感を体験し，治療者との信頼に満ちた相互交流を通して，母自身の内部で阻害されている自己への信頼を回復させてゆくことである。母のこの変化は次に母が治療者に助けられながら自律性を回復してゆくことを可能にした。母が家族の中でどっしりと構え，自分の思ったことを出せるようになると，そこから治療前にはなかった相互作用が生じ，特に夫婦間にそれまでなかった感情交流がおきた。それは夫婦がお互いに隠しあっていた相手への不安や不満や不信を表にだしあうことになり，それまで回避し続けていた波風を家庭の中に生じるものであるだけに，家族にとっては大きな揺さぶりになった。その際にも父母が治療者を信頼することができたためにぶつかりあうことの治療的な意味を治療者から教えられ，また二人がそれを実感しながら体験してゆくことができた。そのような過程の中で治療者に支えられながら，二人が相手の怒りや淋しさを自分のこととして共感し，いとおしみあうことができるようになると，父母の内的な夫婦連合が確立していったのである。それは同時に父母のそれぞれが，一人の人としての心の拠り所を相手の中に見いだし，その満ち足りた気持ちの中から，世間の目などにとらわれない自分の自然な考えや感じ方を安心して出しはじめることにつながった。そうなると家族がAさんの拒食には惑わされない家族力動になり，Aさんにとっても初めて家族が安心できる心の拠り所に変わっていったのである。

　このような方向に家族力動を変えてゆくにあたり，一方では健全な家族構造

の再建に向けて，母子の病的共生状態を改善し，世代境界を確立するために，治療者が能動的に働きかけねばならなかった。しかし治療の全経過を通じてのアプローチのあり方は，あくまでも変化を家族に押し付けるのではなく，家族各々が，ああそうだ，と心から納得して変わってゆくことをねらいとした。そのイメージとしてはイソップ物語の『北風と太陽』の太陽のように，オーバーをぬぐまいとする旅人に対して，決してむきにはならずに，しかしゆったりと照らしつづけて，最後には旅人自らが変わるよう導いてゆくやり方である。能動的でありながら，かつ患者と家族がよいものとして受け入れやすく，最後には自分から変化してよかったと思えるような展開が，患者と家族の自己と相互間の信頼と自律性の獲得に有効と思われる。

　ところで An.n. の家族療法のアプローチが他にも数多く存在する中で，どれを選ぶかは，治療者の志向のいかんによると同時に，治療者の働く臨床現場の条件に左右されるであろう。この治療が行われたのは，患者の多い一市中の総合病院の神経科で，治療者は特に家族療法のチームももたず，他の重症の患者もいる入院と外来治療の中で An.n. の治療も行っている場であった。そこには自ずと時間，マンパワー，病棟構造などの上での制約があり，逆にそれゆえ治療の焦点を絞り，現実的に可能な治療アプローチを取らざるを得ない。そこで治療者は自分が日常的に用いている精神分析的，力動的視点に基づいて，家族に関与しつつ観察する治療者（participant observer）として，家族のキーパーソンである母親とまずかかわり，母からみた家族をとらえ理解した上で，そこからしだいに父，その他の家族との関係へとかかわりをひろげてゆくやり方をよく用いている。一人の治療者が限られた治療の時間と空間の中で家族力動を変化させてゆく上で，比較的無理のない一つの方法と思われる。

　Aさんの症例では，Aさんのパーソナリティの病態水準が重く，母親との病的共生状態が強いと考えられ，Aさんに無理なペースで治療を進めれば，Aさんが精神病的破綻を来したり，危険な行動化を起こしたり，家族を操作して治療の中断に持ち込んだり，あるいは退院した途端に元の木阿弥にしてしまうといったことなどが予測された。これらの治療を無効にする動きを警戒し，くい止めつつ，何がその背後で動いているのかを探っていった。最初から治療的に変化させられることへのAさんの不安や抵抗を十分に理解し，Aさんに対しあ

くまでも非侵入的,支持的に接したことがよかったと思われる。Aさんの体重の回復が思わしくなく,治療抵抗が強かった分,母の変化と家族の変化から膠着状態をきりくずすことになった。その際治療者は,一人で患者と家族を見ていったが,このケースの場合にはそれによって身体管理,患者面接,家族面接などから実際に得た情報を一人の治療が総合的にとらえていく利点になった。その一方で筆者自身の時間的制約などのためそれほどこの症例を取りこむこともなく,かえって患者と家族ののれるペースに委ねながら,調和的に進めてゆくことになった。複数の治療者で取り組む態勢があればこれとはまた違った治療展開になったであろうが,必ずしも完備した治療体制がなくても,治療の視点を明確に持ち,治療現場の可能性と限界をよく吟味し,自分が確実にできるアプローチでじっくり症例に取りくんでゆくことにより,地味ではあるが着実な治療を行うことも決して難しくはない。

　今後 An.n. のケースは,ますます増えることが予測される。より多くの治療者が自分の置かれた臨床の場で無理なく実践できる治療アプローチを工夫して編み出す上で本症例が参考になれば幸いである。

文　献

1) Bruch, H. : Eating Disorders. Routledge and Kegan Paul, London, 1974.
2) French, A. : Disturbed Children and Their Families. Human Sciences Press, New York, 1977.
3) Kirschner, D.A. and Kirschner, S. : Comprehensive Family Therapy. An Integration of Systemic and Psychodynamic Treatment Models. Brunner/Mazel, New York, 1986.

子どもの心身症

はじめに

　子どもの心身症は欧米先進工業国やわが国で近年増加し，子どもをとりまく社会状況の複雑化が要因とされている。現代生活のストレスは子どもの症状の多様化や発症の低年齢化を促進し，身体疾患や障害などの持続的ストレスがある子ほど多くみられている。

I　心身症的症状の意味と機能

　心身症的症状は身体による子どもの訴えであり，症状が何を意味するかを理解することが治療の第一歩になる。症状は子どものSOS，家族をまきこむ迷惑ごと，完全な破滅を防ぐための安全弁，専門家を受診するための入場券など，子どもにとり生きた機能を果たす。同時に症状は家族にとり，子どもを通して隠された家族危機を訴え，家族内の葛藤やコミュニケーションの歪みを解消しようとする機能も果たす。そこで症状のもとにある問題の精神力動的な理解と解決が治療の軸になる。症状の消失や置き換えのみの対症療法は将来の心身症その他の精神障害の素地につながる。

II　子どものストレス

　何故ある状況がある子にとり，身体症状を生み出すストレスになるのか？
　戦争や災害のない平和な時代の経済的に安定した家庭での発症メカニズムは複雑かつ十人十色である。
　乳幼児はまだ言葉のない発達段階から養育者の情緒状態に敏感に反応し適応

し，養育者も本能的に乳幼児のサインを読み取り応答している。この相互作用を介し，乳幼児は刻々と生じる身体的・情緒的要求を充たしており，この相互作用がうまくいかない時に乳幼児のストレスがたまっていく。

ところで養育者と乳幼児の調和的な相互作用を拒む要因は双方無数にある。乳幼児側の要因には未熟児，身体疾患や障害あるいは気質による育てにくさなど養育者の対応を困難にする個体差がある。一方養育者側の内外の要因にはその人の感受性，精神状態，身体的状態をはじめとして，夫婦関係，家族の社会経済的状況などがある。たとえば夫の失業のために母親が抑うつ状態の時，母親の声の調子は平坦になり，乳児は敏感にそれを感じとり要求をやめてしまう。

III 世代間伝達と関係性障害の視点

乳幼児や子どもの存在は親の乳幼児期の無意識記憶を刺激し，心の深層に埋没していた原始的情緒をよみがえらせる[3]。たとえば幸せな乳幼児期をもつ人は幸せな記憶がよみがえるため自然に幸せな育児がしやすいが，乳幼児期に不幸な記憶をもつ人は不幸な情緒を思い起こすので育児は辛いものになりやすい。そのため目の前の子どものサインがよみとれず，子どもの正常な怒りの表現を自分への攻撃と感じとったり，傷ついたり，身構えたりする。

子どもの心身症は基本的には以上のようなさまざまなレベルでの子どもと周囲との関係性の障害（relationship disturbances）と考えることができる[9]。つまり個体や環境いずれかのせいにせず，両者の相互性の問題とみなす。母子関係，父子関係，兄弟関係，家族関係，家族外の関係は立体的に作用しあい，子どもの心の世界に関与している。子どもは家族システムの一部であり，子どもの症状は，本人自身の問題とともに養育環境のシステムに内包された問題を反映している。

養育システム内には家族，学校，近隣社会や親戚が含まれるが，特に家族システムは子どもの誕生や妊娠以前に，家族のシナリオともいうべき脈絡の中の子どもの心理的役割を用意している[8,10]。

IV 治療アプローチ

　治療は子どもが安心して本来の発達をとげることができるような日常生活の関係と脈絡を回復することにある。人の心が生涯を通じて発達し、心の拠り所（安全基地、愛着対象）を足場に新しい経験に向かって探検していくことはボウルビー（Bowlby, J.）の愛着理論[2]とマーラー（Mahler, M.）の分離－個体化過程[6]により明らかにされているが、子どもの心身症も正常な愛着システムの発達と分離－個体化過程からのひとつの逸脱である。正常な分離－個体化を支えるような家族の愛着システムの回復が必要である。

　幼い乳幼児ほど関係の改善に敏感に反応し問題の解決も早い。年長ほど現在のストレスに幼いときからのストレスの累積、過去の軋轢の記憶が複雑にからみあう。葛藤は複雑になり障害が遷延しやすい。症状が長年続き日常の適応パターンの一部に取り入れられると、障害は関係性障害から個体内の障害に移行していく。以下に具体例をあげて述べよう。

症例1

　2歳のまりちゃんは毎晩眠りからふいに目覚め、狂ったように「ママがいない！」と泣き叫ぶ。半年前に弟が生まれたころから睡眠障害が出現した。母親の出産時は母方祖父母に預けられ、弟への嫉妬もなく昼間は元気であるが、睡眠障害はいっこうにやまない。

　このような乳幼児期の心身症的症状は一過性の単一の発達途上の問題から、すでに深刻な複雑な問題の萌芽である場合まで、幅の広い可能性が考えられる[4,5]。ここでは、まりちゃんと家族のどのような要因が相互に作用しあい発症の背景となる情緒的な脈絡や意味を作り出しているのか、症状は家族にどのような不安、困惑やストレスを引き起こし、その葛藤を表現し、防衛する機能を果たしているかなどを理解していく。

　まりちゃんにとり睡眠障害の出現した1歳半はマーラーの発達図式における再接近期である。母親との絆が深まり、自己主張が強まり、母からの分離が見捨てられる不安につながりやすい時期である[11]。この時期抵抗なく祖母に預けられ、嫉妬もなく弟を迎えるとは何を意味するのであろうか。自然な分離不

安や嫉妬が表現できず，大人の都合に自分をあわせてしまう．ウィニコット（Winnicott, D.W.）のいう「偽りの自己」への発達の危険がある[11]。一方次子の誕生により二人の子をもつ家庭に移行する家族過程で，両親にはどのような期待や不安があるのであろうか？　またそれらは家族の現在おかれた社会的状況と父母の過去における乳幼児期の体験や家族関係の記憶とどのように関係しているであろうか。

〈相談1回目〉
　まりちゃんは弟を抱く母親から離れ，ひとりで遊びながら大人の会話に聞き耳をたてている。大人の視線や言葉に敏感なませた子で，周囲も大きな子と錯覚しやすく，まりちゃんも背伸びして期待に応じようとする。「あっこわしちゃった。ダメ！」と独り言をつぶやいている。父親は忙しく不在がちだが，母親は「慣れています」と言い，「家族や生育歴には問題はないはずで，夜泣が不可解です」と主張する。母親は毎夜「ママがいない」と泣き叫ばれ疲れており，まりちゃんを見つめる眼差しにゆとりがない。母親は弟とまりちゃんを比べ「弟は扱いやすくよく寝てくれるのにまりは一人目で難しい」と言う。
　この初回の相談には親子の不安があふれている。まりちゃんは自分が悪い子だから連れてこられたという被害感を示し，母親は権威者に自尊心を傷つけられることを警戒している。
　初回の親子の不安と防衛のあり方は，往々にして家族システム固有の不安と防衛を反映している。この防衛の観察と理解が治療仮説を導く手がかりにもなる。母親は夫の不在や幼い娘を祖母に預けることに不安を示さず，うまくいっているからと現実的にわりきっている。わりきれない情緒が，夜「ママがいない」と娘が母子分離不安の叫びをあげる時に一挙に突き上げてきている可能性がある。

〈第2回目〉
　前回の相談より両親は，まりちゃんの早熟さが本人にとりストレスになることに気づき，もっと甘えさせるように心がけている。診察室でもまりちゃんをよく抱き，ゆったりしたふれあいが増えている。夜中にまりちゃんに泣き叫ばれると普通の親以上に敏感になる点について一緒に考えていく。
　〈お母さんの幼い頃はどうでしたか〉ときくと，母自身の幼児期が語られる。

「私も眠れないことがよくあり，母は一度も起きてくれないので父のところにいきました。母は兄たちとは仲良いのに私には冷たい母でした」さらに家族の大事な悲劇が語られる。「母は自分の母親が産後1週目に心不全で突然亡くなり，伯父母に育てられました」。

ここから「ママがいない」という言葉が家族の歴史の悲劇と呼応し，夜泣が母親に深刻な響きを与える理由が理解される。まりちゃんのおばあちゃんがまりちゃんの年の頃「ママがいない」は現実の悲劇であった。家族と乳児は対象喪失の悲哀の中で生きねばならなかった。家族にとり〈女児を産むこと〉は〈母が死ぬ〉不安につながり〈母親がいなくても子は育つ〉という分離不安の否認が家族の集合的な防衛となっている。この悲劇を繰り返さないことは家族の至上命令となり，「まりを出産する時，主人は祖母の死のことを心配し，わざわざ産科医に相談しました」と母親は回想する。出産は「計画分娩で6時間かかり出産直後はつかれ果てて，まりを抱けず，あっちに連れていってと看護師に頼みました。まりは丸4日間は母乳をのんでくれず悲惨でした」すでに誕生の時から母子相互の拒絶が生じている。その裏には母と娘の関係が死につながるという曾祖母の死以来代々伝達されている母－娘関係の葛藤が，母子分離不安の否認と，母なしでも育つかのようなまりちゃんの早熟さにつながっている。

〈第3回目の相談〉

前回の祖母の話は母親の不安を大きく和らげ，それ以来「ママがいない」と夜中に叫ばれても，別に死んだという深刻な意味ではないと，ゆったりと構えられるようになった。また治療者の受容が母親自身の母親像の修正につながり，まりちゃんとの母子関係を十分に楽しむことができるようになっている。症状は消失し，まりちゃんは年齢相応の甘えやいたずらを示すようになった。

症例2

9歳のけい子ちゃんは円形脱毛症がある。しっかりした子で，学校では人気者である。家では気の弱い7歳の弟が母親を独占し父親は仕事に忙しい。円形脱毛症に気づいた母親は，学校の出来事を問いつめたが，けい子ちゃんは「何もない」と言いはる。

治療者と二人きりになるとけい子ちゃんは「2カ月前から毎日，仲良しのまさえちゃんが人のいないところで自分をつねったりけったりして辛い」と語る。

まさえちゃんは父親が病気で母親が病院通いのため，ほっておかれて気持ちが荒れている。「このことお母さんには言えないの。言うとまさえちゃんと遊べなくなる。そしたら私一人ぼっちになる。先生，絶対にお母さんには言わないでね」。

　この場合子どもが仲良しの友から長期にいじめられることも異常だが，その窮地を身近な父母に訴えられないコミュニケーションの断絶の方が問題である。仮に子どもが訴えなくても「何か様子が変だ。そういえば表情が暗い」と親が気づく。子どもも学校の先生などに訴える。この場合けい子ちゃんはまさえちゃんの陰でのいじめに同調するパートナー役を果たしてもいる。二人とも親に甘えられぬ淋しさを互いに発散している。けい子ちゃんは夜は恐い夢を見，食欲はおちている。一見かしこく幸せな子どもを演じているが，これは心身症になる子どもの特徴でもある。いやなことがあったらその場で泣きわめいて訴えられる子はわざわざ身体化という方法を用いなくてすむ。

　問いつめても答えない娘に母親は苛立ち「お母さんは関係ないわよ」ときっぱり言う。家庭のプライヴァシーに侵入される不安から治療者を寄せつけないし，娘とのかかわりも遠ざけている。この初回の防衛には母親自身のどのような葛藤が反映しているのだろうか。

　けい子ちゃんの幼児期の様子を聞くと，1歳半ころから自己主張が激しく，親子は我のはりあいになったという。時期的には正常な自我の芽生えであるが，母親には扱いにくい子であった。母親自身は三女に生まれ，幼児期同居していた祖母に溺愛された。そのため実母と姉たちから疎外され，幼な心に母恋しくて近寄ろうとすると祖母に阻まれた。実母も知らん顔だった。そう語る母の目には涙が浮かんでくる。けい子ちゃんが歩きだして我をはりはじめた頃から，可愛さよりも苛立ちを覚えたのは多分自分の乳幼児期を思い出したからかもしれない。自分が実母からスキンシップを得ることができなかった分，娘に与えることは難しく，知らぬ間に娘の甘えを退けていたことに母親は気づいていく。円形脱毛症は乳幼児期からの長い母子関係の疎外から生じていることを母親は理解していく。

　「今さらといって，あの子は私を拒絶するでしょうけど」と言いながら母親は，以前よりもけい子ちゃんの身になって感じ，よくふれあうようになってい

る。同時に自分の幼児期の淋しさをふり返り,自分をいとおしく思うとともに,けい子ちゃんにも共感できるようになっている。おそらく母親の眼差しや声のトーンは知らぬまに暖かくなったに違いない。けい子ちゃんは前よりも母親に甘えるようになり,ある日腕の青あざを母親が見つけると,自分から素直にいじめについて語る。以前なら怒ったはずの母親は,「よく話してくれたわね」とけい子ちゃんを胸にしっかりと抱きしめた。次の日まさえちゃんがまたいじめるとけい子ちゃんは,「やめてよ。イライラしているなら自分でお母さんに言えばいいじゃないの」とやり返している。母親が心の拠り所になったので,まさえちゃんとのサドマゾ的な関係の中でストレスを発散する必要がなくなったのである。

　その後母親は「私はけい子の姿に母に対して恨みながらつっぱっている自分の姿を映しだしていたのかもしれません」としみじみと語っている。母親の未解決の葛藤が娘との母子関係の中にもちこまれ,娘との正常な心の交流が妨げられ,ストレスを訴えずにためこむメカニズムが子どもの側に生じたとも言える。

　以上は臨床例を通じての子どもの心身症の一端であるが,子どもの症状の背景にはこのように,現在のストレスと早期幼児期からの養育関係と子どもの身近な依存対象である親自身の幼児期の葛藤などが複雑にからみあい,立体的な相互作用が展開しているのである。

文　献

1) Barker, P. : Basic Child Psychiatry. Blackwell, Scientific Publications, London, 1988.
2) Bowlby, J. : Attachment and Loss.Vol.1, Attachment, Basic Books, NewYork, 1969.
3) Lebovici, S. : Fantasmatic interaction and intergenerational transmission. Infant Mental Health Journal, Vol.9. 1988.
4) Daws, D. : Through the Night : Helping Parents and Sleepless Infants. Free Association Books, London, 1989.
5) Kreisler, L. for Cramer, B. : Infant psychopathology : Guidelines for examination, clinical groupings, nosological propositions. In Call, J-, Galenson, E., Tyson, R. (ed.) Frontiers of Infant Psychiatry. Vol1 Basic Books, New York, 1983.
6) Mahler, M.,et al. : The Psychological Birth of the Human Infant : Symbiosis and Individuation, Hutchinson and Co., London, 1975.（高橋雅士,織田正美,浜畑紀訳：乳幼児の心理的誕生——母子共生と個体化——. 黎明書房, 1981.）

7) Noshpitz, et al. : Basic Handbook of Child Psychiatry. Basic Books, NewYork, 1979.
8) Richter, H.E. : The Family as Patient. A Condor Book, Souvenir Press, 1974.
9) Sameroff, A.J.,Emde, R.N. : Relationship Disturbances in Early Childhood : A Developmental Approach. Basic Books, New York, 1989.
10) 渡辺久子：児童の神経症的障害と家族．加藤正明，藤縄昭，小此木啓吾編：講座家族精神医学3巻，弘文堂，1986.
11) Winnicott, D.W. : Through Pediatrics to Psycho-analysis. The Hogarth Press, London, 1958.（北山修訳：児童医学から児童分析へ．岩崎学術出版社，1990.）

児童虐待と世代間伝達
―― 連鎖を断ち切るために ――

はじめに

　ある日，1歳半の赤ちゃんを母親が殺すという事件が起きた。泣きやまない子を前に，母親が発作的に布団をかぶせたという。父親の帰りが遅い，都会の核家族のアパートの出来事であった。母親には昼間声をかけ合う近所の友達も，電話する実家もなかった。

　この事件を取材した某新聞社の記者は筆者に「苦労して産んだかわいい赤ちゃんを，どうしてこんなことが？」と絶句した感じで質問してきた。筆者は「要求の激しい赤ちゃんを，昼間たった一人，孤立した状況で育てるのは，大変なこと。泣きやまない赤ちゃんを前にすれば，誰でも自分が泣きたくなる。赤ちゃんの時に暖かく幸せに包まれた人はまだしのぎやすいけれど，そうでない人が泣き喚く赤ちゃんといると，辛い感情がかき立てられ，地獄のよう。この方は暗い生い立ちかもしれないですね」と答えたが，一般の人にはわかりにくい問題であろう。その後その母親が乳児院で育っており，赤ちゃんが泣くたびに気が狂いそうになっていたことがわかった。このように苦しんでいる母親たちの気持ちが広く理解され，母親を暖かく包む社会状況があったらと悔やまれる。

　虐待は有史以前より存在し，今日も世界の至る所で起きている人間社会の暗い闇である。本来保護され，慈しみ育てられるはずの子どもが，信頼を向ける身近な大人に蹂躙される事実は，誰にとってもあまりにも理不尽であるがゆえ，否認され闇に葬られてきた。しかし都市化，工業化により，家族や身内を軸にした地域共同体の養育機能の低下が進行する今，生命の危険にさらされ将来の発達の重篤なリスクを抱える子どもたちの増加を無視できぬ状況に迫られ，幼い仲間を人間として社会的に守ろうという気運がわが国でも全国的な輪に広がりつつある。

しかし，虐待は，人が自分で意識しにくい深く激しい葛藤による現象であり，それに取り組む私たちの誰しもが，複雑な情動を刺激されるため，適切なアプローチを見いだすのは容易ではない。私たちが個々に人として成熟するとともに，社会全体がより人間的な英知を身につけ，人間の歴史とその葛藤のしがらみをふり返る作業の積み重ねが必要であろう。

I　葛藤の世代間伝達

　児童虐待の問題は，かつて虐待する人個人の病理が問題にされ処罰的に扱われてきたが，近年は子どもをとりまく家族や身近な集団の，複雑な集団力動や関係性の障害の反映として理解されつつある。虐待を生じるメカニズムの多様性・個別性がよりよく認識されるにつれ，虐待をよりダイナミックな視点から理解し解決しようとする姿勢が強調されてきた。特に今日，虐待のダイナミックスの理解に欠かせないのが心の葛藤の世代間伝達であり，虐待の有効な介入の実践に重要な役割を果たしている。

　葛藤の世代間伝達とは，親自身が受けた心の傷や親子関係の葛藤が，誰にも理解されぬまま，心に深く抑圧され続ける時，何気ない日常生活のふれあいの瞬間に，思わず無意識に子どもに伝わることをいう。親自身は，人生のどこかで，親との死別・離別，戦争により国や家を追われる体験などや，家族の骨肉の争い，子どもとしての心身の基本的な要求の剥奪などに実際にさらされている。この親自身が受けた苦痛を，現実には目にみえた外傷体験を受けていないはずの子どもが受け，親の体験に酷似した無力感，怒り，不信感や絶望にさいなまれていくことをいう。

　この葛藤の世代間伝達は，特に第二次世界大戦において，ナチスのユダヤ人迫害を逃れて生き延びた人たちの子どもや孫に，さまざまな心理的障害があらわれる例として報告された（Kestenberg, J., Pines, D., 1986）。今日では，パイヌース（Pynoos, R., 1996）やヴォルカン（Volkan, V., 1996）らに，より国際的に研究されている。パイヌースは，外傷体験が癒やされぬまま心に埋もれていくと，長い年月にわたりその人の人格発達や，対人関係の予測や期待の持ち方を歪め，狭く偏った苦しい生き方に，その人を追いやっていくという。また，

虐待の世代間伝達についてはすでに膨大な臨床報告が累積している。スティール (Steele, 1983) らは虐待されていながら報告しない例が多く調査の難しさを指摘しているが，世代間伝達の頻度は，慎重に推定しても30％はあると報告している。これは虐待の体験をもたない親による虐待の発生率の5倍にあたる。一方，虐待の精神病理が伝達するのではなく，親自身が虐待を受けることにより愛着体験が歪み，歪んだ愛着パターンが親子関係で伝達されるという指摘もある (Zeanah,, 1989)。安定した愛着型の母親からは，不安定な愛着型の子が成長した研究報告もある (Fonagy, P., 1991)。

II　相互作用シークエンス

「子どもは人の親なり(Child is the father of the Man)」とイギリスの詩人ワーズワースが詠んでいるように，乳児は鋭敏な感性で，誕生から周囲の出来事を吸収し，大人になる心の土台を発達させていく。すでに生後9カ月頃には，乳幼児は敏感に頼っている人の感情を見抜き反応する力をもっている。これを間主観性 (intersubjectivity) というが，そのため，乳幼児は親の本音の苦悩まで察知し吸収してしまう。心に焼き付いた人間関係のイメージは，その一生の軌道を方向付け，次の世代にまでもその波紋は及んでいくといわれる。

親自身の親子関係の特徴やパターンは乳幼児との間で反復され，親子関係の葛藤は世代間伝達を示す傾向が認められる。親自身の，親子関係の未解決の葛藤が，知らぬ間に親－乳幼児相互作用に反映したものを，症候性相互作用シークエンス (symptomatic interactional sequence : クラメールとスターン, 1987) と呼んでいる。相互作用シークエンスでは，親が乳児の行動や要求を歪んでとらえ感情的に反応するので，乳児は偏った反応を強いられていく。すると，葛藤的な親－乳児相互作用は容易に悪循環に陥り，乳児は異常な行動や症状を示すようになる。そこでさらに親－乳児の葛藤が危機的な様相を呈し，親がとっさに衝動的に子どもをいためつける行動が生じていく。

この世代間伝達の連鎖は，虐待する親や大人がしみじみと感情をこめて，誰かとの信頼関係の中で自己の葛藤を見つめる作業により，解決できるのではないかと考えられている (Fonagy, P., 1990)。虐待する大人の心像には，不安に

なり絶望した時にふと目を閉じて，心に思い浮かべることのできる優しく安心な「瞼の母親」が乏しい。代わりに，「死んだ母親コンプレックス（the dead mother complex）」とグリーン（Green, A., 1986）の呼ぶ，暗く死んだような瞼の母親像がある。それは，子どもの頃に，母親が肉親の死・病気・嫁姑や夫婦葛藤などで悩み，落ち込んでいた姿を敏感に察知して心を痛めていた時に焼き付いたものであろうが，うわの空で母親に見捨てられたような子どもとしての不安の裏には，暖かい親子関係を思慕する気持ちがあったことを指摘していくと，葛藤がほぐれていく。

a　幻想的相互作用：「現実・空想・幻想の乳児」

虐待に関連した親子関係の深く激しい情動は，普段は無意識のものである。たとえば母親が乳児に抱くイメージには，母親の意識に浮かぶイメージから，無意識のイメージまで幅があり，レボヴィシ（Lebovici, S., 1988）は次のような三つの乳児イメージがあるとしている。

現実の乳児（real baby）は，目の前にいる実際のわが子の客観的なイメージ，空想の乳児（imaginary baby）は，子どもの時から，将来こんな子が欲しいと空想してきたイメージ，幻想の乳児（fantasmatic baby）は，乳児により誘発される原始的な情動である。かつて自分が乳児として感覚的に生きた時の不安，恐れや怒りなどの原始的な身体感覚的記憶で，無意識である。周産期，乳児期に虐待，無視や，見捨てられながら，耐えて生き延びた人に湧きやすい。特に乳児と二人きりの時に限り，襲ってくるため，周囲には理解してもらいにくい。自分がわが子に迫害されていると誤認し，自己防衛的に乳児を拒絶し，傷害や死に追いやる危険がある。

b．攻撃者への同一化（identification with the aggressor）

親に虐待を受けた子が成長して加害者になるメカニズムは複雑であるが，「攻撃者への同一化」が有名である。虐待を受けた子は，深い見捨てられ不安と心身の苦痛にさいなまれながら生きる。被害者から加害者になることは，心に焼きついた心的外傷を逆転させる効果があり，子どもは虐待の痛手から自分を守ろうとして，危害を加えた人に同一化する。

III 世代間伝達の鎖を断つために

特に乳幼児虐待では，母親は自分勝手な乳幼児を，自分をいじめる暴君のように感じ，負けまいとして，危害を与える場合が多い。生命の危険や，後年の重篤な精神病理につながりやすく，早期発見，早期介入が急務である。しかし実際には周産期，乳児期は，母子が一体のユニットをつくり，特有の複雑な関係のダイナミックスの中に生きている。そこで，母子関係の不調和，つまり関係性障害（relationship disturbance；Sameroff, A., 1987）が虐待を引き起こしていると考える。親－乳幼児の相互作用のダイナミックスを的確に理解することが，適切なアプローチに欠かせない。

a．ミクロ，ミニ，マクロレベルの虐待

便宜上虐待は，①ミクロ（母子関係）虐待，②ミニ（家族－子関係）虐待，③マクロ（社会－子関係）虐待に分類され（図1），虐待へのアプローチもそのレベルにより異なる。

1）ミクロ虐待（micro-abuse）

ミクロ虐待は，親の不安や葛藤と乳児の反応が響きあい，有害な親－乳幼児関係性障害が生じているが，周囲にはまだ気づかれず，いわば虐待の前駆状態である。

例：産後抑うつの母親が乳児をかわいがれない状態。背後に母親自身の現在と過去の不安があるが，助産師や保健師など，身近な人が早期に発見し，母親を暖かく包み込むことで，早期に葛藤をほぐすことができる。つまり，いわば心のドゥーラ効果により，寄り添っている人が，母親にとっては，瞼のお母さん，あるいは実家の母親

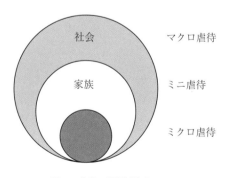

図1　虐待：関係性障害レベル

のような心のよりどころになりやすい。何よりも母親が安心できる暖かい接し方により，母親の心細い気持ちを受け止め，「それでいいのよ」と支えることが役立つ。逆に，身近な女性である，助産師・看護師や保健師が，育児のあるべき姿を，指示的に権威的に押しつけたりすると，母親はとたんに自信を失って落ちこみ，過去に不幸な生い立ちが加わると，不必要に虐待が誘発されることになりやすい。

2）ミニ虐待（mini-abuse）

ミニ虐待は，ミクロ虐待が家族機能不全の中で進行し，乳幼児に危険な親－乳幼児関係性障害が顕在化してきた段階である。

例：乳児への父親の暴行を母親が制止できない状態。早晩危険が生じるので，時をおかずに，家庭訪問，父親を交えての相談などが必要である。たとえば，ある父親は，母親が妊娠してから急に気難しくなり，母親，次いで生まれた子に暴力を振るうようになった。後日父親を相談に招き，父親が乳児期，里子に出され辛かったことを聞き出した。乳幼児を見ると，むらむらと怒りが湧き，自分ではどうしようもないことが語られた。父親への濃密なサポートにより，徐々に解決した。

3）マクロ虐待（macro-abuse）

マクロ虐待は，ミニ虐待を身近な家族や地域社会が解決できず，乳児が遺棄や，心身の傷害や死に至る状態。母親が乳児を発作的に絞め殺してしまう場合から，戦争等の社会変動や抑圧的な社会システムにより，乳児が親から引き裂かれたり，傷害や死に至る状態を含む。

例：母の子殺し，戦争孤児，間引きなど。すでに問題が大きくなっており，社会的なネットワークの中で，大局的に家族と子どもにとりベストな方法をとる。親の現在と過去の生活史に照らし合わせて，親の養育能力を慎重に評価し，必要ならば親と十分に話し合い，親子を分離する。乳幼児が安心して生活できるような家庭や施設で育てることにより，乳幼児の心身の成長と虐待の世代間伝達を防ぐことにもなる。

b．赤ちゃん部屋のおばけ（ghosts in the nursery）

虐待の世代間伝達の理解を，臨床実践にいち早く適用したのが，乳幼児精神

医学の研究者（フライバーグ，スターン，クラメールら）であるが，その代表が「赤ちゃん部屋のおばけ」，とも「育児室の幽霊」(ghosts in the nursery) ともいう現象である。フライバーグ（Fraiberg, S., 1972）が発見し治療的に研究した。特に，周産期に母親が乳児と二人きりでいる時に，不意に母親を襲う，言葉には表しがたい不安，恐怖，苛立ちや嫌悪感などを指す。

スラム街の乳児虐待の早期介入を行ったフライバーグは，乳児が母親の深い記憶を蘇らせ母親を脅かす現象を目撃し，「赤ちゃん部屋のおばけ」と呼んだ。家庭訪問の最中，母親が3歳の乳児の抱っこの要求を，かっとなって無視するのを見た時，さりげなく「あなたは3歳頃どんな子だったのかしら？」と優しくつぶやいた。すると"きっ"となっていた母親が，ふっと表情を変え，「3歳，その頃私の母はもういなかった。母はアル中で，蒸発した」と言ってぽろぽろ涙を流して泣き出した。「そうなのね。抱っこしてもらいたくても，してもらえなかったのね。だから，子どもに『抱っこ』と言われると，反射的に辛い気持ちになるのね」と共感すると，母親はひとしきり泣き続け，その後は優しい柔和な表情になり，その子を自然に抱っこすることができた。

このようにフライバーグは，母親が泣き続ける乳児を無視する瞬間，しばしば自分が親に無視された辛い思い出が不意にこみあげていることを発見した。母親が，治療者の助けにより葛藤に気づき，親にされた辛いことをしみじみ語れるようになると，理不尽な感情が消えていく。そして乳児と自然なふれあいが可能になり，虐待につながる行動が消失する。虐待する母親に対し，こうしなさい，こうあるべきだと諭すのではなく，代わりに，かっとなる瞬間の気持ちに気づかせ，その由来を一緒に考える。そのことが，虐待の危機状況を解決する糸口になるというのである。

c．死んだ母親コンプレックス（the dead mother complex）

この現象と並んで，もう少し静かな形で起こる問題に「死んだ母親コンプレックス」がある。肉親の死の悲嘆や病気の不安，不幸な嫁姑や夫婦関係等の葛藤に悩む母親が，育児しながらふと暗い世界に落ち込み，乳児へのケアどころではなくなると，乳児はそれを敏感に察知する。この母親の暗さや，母親との死んだような関係は，乳児に影響し，乳児の自然ないきいきとした情動を抑

え，無表情，緊張，視線回避などの偏った防衛反応を誘発する。この死んだような母親との関係と向きあう乳児は，「死んだ母親コンプレックス (the dead mother complex)」(Green, A., 1986) を抱き，歪んだ精神発達を遂げたり，実際に愛情遮断症候群を呈したりする。

「赤ちゃん部屋のおばけ」と「死んだ母親コンプレックス」の現象が，しばしば観察されるのが，工業化社会での母親の抑うつである。工業化された都市社会の孤立と孤独から発症する母性抑うつは，社会問題になっている。

孤立した母親が，背景に，流産，死産，実母の苦労や精神障害，あるいは親との離別，死別，または親に甘えることができぬ乳幼児期の体験などをもつと，暗い母親像を抱きながら，得体の知れぬ不安にかられ，緊張した不安定な育児を行いやすい。しかも，この心理状態は密室で生じるゆえ，母親の言葉にならぬ苦しみは他人には理解しにくい。

特に産後抑うつ (postnatal depression) は，欧米の都会では100人に1〜1.5人以上の発現率である。激痛を伴う出産，母乳の失敗，助産師のささいなきつい声かけなどによって誘発される。几帳面で良心的な性格の母親，実家の母親との不安定な絆の母親に生じやすい。母子心中，乳児殺しなどの深刻なリスク以外に，乳児の世話が主に母親によってなされるため，乳児の言語発達，対象像・自己像の発達，および社会的スキルの発達の障害につながることが明らかにされている。

IV 心の安全基地と内省的自己

フライバーグは，虐待する親自身が，信頼できる相手との関係で，しみじみと，自分の辛かった乳幼児期の被虐待体験を語り合えることが大切と提唱し，スラムの家庭訪問を実践し，台所で親−乳児の相互作用を扱う相談を行った。何よりも，不幸な生い立ちや葛藤をもつ母親が，安心して，愚痴や本音を出せる相談者や相談の場をもてることが大切である。それには相談者が，暖かく包容力があり，母親を責めず，心から優しく母親に理解をもてる人であることが大切である。

フォナギーは，スラムの母親の調査で，逆境に育ち，幼児期虐待や母性的養

育の剥奪を体験しながら，わが子は安定した愛着をもつ子に育てることができた母親を調べた。彼女らの特徴は，自分の幼児期の辛さを，正直に情緒的にふりかえる力をもっていたことであり，それを内省的自己（refelective self）と呼んだ。安心できる場で，しみじみと自分を見つめることができる時に内省的な自己は育まれる（図2）。

以下に内省的な自己が育まれたケア事例を紹介したい。

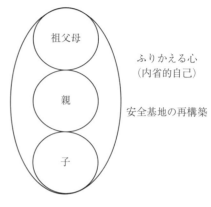

図2　世代間伝達の鎖を断つ

◎ケア事例：1歳半の女児を目の敵にする母親のケア

保健師が緊急ケースとして依頼してきたのは1歳半の女児と肥満の母親であった。相談室に入った途端に，母親は「この子は生意気。私を馬鹿にする。父親とばかり仲良くする」と敵意に満ちた目で訴えた。椅子に腰を降ろした途端に，目の前のわが子は眼中になく，自分の育児，家事の大変さばかり語る。相談者が集中して話を聞いていると，表情が和み，自然と自分の若い頃や生い立ちの話になった。母親は自分が肥満とおねしょのために，たえず3歳下の妹と比較され，母親に拒否されてきたことの不満をぶちまけだした。自分は醜い。妹は生意気。母は私に冷たかった。自分はじっと我慢していた。妹が憎らしくてたまらない。（あなたはどんなにか寂しかったでしょうね）と相談者が察すると，母親の目からは涙がとめどなくあふれ，とまらなかった。女児は心配そうにちらり，ちらりと母親を見やり，そして相談者を見た。相談者が，目で（大丈夫）と微笑みかえすと，女児は気をとりなおし，我慢して遊び始めた。1歳半にしては無理な我慢であった。

この時点で，「この子は生意気」という母親の訴えは，知らぬまに妹への嫉妬と敵意が女児に向けられているものであることがわかった。女性の相談者と女児と母親3人のこの場自体が，母親にとっては妹と母親をとりあった子ども

時代に似た三角関係が生じていた。母親は必死で相談者の注意を独占し，女児には目もくれない。まるで子ども時代に求められなかった母親の注意を，相談者から引き出そうとしているようであった。相談者がちょっとでも女児に目を向けると，母親はぐいと自分の話に引き戻す。あっと言う間に40分は経過し，女児はついにしびれをきらして，「えいっ」とばかりにクレヨンを床に投げつけた。「やめなさいっ！　何するの！」母親は女児のこの間の辛さもわからず，反射的に怒鳴った。女児がかっとなって母親にクレヨンを投げつけると，「先生，これです！」と母親は，相談者を味方につけるように憎々しげな目で相談者に訴えた。

　この一連の母子相互作用をじっと見守っていた相談者には，母親が女児を，自分が幼児期に母親にされたように無視し我慢させ，否定していると感じられた。相談室で世代間伝達の葛藤が相談者を巻きこんで展開したのである。

　（長いことわかってもらえなくて辛かったね。あなたはどんなに我慢したことでしょう）と相談者は女児と母親の両方に向けて暖かい声をかけた。すると母親の目からどっと涙が流れ，表情が和み，しばらく声もなくじっとしていた。その直後，母親は相談者が指示しないのに，自分から両手を広げ，「おいで。ママのお膝に抱っこしてあげよう」と優しく自然に女児に声をかけた。母親は相談者によく自分の悩みを聞いてもらい，深く受け止められたと感じたようであった。そして自然に自分が相談者にしてもらったように，女児を理解し受け止めようとする心のゆとりが芽生えたのであった。この母子は，育児が一山を越える3歳まで，隔週相談を続け，「相談」が，母親の心のよりどころ，心の安全基地として機能した。

V　内省的自己を育むためのさまざまな取りくみ

　虐待の連鎖は，内省的自己を育むことにより克服可能ではないか，という知見が，臨床現場では新しい希望になっている。この内省的自己の養成には，それをサポートする発達促進的な構造が必要である。治療関係，治療構造のミクロの母子関係，ミニの家族関係，マクロの社会関係レベルにわたり，多次元的な多職種による，サポートの複合体を長期的に提供していこうというのが一つ

の流れであろう。そのような中で，わが国でも，全国的なネットワークが発展している。

　母子関係のミクロレベルのアプローチには，親子の主観的世界の相互作用の改善を目指す親－乳児精神療法や，親自身の心の中の現像を改善する個人精神療法がある。

　子どもと家族をめぐるミニレベルの治療には家族関係のダイナミックスを観察し援助する，周産期抑うつ患者のための母－乳児病棟やフィンランドのタンペレ（Tampere）大学の小児精神科の家族病棟のようなものがある。前者では，公立の母子病棟のスタッフが，いわば実家の母親代わりに母親の安全基地となって，うつ状態の母親を支え，乳児に危険が及ばぬように守り，母親が自分で育児ができるように助けていく。後者では，乳幼児をもつ一家族が，昼間続けて3週間，家の形をした病棟に2人の相談者と暮らしながら，自分自身の現在と生い立ちの問題を語っていく。実際に昼食を一緒に作って食べたり，子どもと遊んだりしながら，言葉にならない情緒的交流の特徴を理解してもらうだけでなく，自分の葛藤も整理するものである。

　母子を社会・集団のマクロレベルで支える方法には，育児のサポート集団作りや，母親グループで，仲良く一緒に子どもの手遊びやダンスをしながら，母親の葛藤をほぐしていくアプローチなどが，さまざまに試みられている。

おわりに

　乳幼児殺しや虐待は，人類の有史以前より存在したが，あまりにも理不尽なことゆえ，長い間闇に葬られてきた。しかし社会の都市化，工業化が，家族や地域社会の養育機能の低下をもたらした今日，虐待は情況次第でどこの家で起きてもおかしくない。虐待は，意識しにくい深い葛藤に基づく行動であり，周囲の私たちまで，複雑な情動に巻きこまれるが，その背後にある，情動や葛藤の世代間伝達の理解が必要である。

　虐待する親を責めず，一緒に考え解決していくには，私たち臨床家自身が，乳幼児期に虐げられることの傷の深さ，ゆとりを失った人間に起きる激しい情動の暗さを理解し，専門家としても人としても成熟度を高め，より深い英知を

獲得することが必要であろう。

文　献

1) Bowlby, J. : Maternal Care and Mental Health. World Health Organization. Geneva, 1951.（黒田実朗：乳幼児精神衛生．岩崎書店，1962.）
2) Fonagy, P., Steele, H. Steele, M. : Maternal representations of attachment during pregnancy predict the organization of infant-mother attachment at one year of age. Child Development. 62 : 891-905. 1991.
3) Green, A. : On Private Madness. Hogarth Press, 1986.
4) Kein Browne. et al. : Preventing Family Violence. John Wiley, 1998.
5) Lebovici, S. : Fantasmatic Interaction and Intergenerational Transmission. Infant Mental Health.
6) Mrazek, P. : Maltreatment and infant development. In Handbook of Infant Mental Health, pp.159-172, Guilford Press, 1993.
7) Steele, B.F., et al. : A psychiatric study of parents who abuse infants and small children. In Heller, et al. ed. The Battered Child. University of Chicago Press, 1983.
8) 渡辺久子：心の世代間伝達．子どもの発達とその障害．放送大学教育振興会，1998.
9) 渡辺久子：親子関係の世代間伝達．発達73, ミネルヴァ書房，1997.
10) Zeanah, C., Zeanah, P. : Intergeneration transmission of maltreatment. Insight from Attachment Theory and Research. Psychiatry, 52 : 177-196, 1989.

臨床心理・精神医学的観点からの児童虐待への対応について

はじめに

　虐待のニュースが毎日のように新聞やテレビをにぎわし，子育ての危機感が増している。小児の臨床現場には，複雑な背景をもつ虐待ケースの受診が絶えない。どのケースも多種多様な子どもの資質，家族関係や親戚，地域，学校集団の葛藤の絡む複合要因が認められる。工業化により子どもの発達環境が急激に変容する中，虐待の臨床にも新しい視点が求められる。

I　変動する社会と不透明な虐待

　子どもが健やかに育つ普通の環境をハルトマンは「平均的期待環境 average expectable environment」と呼び，戦争や災害のない時期の社会を指した (Hartman, H.[4])。今日IT革命を含むグローバリゼーションの波は子どもの発達環境を激変し，ハルトマンの概念はもはや通用しない時代になっている。

　虐待は有史以前から存在した人間の闇である[6]。ギリシアのスパルタの遺跡から発掘された傷だらけの乳幼児の頭蓋骨や，中世の修道院の記録に残る過酷なしつけの記録には，明らかな身体的虐待が記されている。産業革命の英国では，煙突掃除や紡績機械の下にもぐって糸くず拾いをすることにより幼児が焦げたり機械に巻き込まれて命を落とした。そこで児童労働が禁止されたのが児童虐待防止法の先駆けである。さらに近代には放射線科医ケンプ（Kemp）らが虐待の骨折所見を報告し，医師による子どもの救済が始まった。これらはいずれも目に見える虐待である。

　今日の都会生活の複雑すぎる状況の中で，児童虐待は見えにくい。携帯メールに夢中の母親にネグレクトされる乳児の暗い表情を誰も気にとめない[23]。

高層マンションの密室でテレビやゲームに釘付けの子が、夜恐ろしい夢にうなされていることを親は知らない。小児科に頭痛、嘔気、腹痛の不定愁訴で受診した子が、実は受験勉強の過酷スケジュールに疲れ果て死にたくても、実際に子どもが自殺するまで親も教師も本気で考えようとしない。

戦中戦後の加害と被害をめぐる精神的課題を積み残したまま、日本は高度経済成長に邁進した。内省の機会を奪われた日本社会は、今、子どもの心の病気と直面している[21]。日本は1994年に国連の子どもの権利条約を批准したが、国連から条約を守れていないではないかと言われている。たとえば、日本の街中や幼稚園や学校のいたる所には、小児性愛者が野放しである。もの言えぬ幼児や障害児が、教師の姿をした小児性愛者に、脅され口封じをされながら性虐待を受けている事実を、日本の教育委員会や裁判所は本気で調査しようとしない[15]。

また今日本では生殖補助医療で生れる子どもが増加しているが、非配偶者間人工授精により生まれた子らのアフターケアは皆無である[5]。大きくなって偶然自分が他人の精子で生れたことを知り、壊滅的なトラウマに苦しむ子らがいる。出自を知る権利の閉ざされている子どもらにとり、これは社会的虐待であると訴えている。子どもの権利条約の第19条には「性虐待を含むこどもの虐待からの保護」、第39条には「犠牲になったこどもの身体的および精神的な起伏と社会復帰のためにあらゆる適切な措置をとらねばならない」とあるが実施されてはいない。

II 虐待と乳幼児精神保健

虐待は乳幼児期に死亡率が高く、命を救ってもライフサイクルにわたる脳機能障害や心理発達への有害な影響が残る。ここで乳幼児精神保健（infant mental health）の視点に基づく、虐待理解を深めたい。乳幼児精神保健では以下のように関係性、間主観性、音楽性、愛着、世代間伝達といった視点から虐待のおよぼす有害な影響に取り組んでいる。

a．関係性障害

乳幼児精神保健では虐待を関係性の病理ととらえる。乳幼児とつながる大人

との関係性障害に注目する。ウィニコットは次の二つの視点を述べている。

「赤ちゃんというものはいない。赤ちゃんは常に母親の一部である。There is no such thing as a baby. A baby is part of someone, the mother」と。

「赤ちゃんはお母さんを見つめる時，二つのものを見ている。お母さんの瞳と，自分を見つめるお母さんとを。When the baby sees its mother, it sees two things, the mother and the mother's eyes looking at it.」[22]。

赤ちゃんは母親の瞳が暗く沈む時に暗く沈み緊張する。すると母親も緊張し，育児不安や自信のなさが湧き悪循環に陥る。この親子の否定的な響きあいが虐待の発生につながる。そこで乳幼児精神保健では，できる限り母子を切り離さず一体とみなして包み守る。

b．赤ちゃん部屋のおばけ

乳児の存在は親の心の深層を揺さぶる。乳児を抱きながらもやもやと湧き上がる不気味な得体のしれぬ感覚は母親自身を脅かす。それが実は抑圧されたままの葛藤，つまり拒否されたり痛めつけられた瞬間の身体記憶であることを精神分析学は明らかにしている。過去の流産，死産や自らが乳幼児期に見捨てられた体験記憶などがフラッシュバックする現象をフライバーグは「赤ちゃん部屋のおばけ（ghosts in the nursery）」[2]と名づけた。

症例1　主訴　無呼吸　4カ月男児

生後4カ月の男児が夜間救急外来に連れてこられた。「寝ている間に呼吸が止まるんです」と母親は訴えた。診察上異常はなかったが母親は納得せず，乳児は一晩入院した。その夜からほぼ毎晩，母親は救急外来を受診し，乳児が異常なしと言われる度に不機嫌になった。家族歴に母の実母が統合失調症とあり，筆者が呼ばれた。

この母親に〈乳幼児突然死症候群（SIDS）を心配しているの？〉と問うと，「そうなんです」と表情が和らいだ。

そこでSIDSの専門家に夜間用アラーム毛布を貸してもらい，親身に相談にのってもらった。アラームは鳴らず，夜間受診の回数は減った。ところがまたある日「いくら揺さぶっても起きない！」とパニックに陥った母親が父親も連れて入院を懇願してきた。

親の頻回受診の裏には,「赤ちゃん部屋のおばけ」が疑われる。単なる育児ノイローゼを越えた病的な不安が母を苦しめていることが想定された。放置すれば産後うつ病,産褥期精神病から乳児殺しが生じたり代理人によるミュンヒハウゼン氏症候群に発展するリスクがある。そこで母親をしっかりと支え,信頼関係の中で無呼吸の意味を理解することが,子どもを安全に守る確実な方法であると考えた。

母子が入院すると担当小児科医は毎朝胸を聴診する時,母親にも一緒に呼吸音を聞かせた。母は喜び早速聴診器を購入し「今度呼吸が止まったら聴診器がある」と笑顔を見せた。看護師も医師も皆一貫して母子と仲良くなり,入院10日目には「もう大丈夫」と母が自ら退院していった。この入院により母親は見違えるように安定し,前向きの育児意欲や自信が蘇ったようであった。その後毎週母子面接を重ね男児は1歳を過ぎた。その頃母親は初めて,実母に甘えられない寂しさを打ち明けてきた。「小さい頃から母は頼れない人で,高校生の時に,私には育児は無理だと思い暗い未来しか描けなかった。結婚して,妊娠したら,不安で不安でたまらなくなり,玉のような赤ちゃんが生まれても恐くてしかたなかった」と。(大変な子ども時代をよく生き延びてきたのね。これからは私たちがあなたの第二の実家になりましょう)とねぎらうと,母親はほっとし,しみじみと呟いた。「母はもう変わらないでしょう。でも好きなんです。だから私さみしいんです」。

この母親は当初病的な被害的不安を示して受診してきたが,治療者がありのままの不安を受けとめ,よりどころになるうちに,誰にも理解されない不安があることを自ら打ち明けることができるようになって安定した。このように小児科には,危機的な訴えでやってくる母親は多い。母親にしっかりと寄り添いネガティブな本音を受け止めると,多くの母親は妊娠出産により,とてつもない不安と寂しさが湧き上がり,こわくて赤ちゃんをどうかしてしまいそうで,救ってほしかったと打ち明けてくる。

c. 間主観性

乳児には相手の声や表情の奥の情動と意図を察知する間主観性(intersubjectivity Trevarthen, C.)の能力を生まれもつことが近年明らかにされている[19]。また

大脳には相手の意図を探る「意図探索センター（intension detector center）」（Stern, D.）[18] がある。そうやって養育者にアンテナをはり依存しながら，乳幼児は未熟性を脱していく。脳は胎生期には遺伝的資質に基づき脳のドパミン系の発達により基本構造が作られるが，誕生後は養育環境，養育関係の刺激による体験がセロトニン系の脳の神経回路やシナプスを形成する。

　むかしながらの育児は産湯，産着，おんぶや抱っこなど，羊水や子宮の体験につながる安心感のもとであった。しかし現代の育児環境は，都市生活の速いテンポや夜保育園帰りに立ち寄るコンビニの蛍光灯など，乳児には刺激が強すぎる。そのため乳児が眠りに入れず夜泣きをし，母親が苛立ち，関係性の悪循環が生じて長びくと，そこから虐待につながっていく。

d．親子の絆の音楽性

　生まれて間もない新生児は，親の抑揚のある，表情豊かな話かけに目を輝かせる。乳児に向けた声かけ（Infant Directed Speech：IDS）は別名マザリーズ，ペアレンティーズ〔motherees, parentees Trevarthen〕とも呼ばれる。この親密で幸せな親子のコミュニケーションには，脈動（pulse），質（quality），物語（narrative）の音楽的要素が存在し，「コミュニケーション的音楽性（Communicative Musicality）以下ＣＭ」と呼ばれる [8]。母親が不安定な状態（産後うつ病等）の時に，ＣＭは発生しない。

　近年わが国で増加する早産低出生体重児は，生理的未熟性と合併症のために育てにくく，親を不安に陥らせ，虐待や育児障害や発達障害のハイリスク群である [24]。しかしこの低出生体重児と母の相互交流にも，音声行動学的解析を行うと，かすかであるが明らかなＣＭを認めることができる。

e．愛着の土台はシンリズミア

　心と脳の発達は，その子自身の資質と，それ以上に周囲の日々の環境要因の交流からくる総合的な影響を大きく受ける。脳は近年，環境依存性の内分泌臓器とも考えられている。赤ちゃんにとり，環境が安心で心地よいと感じられる時，脳も健やかに安定した脳構造を発達させやすい。またどの子にとっても，しあわせとはありのままの自分の気持ちや感じ方を，真に理解し認めても

らえることである。おいしい食べ物やおもちゃを与えられることもうれしいことではあるが、それ以上に、自分としっかり向きあい、自分の甘えを受けいれてくれたり、苛立ちを根気よくなだめてくれたり、遊んでくれることが、子どもには大切である。しあわせとは、共に楽しく生きてくれる親しみやすいほっとできる相手がいることである。二度と戻ることのない今という時を共に楽しく生きる。そのことが健やかな心を育むことの本質かもしれない。乳幼児発達研究者のトレバルセン（Trevarthen, C.）はこれをシンリズミア（synrhythmia）と呼ぶ。ギリシア語で syn とは「共に」を意味する。

また rhythmia とは打ち寄せては引く海の潮や波のリズムではなく、戻ることなき川のせせらぎのもつリズムを意味するという。

このシンリズミアの対極にあるのが、否定され無視され傷つけられること、つまりネグレクトや虐待であろう。居心地の悪い不快な刺激にみちた生活は、その子の脳の発達を歪め、機能の悪い行動系を発達させ、葛藤を抱えながら生きる苦しい人生を生みだしていく。

f．愛着障害―産後うつ病と愛着障害―心の防衛―世代間伝達

近年わが国の産後うつ病は産後の母親の 10 人中 1.3 人に発症する（2001）。産後うつ病は、愛着障害を引き起こし、乳児の脳と行動系の発達を歪める。産後うつ病の母親の表情は乏しく声は低く CM は認められない。敏感な乳児は暗い母親を嫌い、そっぽを向き心を閉ざし、静かになったり、泣きわめいたりする。すると母親も「そんなにママがいやなの！」ときつく乳児を詰問する。

乳児にはストレスを受けると次のような防衛行動が出現する：回避（avoidance），凍結（freezing），戦い（fighting），感情の歪曲（transformation of affect），感情の逆転（reversal）など。

母親のうつ病に，特に男児は影響を受け，対人機能や認知発達が阻害され，発達の遅れ，多動や適応障害のリスクが高まる（Murray, L.）[9]。母親の心をこめた抱っこは乳児のストレス調節能力を発達させる。生まれて最初の 3 カ月間に母親とのよいスキンシップが得られない子ほど，1 歳頃に落ち着かず攻撃的になる（Schore, A.）[16]。

このように乳幼児期の愛着は右脳辺縁系に特異な愛着の回路を形成し

(Schore, A.)[17] ライフサイクルにわたるストレス対応系の発達不全をひきおこす。乳児は今の瞬間の不快や快に親身に共感してくれる相手には安定型愛着を，緊張や不安を与える相手には不安定型愛着を抱く。「人生早期の最悪の病気は愛着がもてぬこと」と乳幼児精神保健のパイオニアのフライバーグは述べ，愛着障害が世代間伝達することを広く示したが，今日ニューロサイエンスの知見がそのことを実証している。母親の精神病理と乳児の防衛が絡み合うと混乱型愛着が生じる。乳児はキレやすく，おちこみやすく，衝動統制と内省力の乏しい不信感の強い人格に発達し，これが将来の精神障害のハイリスクにつながることが実証されている。

g．直観的育児 Intuitive parenting の喪失と虐待

直観的育児（intuitive parenting）の喪失もまた虐待発生の一要因である。直観的育児とは親が生まれたばかりのわが子を前に，ほぼ無意識にとる行動様式である。一つの具体例は，親が赤ちゃんの目の焦点の合いやすい約20センチの位置に，自分の顔を近づけることである。それによりわが子の視力の発達を促進する（Papousek, M., Papousek, H.)[11]。

h．虐待の宣告とミクロレベルでの虐待予防

直観的育児はストレスにより破壊されるが，安易に「虐待」という語をつきつけられることも親の直観的育児を破壊する。誰しも自分の育児のまずさを専門家に指摘されれば傷つく。そこで代わりに「マルトリートメント（maltreatment）」という語が広く使われ始めている。マル（mal）は"誤り"，トリートメント（treatment）は"扱い"を意味し，"虐待"の烙印を親におさずにすむ。

以上述べてきたことからも明らかなように，虐待は瞬間瞬間の親子の一対一のミクロのレベルの関係性障害が悪循環に陥る中から生じる。その段階で関係性障害を防ぐには母子を暖かく見守る他者の存在が必要である。

父親がカーッとなり暴力をふるう時，身近に「そんなに叱らなくてもいいのに」とやんわりなだめる誰かさえいれば，子どもも救われる。キレル父親に母親が怯えたり，暴力教師に他の教師が迎合したり。その閉鎖的な関係が虐待

をミクロレベルから複数関係のミニレベルそしてマクロレベルの虐待にエスカレートさせる。そこに"しつけ"や"愛の鞭"の美名が加わると，社会的虐待になる。新聞に報道されるマクロレベルの虐待は，その集団が閉鎖的な集団病理をもっていることを示している。

症例2　泣きやまぬ赤ちゃん　2カ月男児

ある母親はわが子が2カ月早く産まれ，病院から退院した直後からずっと家で泣き続けるので途方にくれた。

「赤ちゃんは泣くもの」と会う人ごとにたしなめられ，次第に深い疎外感に陥り，男児が生後4カ月目に万策尽きて，総合病院小児科を受診した。

診察中赤ん坊は金切り声を上げた。その瞬間母親は赤ん坊を抱き上げて，小児科医の目の前で「バン！」と診察台に叩きつけた。「いつもこうです。こうやると泣きやむんです」と冷たい口調ではき棄てるように言う母親に小児科医は驚き，「虐待の母親がいる」と筆者に連絡してきた。

母親は泣きやまないわが子に憔悴しきっていた。この子は2カ月早産で生まれ，母親は2カ月間母乳を搾り毎日病院に運び続けた。やれやれやっと退院したその夜から，子どもは泣き始め，一睡もできぬ2カ月間が続いた。

母は孤独な育児の辛さを筆者に，丸一時間わーっと吐き出した。診察室で男児は金切り声をあげて泣き続けた。

大変さを心からねぎらうと，母親は自分の父親が小学生の時，自分の母親が高校生の時に亡くなったと打ち明けた。あなたはそれにもかかわらずよく生きのびて母親になれたと，心から誉めると，思わずほっとした表情になった。その夜から赤ん坊の夜泣はぴたりとやんだ。

ⅰ．退行期と虐待リスク

多くの母親は，子どもを育てる前には，よもや自分がわが子にかーっとなるとは予想しない。ところが現実に子どもは，誕生後から最初の1年半の感覚運動期には，不連続的に急速な神経発達を示し，その直前に特に荒れる時期がある。これはどの母親をも困惑させる。つまり脳の発達は乳児のキレやすさを伴い，育児は複数の山谷を乗り越えながら進む大仕事である。工業化社会の都会化した生活では，ほとんどの親は赤ちゃんを抱っこした経験をもたぬままいき

なり親になり，途方にくれる。24時間激しく要求をつきつけてくる赤ん坊にふりまわされ，母親は疲労困憊していく。

　すでにマーラー（Mahler, M.）[7]，スターン（Stern, V.）らは精神分析的乳幼児研究において乳幼児が運動機能と認知機能の発達に促され，ネンネから這い這い，つかまり立ち，あんよの世界へと踏み出しながら，自己感や身体的，主観的，言語的自己を発達させることを解明してきた。それをさらに詳しく，大脳生理学的，生態行動学的に研究したのがプローイユ（Plooij, F.）とヴァン・デ・リート－プローイユ（Hetty van de Rijt – Plooij）らの退行期（regression period）の研究である[12]。

　乳幼児の情緒と行動の発達は，神経系統の発達の反映である。頭囲の増大に認められるように，乳幼児の脳の発達は急激かつ唐突で決して滑らかではない。ぐんと変化した後停滞し，またぐんと変化して停滞することを繰り返す。神経系がぐんと発達すると新しい知覚機能が芽生えるが，乳幼児自身はまず，新たな自己の身体内部に湧き起こる変化に驚き，不安に陥り，いつになく泣き喚き（crying），母親にしがみつき（clinging），癇癪（crumpy）になる。この三つのCは2～3週間に集中し，波状的にやってくる。これが退行期である[13]。生まれてから生後20カ月間の感覚運動期に，乳幼児は10回の母親泣かせのぐずり期を経過する。この研究はスペイン，英国，スウェーデンでも追試により確認されている。

　このむずかる時期は母親を不安にし，わが子に思わずかーっとなり，母親が自己嫌悪に陥る苦しい時期である。この退行期は飛躍的発達の前兆であり避けて通れぬ発達的な変化である。その直後に新しい神経発達が出現する。生後5週，8週，12週，17週，26週，37週，44週，53週，64週，75週目に生じる。

　Plooijらはこの困難な時期の一歩手前で，母親に心の準備となる情報を与え，乳幼児の身になって受け止めうる方法を教えながら過ごすことを試みた。これは「ハードルを飛び越える（Leaping Hurdles）」[14]という子育て支援教育プログラムである。虐待の既往をもつシングルマザーと赤ちゃんにこのプログラムを生後20カ月間施行したところ，施行しなかったグループに比べ有意な効果を示し，乳幼児は病気になりにくく，心身の発達が男女とも良好であった。日本でも追試の価値ある研究である。

Ⅲ　家族の世代間伝達と家族再統合

　子育ての苛立ちは，子ども時代に辛い本音を親にだせなかった人ほど強い。その背景には往々にして戦中戦後の困窮を生き延びた両親や祖父母から，厳しいしつけを受けていることがある。しかし怒りや不安を封じ込めても，心の奥には地雷のような情念や葛藤の爆弾が密かに作られる。後にささいなことでカーッとキレて，妻子や部下への威圧につながる。自分がされて嫌だったことを，無意識に大事な相手にしてしまうことを「加害者家族の世代間伝達と家族再統合への同一化（identification with the aggressor）」[3]という。世代間伝達の一つのメカニズムである。しかし世代間連鎖は，誰かに辛い本音をしみじみとうちあけることにより防ぐことが可能である（Fonagy, P.)[1]。真心をこめて向き合い，本人が自分のナラティブを誰かに語ることの意義がここにある。

a．家族機能不全と葛藤の世代間伝達

　虐待の背景には，父母の現在のパートナーシップの葛藤，経済的困窮，育児支援のなさに加え，過去の，たとえば戦時中，戦後の混乱期のトラウマや対象喪失などもある。ある母親はわが子を見るたびに，3歳下の妹に母親の愛情を奪われたトラウマが蘇り，わが子への拒否感となって感情の爆発，暴力へとエスカレートした。またリストラや激しい技術競争を生き延びるエリート社員などがしばしば家庭では衝動的で嗜虐的なＤＶの夫や父親となることが多い。

b．親子分離の問題点

　児童虐待の対応を誤ると，子どもは家庭と親からの分離のトラウマを抱え，社会や人や親に対してだけでなく自己にも不信を抱く人になる。虐待は親を有害視し，子を親から引き裂くことだけでは根本的解決にはならない。むしろ長期的に親と家族を失い，慢性的な心のトラウマをもつ子を多量に生み出す。日本では虐待と診断されると，子どもは説明を受けず，同意もなく，家庭生活から隔離されることが多い。虐待した両親が目の前でさらし者にされるのを見る子もいる。施設入所後はなじめない場で，被虐待児同士の鬱憤の晴らしあいの

ターゲットになる。一時保護所や収容施設で職員や友達にネグレクトやいじめを受けた子が，大人になり公的施設に根強い不信感を抱き，公的機関を利用せず，閉鎖的に生きる市民になることが知られている。これでは子どもの人権を守ったことにはならない。

c．危機介入と家族再統合プログラム

　危機介入と家族再統合プログラムは，虐待臨床の両輪である。危機介入により「今　ここで」虐待を食い止め子どもの命を守ると同時に，家族再統合も始まる。ひとりひとりの子を親の宝として尊重しかわいがり，わが子を幸せにしたい親の願いを前提に，子を保護収容する。どんな親でも親を人間として尊重する姿勢は子らに伝わりよき社会人に成長していく支援につながる。加害者の親は，ほとんどの場合に，生い立ちの葛藤が未解決であり，親自身の内省を促していく努力を粘り強く続ける治療体制が必要である。

　虐待のトラウマの治療のポイントは健やかな自己像と親像の回復である。親はなぜ自分を痛めつけたのかと，虐待された子は心の奥深く自問し続けている。わが子に向き合えるようになるには，親がまず自らをふり返り，自分の弱さとその裏腹の残酷さを見つめ認め，心からの許しをわが子に請う気持ちになることである。子どもは親と和解して初めて自己を肯定しなおすことができる。

　子どもの権利条約は，子どもが心の中に良き父親像と良き母親象をもつ権利を認めている。自分にトラウマを与えた親への怒り，疑念，複雑な愛憎の葛藤などを，十分な時間をかけて治療をして初めて，子どもは親と和解できる。大事な命として守られ，子どもらしいのびやかな生活を保障され，肯定的な親像を描くことができれば，肉体の命だけでなく，心の命つまり自己アイデンティティーを守ることができる。親を憎み続けて生きる子が，よい社会人，家庭人に成長することは難しい。

　親は子どもの存在基盤であり，自己同一性の核である。子どもの心の中にしっかりとよき親像を創ることは，精神的回復と社会復帰には不可欠である。それは親にも同じである。「親にとり虐待するわが子は，親の宝である」という一見矛盾した事実を深く理解せねばならない。そこで親に隔離保護の必要性と妥当性を説明する時に，「あなたの宝をお預かりします。お子さんの心の中で，

大好きなお父さんお母さんとして蘇ってください」と伝え納得をえる。

症例3　2カ月女児　やけど

　生後2カ月半の女児が救急外来に運ばれた。連れてきたのは祖母。女児の顔面には青あざ，両足首には靴下型の火傷が化膿しかけていた。「犯人はうちの長男だ。私が育てそこなったぐれた息子」と祖母は絶句した。父親は殺気立ち，母親は怯えていた。小児科医が通告し，女児は当院で児童相談所の医療保護扱いケースとなった。

　「息子を産んだ後，私は仕事に熱中し，私の実母に預けた。そしたら息子は祖母になつき私を無視し，私は寂しくて弟を産んだ。2歳の息子に"ほら赤ちゃんかわいいでしょう"と，見せたとたん，私を拒否し3カ月間祖母の家から戻らなかった。それ以来息子とは険悪な仲。思春期にぐれて，盗みで逮捕された。お願いです息子を矯正するために逮捕してください！」そこで母親の考えを尋ねた。母親は「やめて！　それはあまりにもかわいそう。私の力で彼を変えてみせます。逮捕だけはしないで」と目に涙を浮かべた。

　児童相談所，保健所，病院は合同会議を重ね，保健師が家庭訪問をして，2歳の母の連れ子も虐待されていることを確認した。この義兄は養護施設に保護し，母親は父親の暴力を逃れてDVシェルターに姿を隠した。そうなって初めて，父親は二度と暴力を振るわないと誓いを立てた。やがて父母は義兄の施設に面会にいきながら，施設スタッフに暖かく包まれ，地道な家庭作りに向かった。女児を引き取った祖母は「わが子を祖母にとられたのと同じ目に嫁をあわせるとは。息子を警察にさしだせば，嫁はわが子を取り戻せるのに」と嘆いた。

　女児が10年後に"このやけどはどうして"と聞く日に，父親がわが子に謝れることを目指し，現在家族再統合を進めているが，それは茨の道である。父親の実母への憎しみは思いの外強い。義兄が父親になつくにつれて，父親は少し筆者らにも心を開き始めた。父母はこつこつと身を粉にして働き，虐待から5年目に，二人そろって面接にきた。

　（よくぞここまでがんばった）と筆者が父母をねぎらうと，父親は初めて口を開いた。「娘に会いに実家に帰ると，祖母の態度に怒りがこみあげる。施設の息子を連れておふくろを殴りに行きたい」祖母への復讐心が父親の虐待やDVの根底にあると思われた。そこでタイミングをのがさず，私は祖母側の苦悩

を伝えた。(おふくろさんは，初対面の私に自分があなたを育てそこなったと白状した。あなたは幼い頃おばあちゃんになつき，おふくろさんはつらくて，なんとかあなたを取り戻そうとして赤ちゃんを産んだ。ところが逆効果だった。そこから親子関係のボタンの掛け違いがこじれていまだに解決できないと嘆いていた。おふくろさんは思いつめて，息子を立ち直らせるために警察が逮捕し叩きなおしてほしいと言った。その時今横にいる彼女が，涙ながらに「あなたがかわいそう。それだけはやめて，と訴えた)。

その時予測しなかったことが起きた。父親は驚きの目で母親をふり返り，涙のあふれた目を見た。(彼女はあなたが逮捕されれば赤ちゃんを取り戻すことができたかもしれないのに。あなたを一番に守ると言った)その直後「えー！」と言い，父親の顔は憑きものがとれたように柔和になった。

その2カ月後の父母面談で，父は次のように語った。「小学校1年のある日，おふくろは習いたての空手を自慢してみせる僕に"ふん！　できるふりして"とせせら笑った。その日から僕は心を閉ざした」そう言ってはにかみながら黙ってシャツのボタンをはずし，ナイフの傷跡だらけの胸を一瞬見せてくれた。自暴自棄の思春期の自傷行為の傷跡であった。

傍らの母親が悲痛な声で次のように語った。「夫の生い立ちの苦しみを見ていると私は姑を許すことができない。何故先生たちは娘を姑に託したのか。一度姑の家で娘に会ったが，贅沢に育てられわがまま放題だった。私は貧しいが謙虚に生きる職人の父と主婦の母に真心をこめて質素に育てられた。娘はもう私の世界の人間ではない」。

「迷子の小鹿に出会ったら決して触るな。人の臭いがついたら，わが子を探し当てた母親が人間の臭いがするので警戒しかみ殺すか捨て去るだろうから」という自然保護運動家故中村芳男氏の言葉を思いだす。家族再統合の道のりは困難であるが当事者の意見も参考にしながら慎重に地道にやるしかない。

症例4　1歳男児

原因不明の重度の脳挫傷と脳出血と痙攣のため，とある病院の小児科に緊急入院した1歳男児は，退院予定の前日に，親の前から連れ去られた。児童相談所による子どもの一時保護であった。昨日まで和やかに話し合っていた小児科スタッフの誰一人として，親に予告も説明もしなかった。親は心配して子ども

を捜しまくり，児童相談所による"拉致"とわかると抗議し，児童相談所を訴えようとした。

　児童の脳の障害は明らかに人災による加害の跡であるが，それは親なのか同居中の祖父なのか不明である。親は身に覚えがないと言い張り，さらに自分らが加害者と言われて憤慨し，児童相談所との関係は悪化した。このような関係が児童の保護によいわけはない。

　すでにこじれた親と児童相談所の関係に，第三者の役割として参加した時，筆者らはまず，親の傷ついた気持ちに耳を傾けた。父母は心の底から憤慨の気持ちを純朴に語った。

　言い分を十分聞いてもらった後，親は少し筆者らに耳を傾けるゆとりが生まれた。そこではっきりと，家庭内で，原因不明の重症の頭部外傷が起きることは大事件であり，社会の支援を求めるべきであると伝えた。頭蓋骨から脳が飛び出すほどの外傷に加えて脳波異常や痙攣がある。外傷の後遺症をもつ子の育児には社会的支援が必要であると。あなた方の大切な宝ものであるお子さんを，社会があなた方とともに育てていくのだと。そのような話し合いの積み重ねの中で両親は施設入所を了解し，やがて児童相談所を信頼するようになった。

Ⅳ　虐待予防と育児支援

a．虐待予防と育児支援

虐待予防と育児支援の原則を以下にまとめる。
①まず害をすることなかれ primum non nocere：デリケートな母子にきついかかわりは有害。
②赤ちゃんの間主観性を守る：赤ちゃんは私たちの不機嫌や苛立ちを実によく見抜きストレスに感じる。暖かく柔らかくかかわろう。
③赤ちゃんのために親を包む：障害や育ちにくさをもつ子の育児は大変である。母親の疲れと育児不安は赤ちゃんとの悪循環を引き起こす。「大丈夫，すてきな子だね，よくやっているね」と母をねぎらおう。

b．育児障害のハイリスクの母親を支える

　もの言わぬ赤ちゃんは，24時間母に果てしない要求をつきつける。育児はどの女性にとっても理屈抜きの心身の重労働である。思春期の問題をひきずったまま母親になる女性は，ふつうの人以上に，赤ちゃんの要求は身に応える。思春期から精神障害を抱える女性が母親になる時，育児障害のリスクは高まる。実際にはケースバイケースでどの人にも脆さ（vulnerability）と自然なたくましさ（resiliency）の両面がある。周囲が「虐待の母」の烙印を押さず，適切な理解にもとづくサポートをすれば，育児を何とかやっていくことができる。特に心の響きあえる誰かと出会うことにより思わぬ成熟を遂げる女性もいる。

症例5　私は虐待する母？

　「夜中にわが子を突き飛ばしてしまう」と訴え遠くから受診した母親Aさん。「思春期にリストカットやシンナー中毒で精神科医に"境界人格構造"と診断された。これ虐待ですよね」と率直に悩みを打ち明けてきた。「精神科の薬は母乳によくないからやめています。幼い時父母の離婚で祖母に育てられ，その後両親の間を行き来し，家出をしました」。

　Aさんは上手に授乳し丁寧にオムツを換える。（若いのに上手ね。慣れた手つきはどこで覚えたの？）と問うと，まず誉められることに驚き，「11歳から母と暮らした時，異父弟を世話しました」と応えた。水商売の母は帰りが遅く，ある夜物音で目覚めると，母の横に見知らぬ男が寝ていた。とっさに飛び起き「やめて！」と叫んだら，「親不孝者」と母にののしられ，家出した。それ以来天涯孤独な生活です，と語ってくれた。

　またAさんは幼い頃，祖母に甘えて乳首を舐めていたことをふと回想した。「ある日不意に母がその場に入ってきたら，祖母はとっさに私を拒絶した」そう語りながら（ああわかった！　だから夜中に乳房をまさぐられるとあの子を突き飛ばすんだ）と洞察した。虐待なのかと心配した自分の行為の裏には，幼い頃のフラッシュバックがあったことに気づき，Aさんはそれ以来赤ちゃんにあたらなくなった。

　今もはやAさんは"虐待の母"ではない。精神障害の烙印を押されたAさんの話をよく聞き，しっかり向き合うと，素朴で純粋な自我を隠しもつことが

わかった。たとえば淫乱な母を嫌う若者らしい正義感や，遠い病院に出向く一途さには，逆境にめげず生き延びようとするひたむきさが感じられた。心を病むほどの辛苦を率直に開示することもできる。周囲の否定的評価を鵜呑みにしたり自己を卑下する必要はないと話し合った。Ａさんは次第に自分の心の健やかさを自覚し自信をもち，成熟度の高い母親に成長していった。

よき親になれるように育てられてこなかった男女が父母になる時，虐待のリスクは高まる。しかし的確に支えることにより，よい育児は可能である。特に妊娠，出産，育児の時期は，虐待リスクの高まる時期であるとともに，父母の成熟を促すことのできる時期でもある。的確な支援体制とは，社会の私たちが胎児を羊水と子宮が守るように，母子を，母性的に包み，かつ父性的に現実生活に導くものであり，危機を乗り越えチャンスに転じていくことを促すものである。

Ⅴ　わが国の臨床現場の課題

2008年の改正児童虐待防止法の施行を前に，子どもの権利をよりよく守る社会作りのためのヒントを以下にいくつかあげてみよう。

ａ．子どもの権利を守るシステム作りには虐待を生きのびた当事者の意見を取り入れていく。

ｂ．複雑な現代の虐待ケースに対応できる専門家養成講座を開く。

プログラムには児童臨床を経験した者が最低１年以上，毎週数時間，乳幼児観察と症例スーパービジョンを受け，乳幼児精神保健学，家族精神医学，精神力動論の理論と実践を学べるようにする。

〈乳幼児観察〉ロンドンのタビストックから世界に広がった乳幼児観察（infant observation；E. Bick）は，国際的に虐待ハイリスク家庭を訪問するワーカーの必須研修である。乳児観察では，家庭訪問先で母親が乳児を虐げる場面に遭遇しても，じっと観察を続ける。その直後にセミナーグループに記録を発表し，リーダーの専門的コメントを得て，なぜ虐待のやりとりが発生したかを理解す

る。観察者の思いに反し，乳児の自然な発達期の母親との衝突に過ぎぬ場合も多く，翌週訪問すると，母子は仲睦まじく過ごしていたりする。

c．虐待介入の透明性

日本の古い権威主義と勧善懲悪モデルは改善の必要がある。ある小児科医が親との信頼関係を築きながら代理人によるミュンヒハウゼン氏症候群と診断された子どもを専門家に紹介した。受診直後に児は診察室から連れさられ，親は混乱した。小児科医の問い合わせに「情報漏えいを危惧しあなたには話せない」とその専門家は返事をしたという。小児科医は親の治療も含めた専門ケアを望んでいたのにと憤慨していた。

透明性の高いシステムの見本はフィンランドである。虐待の疑われる家族は児童相談所の指示によりタンペレ大学児童精神科家族病棟に入院する。そこで丸3週間，児童精神科の担当スタッフは朝の9時から夕方5時まで食事，昼寝も含めすべての生活を家族と共にする。スタッフとの討論もオープンに親の前で行う。3週間の終わりに，児童相談所との全体会議で方針が出される。3週間のフェアな観察とかかわりにより，親は納得し素直に判定に従いわが子を預けることができるという。親を人として尊重し内省を促すものである。

d．性虐待包括的システム作り

性虐待は加害者が隠蔽する悪性の虐待である。ボストンのカトリック神父による少年性虐待は被害児が成人になって訴えるまで20年間余り隠されていた。もの言えぬ乳幼児や知的障害児は常に性虐待のハイリスクである。福祉・治療施設や特殊教育機関が閉鎖的である時，小児性愛者はいとも簡単に現場に入りこむ。筆者らのかかわる幼児と知的障害児は，幼稚園と学校で男性教師に性虐待を受けた上，誰にも言うなと脅しの口封じをされていた。発見した両親が園と学校に訴えたが黙殺された。わが国は幼児ポルノビデオの大量輸出国である上，小児性愛者が社会に野放しであり，児童の性虐待への取り組みは急務とされる。

e．子どもが安心できる地域社会作り

　工業化の進む欧米ではいち早く社会的対策が進められてきた。子どもの権利条約の批准された1989年に，フランスの国会は「働く女性と子どもの発達」シンポジウムを開催し，行政官に向けて世界乳幼児精神医学会の理事らを講師に招いた。筆者も「日本の働く母親と専業主婦の抱える育児ストレス」について話をした[20]。スターンは，乳幼児の心の発達には，効率中心のビジネスの世界の緊張は有害であり，眠る，甘えるというゆったりしたリズムが家庭で保証されねばならないと述べた。英国では産前産後2週間連日，担当保健師が母子を家庭訪問する。フランスのスラム街では，産後うつ病の母親の赤ちゃんを昼間保育園が預かり，保健師が送迎する。スラムの貧しい家庭の子らには，必要な一日摂取カロリーをすべて保育園の食事で与えている。

おわりに

　国連の子どもの権利条約は，子どもが自分の出自を知る権利，安心して生活する権利，トラウマのケアを受ける権利などを保証している。現代の私たち臨床家は，従来の社会の枠組みを越えて発生するＩＴネット社会の社会病理や家族病理にさらされる子らの，見えにくいマルトリートメントに気づき対応できる深い洞察力と実践力を身につけねばならない。それには当事者である子どもや親の苦悩からつぶさに学ぶ必要がある。また社会全体が命を慈しむ優しさを持つ社会に導く必要がある。ここにオスラー（Osler, W.）の「平静の心 Aequanimitas」[10]という医療の基本姿勢が改めて意義深い。「平静の心」とは，患者へのかかわりを，一貫性のあるよいチームワークのもとで淡々と謙虚に実施する姿勢である。

文　献

1) Hartman, H. : Ego Psychology and The Problem of Adaptation. New York. International University Press, 1958.
2) Lloyd de Mause : The evolution of childhood. In Lloyd de Mause（ed）The History of Childhood Bellew, pp.1-75, 130-131, London, 1974.

3）柳田邦男：授乳中にメール　これは虐待だ！　日本人の教養〈第50回〉新潮45（309）：246-254, 2008.
4）Watanabe, H : Paranoia in Modern Japan Even Paranoids Have Enemies : Routlege, 1996.
5）酒井道子，佐藤明弘，崔明順，渡辺久子，高橋孝雄，田中徹哉：心身障害児学級における教師による性虐待（言語表現が不十分な子どもの訴えをどのように取り扱うか）児童青年期精神医学会　46（4）：418-438, 2005.
6）非配偶者間人工授精で生まれた人の自助グループ（DOG：DI Offspring Group）：子どもが語るAID P1-11 日本財団助成事業, 2007.
7）Winnicott, D.W. : Playing : Its theoretical status in the clinical situation. International Journal of Psychoanalysis 49 : 591-8, 1968.
8）Fraiberg, S. : Clinical Studies in Infant Mental Health : the first years of life. BasicBooks, New York, 1980.
9）Trevarthen, C. : Musicality and the Intrinsic Motive Pulse : Evidence from human psychobiology and infant communication In Rhythm, Musical Narrative, and Origins of Human Communication. Musicae Scientiae, Special Issue, 1999-2000. European Society for the Cognitive Sciences of Music, Liége, pp157-213, 1999.
10）Stern, D.N. : The Present Moment : in psychotherapy and everyday life p79-80 Norton New York, 2004.
11）Malloch, S. N. : Mothers and infants and Communicative Musicality In Rhythm, Musical Narrative, and Origins of Human Communication. Musicae Scientiae, Special Issue, 1999-2000. European Society for the Cognitive Sciences of Music, Liége, pp. 29-58, 1999.
12）Zelkowitz,P., Bardin,C., Papageorgiou. : Anxiety Affects the Relationship Between Parents and Their Very Low Birth Weight Infants Infant Mental Health Journal 28:296-314, 2007.
13）Murray, L., Fiori-Cowley,A., Hooper.R., Cooper, P. : The impact of postnatal depression and associated adversity on early mother-infant interactions and later. Child Development 67（5）1-26, 1996.
14）Schore, A. : Effects of a secure attachment relationship on right brain development, affect regulation, and infant mental health Infant Mental Health Journal 22：7-66, 2001.
15）Schore, A. The effects of early relational trauma on right brain development, affect regulation, and infant mentalhealth. Infant Mental Health Journal 22 : 188-200, 2001.
16）Papousek, H. and Papousek, M. : Intuitive parenting : A dialectic counterpart to the infant's integrative competence. In Osofsky, J. D.（ed）.. Handbook of infant development: Second Edition. New York：Wiley, 1987.
17）Mahler, M,. S., Pine, F., Bergman,A. : The Psychological Birth of the Human Infant Basic Books, N.Y, 1975.
18）Rijt-Plooij, H.H.C.van de, Plooij, F.X. : Distinct periods of mother-infant conflict in normal

development. Sources of progress and germs of pathology. Journal of Child Psychology and Psychiatry 34 : 229-245, 1993.
19) Rijt-Plooij, H.H.C.van de, Plooij, F.X. : The Wonder Weeks Netherlands Kiddy World Promotions, 1992. : 川本英明訳「0歳児の心の秘密がわかる本」PHP　2004.
20) Rijt-Plooij, H.H.C.van de, Sted, J, M van der Plooij, F.X.Hordenlopen (Leaping Hurdles) : a primary prevention parental support and education program. Netherlands Kiddy Promotion, 1996.
21) Freud, A. : Identification with the Aggressor. In. The Ego and the Mechanisms of Defense P109-121 International University Press, N.Y. 1966.
22) Fonagy, P., Steel, M., Moran, G., Steele, H., Higitt, A. : Measuring the ghosts in the nursery: a summary of the main findings of the Anna Freud Centre-University College London Parent-Child Study. Bull. Anna Freud Centre 14:115-131, 1991.
23) H.Watanabe : Quelle appraoche dans d'utres societes industrialisees ? p137-p141 Developpement de l'Enfant et Engagement Professionnel des Meres. Collecion《Les Grands Colloques》Paris Les Editions STH, 1992.
24) Osler, W. : Aequanimitas（日野原重明，二木久恵訳「平静の心」オスラー博士講演集，p1-16　医学書院） Aequanimitas, 1889 : A Way of Life Sir William Osler Aequanimitas, Mac Gras-Hill Book Co. 1906.

子どもを亡くした家族への援助

はじめに

　わが子を失うことは，人のもっとも深い悲しみの一つである。英国の小児科医，精神分析医のウィニコット（Winnicott, D.W.）は，「赤ちゃんというものはいない。いるのは赤ちゃんとお母さんである」と述べている。この母子関係の真理は，わが子を亡くした対象喪失でも同じで，わが子を失うことは，かけがえのない自己の世界の中核を失うことである。

　流産，死産，新生児死亡など，出産前後や乳幼児期に赤ちゃんを失った母親や家族は，長年にわたり密かな苦悩に生きる場合がある。赤ちゃんを失った家族へのケアの大切さは不登校，拒食症などの心身症の子どもの生育歴に，しばしば母親の流産，死産や乳幼児突然死症候群の悲しみが整理されず蓋をされ，母親の暗さが知らぬ間に子どもに影響している様子から示唆される。

I　周産期・乳児期の喪の仕事

　わが国では，貧しい農村の間引きや，戦中戦後の高い乳児死亡率など，歴史的に赤ちゃんの死は闇に葬られてきた。赤ちゃんを失った悲しみがケアされない場合の家族への影響はまだわが国の母子保健や精神医療の専門家には十分に記載されていない。欧米では1960年代に英国のボーン（Bourn, S.）とルイス（Lewis, E.）が周産期・乳児期の喪の仕事，英語ではペリネイタル・ブリーヴメント（perinatal bereavement）という対象喪失へのケアの分野を切り開いた。欧米では死産，流産で赤ちゃんを失うと，同じ体験をした親の会のボランティアが，真心のこもった親身なケアをし，その人のニードに応じた悲しみ方を援助する。日本でも最近SIDSの親の会が作られた。

Ⅱ　未解決の喪の仕事の影響

　赤ちゃんを失った母親が，自然な嘆きの感情を十分に表現しきらないと，赤ちゃんと心理的なお別れができない。いつまでも赤ちゃんの死の実感が湧かず，その結果以下のさまざまな問題が生じる。

　1）母親の心理的後遺症：母親は長期にわたり不安抑うつ的，心気症的，神経症的症状を訴え続ける。

　2）家族への影響：母親が夫に密かな恨みを抱いたり，暗い母親をみて兄弟が罪悪感を抱いたりし，家族関係が葛藤的になりやすい。母親は自分の悲嘆にとらわれており，それを敏感な乳幼児が察知し，幼な心に胸を痛めているとはよもや気づかない。その子は「きっと自分が赤ちゃんに嫉妬したから，それで赤ちゃんは死んだんだろう。お母さんを苦しめた罰がいつ下るのか」と空想し，お化け，お葬式，地獄などのこわい夢を繰り返し見ながら内向性の強い暗い性格に成長したりする。

　ある12歳の拒食症の女子の治療中，母親がその子の2歳半近くの出来事を語った。当時弟が生まれたが数日後に病死した。母親が張ってくる乳をしぼりながら，毎日涙にくれていると，その娘が心配そうに回らぬ舌で，『ママワナイテルカラ，アショベナイノネ』と言い，じっと隣の部屋で我慢していた。この赤ちゃんの死以来母親は，「女は損。腹を痛めて，産んで，死なれて。なのに夫は平気でごろごろしている」と夫を恨むようになった。険悪な夫婦関係が娘の病気にもつながっただろうと母親は内省した。

　3）次子への影響：周産期・乳児期の対象喪失の直後に母親が妊娠すると，喪の仕事が阻害されやすい。母親は生理的にも心理的にも，新しい生命の誕生に情緒が向かい，亡くなった子への喪の仕事は頓挫する。しかし端からみて忘れてしまったように見えながら，次の子どもが生まれると，母親の心に亡き子への未解決の葛藤がよみがえる。生まれた子どもは亡き子への母親の思いを投影され，その子は身代わりの子（replacement child）の役割を与えられたり，ありのままの自分として親に愛されることができなくなる。亡き子の生まれかわりと理想化されたり，蘇って欲しい子と違うために幼児虐待の対象となった

り，理不尽な人格発達上のリスクにさらされる。

Ⅲ　喪の仕事（モーニング・ワーク）のプロセス

　人はかけがえのない相手を失うと，一連の深い情緒反応を体験する。この対象喪失の喪の仕事を最初に研究したボウルビー（Bowlby, J.）は，喪の仕事（モーニング・ワーク：mourning work）には，以下のような4段階が認められると述べた。
　第1期：ショックのあまり否認が起きる〈感情麻痺の時期〉。不思議なくらいに実感が湧かず，状況を鮮明に観察している。不意の衝撃に圧倒されずに生き延びるためのサバイバル反応である。
　第2期：信じられない思いや，現実を受け入れられない気持ちの中で，必死に対象をとりもどそうとする〈思慕と探索の時期〉に入る。
　しだいに否定しがたい事実の前に，
　第3期：怒りと恨みの湧き起こる〈混乱と絶望の時期〉がくる。拷問のような悲嘆の感情の嵐の中で，失った対象への思いの深さが確認され，心の絆を信じたり，人間の命のはかなさを受け入れたりして，
　第4期：諦めの中で，現実を受けいれ立ちなおる〈再起の時期〉に進んでいく。

赤ちゃんの死特有の悲嘆のプロセス

　胎児あるいは乳児を失うことは，生命の誕生のプロセスの最中の死であり，他の対象喪失にはない，以下のような複雑な心理的反応や葛藤が生じる。
　1）**心理的なブラックホール**
　ボーンは周産期・乳幼児期の死への悲嘆は，心理的なブラックホール（psychological blackhole）と呼ばれる，言語で表しがたい激しい情念の嵐，「無」の世界に吸いこまれそうな衝動が渦巻く世界であるという。特に対象喪失後の3カ月は言語化しにくい情動表出の時期で，母親たちはうちのめされ，能面，無口で，回復後の姿に比し別人のように暗かった。
　たとえば赤ちゃんが突然死や重度障害の場合，または死亡直後に母親の感情表出が強く抑圧される時，ブラックホールの様相は激しく，狂気の世界に吸い

込まれるかと思うほどであった。そのような時，母親の生活史の，不幸な体験が新たなインパクトを帯びて次次に思い出され，そのため日常生活や家族関係が深刻な影響を受けがちであった。

症　例：

心労が重なり，精神科に入院したFさんは，長男が重症仮死で生まれ，精神発達遅滞で通院施設に通っている。次に元気に産んだ長女は，生後16週で乳幼児突然死であった。その2カ月後に男児を妊娠し，翌年無事出産したが，「変な子に違いない」と過剰に心配した。主治医の詳しい説明に安心できず，半狂乱になりながら不安を訴えた。筆者が産科のベッドサイドを訪れ，亡くされた長女のことを尋ねると「誰も今まであの子のことを聞いてはくれなかった」と言って嗚咽した。「冷たいお墓にいれるに忍びないので，あの子のお骨はまだ自宅に置いてある。今度の子どももこわくてならない」と語ってくれた。長女を亡くされた時にその嘆きを受けとめる場があったなら，という悔いが残る。

2）無の出来事と沈黙の共謀

沈黙の共謀：

ルイスは，亡くなった赤ちゃんを臭いものに蓋をするように，闇に葬りさる医者や周囲の大人の行動は沈黙の共謀（conspiracy of silence）であるという。医者も親戚も，生まれるはずの子の死に，無力でどう対応してよいかわからず，自己防衛から臭いものに蓋をする。何事もなかったかのように抹殺することほど，母親と赤ちゃんの人間としての尊厳を否定するものはない。「世間が闇に葬っても，私はあの子のことを永遠に忘れない」とつぶやく母親たち。

3）「死んだ母親コンプレックス」

母親が乳児を前にふと落ち込む暗い世界は，乳児に敏感に察知される。この母親の心的不在，あるいは母親との死んだような関係は，乳児を緊張させ，乳児は無表情になったり，目をそらせたりする。グリーンはこれを「死んだ母親コンプレックス（the dead mother complex）」と呼び，乳児の将来の精神病理のリスクにつながると警告している。

4）「赤ちゃん部屋のおばけ」

乳児は母親の深い記憶を蘇らせ，母親を動揺させる。この現象をフライバーグ（Fraiberg, 1972）は「赤ちゃん部屋のおばけ」（ghosts in the nursery）と

呼んだ。母親の安心できる誰かが寄り添い，母親が自分の心をふり返り，未解決の葛藤を語れるように援助すると，乳児との自然なふれあいが可能になる。

　沈黙の共謀，死んだ母親コンプレックス，赤ちゃん部屋のおばけといった現象は，精神科の患者として受診してくる子どもたちの幼児期の生育歴に見られる。

　ある女の子は，8歳頃から毎回夕暮どきに暴れるようになった。母親はその子が生まれる1年前に，可愛いさかりの長男を突然死で失っていた。絶望のどん底で精神科医の診察を望んだが，夫も実家の両親も「とんでもない。赤ん坊の死ぐらいはどこでもよくあることだ。次の子を産めばいい」と拒否した。この身近な周囲の沈黙の共謀は，母親を深い孤独に追いやった。苦悶の中で母親が妊娠し，出産したのがこの子である。生まれた瞬間母親は長男に少しも似ていない子に失望し「私が欲しいのはこの子ではない」と拒否した。それ以来義務的に育児をしながら，夕暮どきになると，長男への思慕の情とともに，目の前の子への得体のしれぬ不快な衝動が湧き，ふつうのぐずりや泣き声に，ヒステリックになって叩いた。その瞬間母親には，娘が悪魔のように感じられたと言う。一方その子にすれば，母の鬼気迫る憎しみに怯え，夕暮になると叫ばずにはいられなくなった。思春期に，この子は統合失調症を発症し，精神療法を受けた。その中で，幼児期の日々を思いだし「不意にママが悪魔に変身し，首をしめられそうになるのでこわかった」と語っている。

Ⅳ　対象喪失の経緯と悲嘆のプロセス

　慶応病院小児科新生児集中治療室では，ここ数年，胎児，新生児，乳児を失った母親に，その直後から喪の仕事の援助を開始している。一見平静を装う母親たちは，実は内面で混乱と絶望的怒りと不信感，罪悪感と被害念慮，そして憎しみや，なぜ私がこんな目にあわないといけないのか，という解決不能な疑問や感情に苦しんでいる。プライバシーが守られ，自分のありのままの感情が尊重されることを感じると，母親たちは，悲嘆を率直に表現し，果敢に苦しみながら乗り越えていった。その過程で，夫や実家の両親の支えとならび，病棟スタッフの親身な心のこもった具体的なケアが，喪の仕事の鍵になった。

　乳幼児研究者のパプセク（Papousek, H.）は，素朴な親に「本能的育児能力」

という自然な育児能力が備わるという。赤ちゃんを失った親の喪の仕事も，この親本来の自然な能力を最大限守り尊重する中で展開する。そのためNICUのスタッフと喪の仕事の相談者が，赤ちゃん，母親と家族に対し死後も生前と同じく，いわば親心を注ぐのである。

　人は誰しもその人特有の対象喪失の経緯，感じと嘆きのプロセスがある。わが子を失う経緯により悲嘆の様相も以下の4群に大別され，さらに一人一人異なっていた。

　第1群：他院で胎児診断を受け，病院に転院して出産した場合。転院時にはすでにショックをくぐりぬけ，最悪の事態への覚悟を決めていた。奇跡を祈りながらも喪失体験を予期し，心の準備がある分，親は前向きに，自分の気持ちを言葉で語っていた。

　第2群：順調なはずの妊娠が，ある日不意に異常出産となり，瞬く間にわが子を失った場合。まったくの不意打である分，ブラックホールに吸い込まれるような，情動に襲われ，巻きこまれることが多かった。

　第3群：予期せぬ異常出産に続き，わが子の闘病，死亡という一連の打撃を体験する場合。異常出産とわが子の異常のダブルショックに打ちのめされる。しかし闘病期間が与えられ，けなげに戦う幼い命に寄り添ううちに，いとおしさが湧き，希望と絶望，なんとしてでも救いたい決意と，重い後遺症の予測に心はおののき揺れる。この懊悩を通じて，深いわが子との心の絆を形成し，人間として成熟していく。

　第4群：過去の対象喪失の悲嘆を抑圧したまま，整理する機会がなく，喪の仕事が遷延している。予期せぬ死から1年以上経て相談にきたケースに，遅ればせながら喪の仕事を行い，それにより新たに前向きの生きる勇気を獲得していった。

症例1群　Aさん

　妊娠31週に，胎児水腫で次男を死産したAさんは若くて，4歳男児の母であった。転院3回目，陣痛室で点滴と鎮痛剤を投与されていた。茶髪のAさんに，パンチパーマの若い下町風の父親が寄り添い背中をなでていた。「早く出してやらないと……でも出てきて会うのも辛い。まだ一緒にいてやれるから」という。（お腹に入れてあげているから）と私が聞くと「ウン……でも出てき

て，会ってからコロッと死なれるのは辛い……おっぱい吸ってからだと，張ったりして辛いから，子どもも考えてくれているのかなと思う」「今まで悪いことしたせいかな。ちゃんと食べなくて体重も増えなかった。しょっちゅうケンカして，3年前に離婚した。そしてまた一緒になってすぐにできた子なの」（なぜ離婚したの）「お互いいろいろあって。もう二度とはないと思う。もちろんそういうことが響いたのではないですよね。……家に帰ったら，揃えたベビー服見るのが辛い」（どちらに揃えたの？）「男の子」（二人の男の子のお母さんになる予定だったのね）「もう二度と生まない」（楽しみにしてたのに，ガッカリでしょうね）。

症例2群　Bさん

　ある夜遅く，死産された母親，Bさんを見舞った。赤ちゃんの死を知らされた瞬間，Bさんはショックのあまり失神し，その数日後，自分から「このままではおかしくなりそう」と看護師に訴えた。「ああ，きてくださった」と言ったなり，Bさんは堰をきったように訴えてきた。「メソメソしてはいけないのに，メソメソしちゃうんです」「亡くなった赤ちゃんのこと思い出してはいけないのに，思い出しちゃうんです」。私は胸が痛み（メソメソしたり，思い出すことは，あなたのわが子への自然な気持ちだからいいのよ）と言うと，「え」と目を見開いて驚き，「本当？　泣いていいんですか。今まで誰も，そう言ってくれた人はいなかった。前の子を亡くした時は，こみあげてくる気持ちを押さえなければいけなかったので苦しかった」と言ってさめざめと泣きくずれた。ご主人がそばで黙って温かくBさんを見守っており，夜は付き添ってくれることになっていた。Bさんはちょうど1年前，同じ病棟で奇形のある赤ちゃんを死産し，今回の妊娠により，その嘆きを乗り越えようとしていた。その矢先の2度目の対象喪失であった。

　翌日Bさんは，1年前の日々が今回のことと二重写しになってくると語った。「いろいろなことがこみあげてきます。前回は社宅で辛かった。まわりの家には子どもがいて本当に独りぼっちだった。でも今回は気持ちを出していいと言ってもらえただけ楽です」その後数日間，Bさんの涙はぽろぽろとあふれ続け止まらなかった。夜も，昼間の回診の最中にも，そして病棟の階段の隅でも，次々とおしよせる津波のような嗚咽であった。病棟スタッフはBさんの

心理状態を大変心配し，皆で相談しあって退院の予定を延期することに決めた。今回は前回の分も含めて，気兼ねせずに泣くことのできる自由と場を保障し応援しましょうと。赤ちゃんが亡くなられて10日目頃になると，Bさんの表情はだいぶ明るくなり，自分でもぐんと落ち着いてきたので退院できそうと，申しでた。Bさんは第1子の死産の悲嘆を抑圧し，二人目の赤ちゃんの死により，それが倍になって吹き出してきた。その感情の嵐が激しく，一見半狂乱に見え，周囲は心配したが，よく観察すると逸脱した情念は認められず，純粋で率直なわが子を思う母親の悲しみであり，安心して表出すれば必ず落ち着くと判断し見守ることができた。

症例4群　Dさん

長女の突然死直後に次子を妊娠・出産し，長女を想起し次子の突然死の不安にとりつかれ，自然な育児ができなくなってしまった。元気で生んだ長女を生後14週に乳幼児突然死症候群で失っている。その直後に女児を妊娠し，出産したが，次子が生後2カ月の時に相談にきた。

Dさんは悲嘆にくれ，目の前の次女と目をあわせたりふれあうことがなかった。「この子を見ていると長女を思いだします。長女が亡くなった後，私は半狂乱でした。何度も交通事故にあって天国の長女に会いたい」「長女が死ぬまでは幸せでした。私の母親は苦労を重ねて，今一番幸せだと思った矢先に夫を亡くしました。ですから，私も今幸せだと油断したらいけないと警戒しています。長女以外の子を可愛がるなんてできない。申しわけない。悔やんでも悔やみきれない。長女が生まれてからの110日間のことが繰り返し思いだされます。」このように長女の面影を探し求め，喪の仕事は第2期の思慕と探索と第3期の混乱と絶望の時期を漂っていた。

長女のことで，頭がいっぱいで次子のことどころではなく，次子は表情が乏しく活気がなかった。2週後，Dさんは長女が死亡したその朝の出来事を，昨日のことのように語り自分を責めたが，話して少しほっとしたようであった。その次の時には，初めて父親も一緒に来て，次子がまもなく生後110日になるので，不安でならないと訴えた。心おきなく語り，無事110日を通過しほっとすると次女は急に活気を取り戻し表情も豊かになった。その後の面接で母親は「でも幸せになるのがこわい瞬間がある」とうちあけた。昼間元気な次子の育

児を楽しめるようになっても，夜にはまだ悪夢にうなされていた。それもしだいになくなり，2年後の現在はもう一人健康な子が生まれ穏やかな育児の日々を送っている。

V　赤ちゃんを亡くした家族への援助の今後

　多くの親は，わが子の死後の心理的ケアを好意的にとらえた。同時に心のケアが必要なほど自分は弱いのか，という疑念も表明された。わが子との別れ方について多くの母親は，遺体に直接ふれたり見たりできたことがわが子との貴重な絆になったと語り，機会を求めて得られなかった母親は後悔の念を示した。自ら会わないことをとっさに選んだ母親には，それなりに深い意味があることを，しだいに内省し理解していった。相談への信頼が深まるにつれ，母親は入院中の規則や医療スタッフの言動への批判や要望を率直に語った。相談者に心をゆるし「お医者さんは残酷。〈自分で産め。産んでも生きられない〉という」と本音を語ってくれた母親もいる。その一部は母親の了解を得て，NICUチームにフィードバックしケアの改善につなげた。早期にベッドサイドで母親とかかわり始めた例ほど相談者への信頼や安心感が強く，早期からのケアが有効であった。

　援助の試みを実施しながら，新生児集中治療室の最期のケアは，大きな変革を遂げた。たとえば，従来は延命のために赤ちゃんにさまざまな管を付けていた。もういよいよという時，あえて管を外し，まだぬくもりのある赤ちゃんを母親に抱いて頂いている。このことによって，わが子との心の絆が認められ，わが子との出会いと別れをはっきり実感しながら，両親は退院後の現実生活にもどることができている。

おわりに

　人間の優しさと強さを確実に伝え得るのは親子関係であること，自然な絆と愛情から，自然に死を悼むことのできる力が親にはあることを，われわれは親子の悲嘆に寄り添いながら学んでいる。一人のかけがえのない命，その喪失に

よる家族の悲嘆のプロセスが，深い思いやりをもって尊重されるような社会を復活せねばならない。工業化社会のビジネス原理が支配する今日，病と死ともっとも身近にとりくむ病院が，命を育み失う営みの重みを，深く尊重する命の原理の砦とならないことを考えさせられる。

文　献

1) Lewis, E. : The management of stillbirth coping with an unreality. The Lancet, Vol8, 619-620, 1976.
2) Lewis, E. : Mourning by the family after a stillbirth or neonatal death. Archives of Disease of Childhood, 54 : 303-306, 1979.
3) Rowe, J. et al. : Follow-up of families who experience a perinatal death pediatric, vol63, 1978.
4) Zeanah, C. : Adaptation following perinatal loss : A critical review. Journal of American Academy of Child and Adolescent Psychiatry, Vol28 : 467-480, 1989.
5) Zeanah, C. et al. : Initial adaptation in mothers and fathers following perinatal los. Infant Mental Health Journal, vol16 : 80-93, 1995.

発達することの不安と喜び (1)
──心の誕生への旅──

はじめに

　私たち人間は母親の胎内から「オギャー！」と出た瞬間，人間としての身体が誕生します。ところが，心の誕生の方はこの生物学的誕生よりも遅れ，もっとゆっくり展開されるのです。生まれてからおよそ3年間の年月の中で，心の分娩は一歩ずつ着実に進行します。それは最初混沌とした深い霧の中をさまよいながら，しだいに霧が晴れ，光と闇，内と外の区別がはっきりとし，周りの世界が見えてくるような体験かもしれません。意識にものぼらない最初の年月の出来事なので，誰も語り伝えることのできないものなのです。それでいながら私たちの一生を通じて，心の深層の無意識の記憶に刻みこまれ，私たちの感じ方や生き方の深いよりどころとなっていくのです。

　この生後およそ3年間の心の誕生までの過程は，原始的な衝動の渦巻く心の旅でもあります。大人になってしまった私たちはかろうじて，夜の夢の中でのみ，それに似た体験をすることができるのでしょう。あるいは歴史にも残らぬ太古の神話の世界はこの心の旅とよく似ているかもしれません。神話の世界は初め霧に閉ざされ，やがて光と闇がわかれ，その中から英雄たちが生まれます。その英雄たちは，恐ろしい竜や悪魔や雷や嵐と次々と戦いながら，勇敢に冒険の旅を続け勝利に導かれていくのです。

　幼い子どもたちの心の誕生への道も，太古の神話の世界のように原始的な不安と喜びの交錯する冒険の旅といえましょう。幼いほど道は険しく，起伏に富み，行くてには思いがけない絶壁や谷が待ち受けています。その一つ一つをきり抜けるたびに，新しい世界がきり開かれていきます。この発達の道のりを，着実に自信をもって歩む子もいれば，尻込みしながらやっとの思いで通過する子もいます。

そして，生後およそ3年の経過の中で心の誕生が成し遂げられるころには，子どもの心の中には，その旅路の苦労と喜びの足跡ともいうべき，その子独自の個性をもった性格が出現するのです。乳幼児期の数年間を暖かさと明るさに包まれて育った子には，温暖な風土を旅してきた人のような伸びやかで温和な性格が認められるでしょう。くり返し母親の無関心や拒絶に出会ってきた子には，過酷な凍土を旅してきた人のような，かたく閉ざされた性格が認められるでしょう。絶えず不意をうたれたり裏切られたりした子には猜疑心の強い性格が，必ず失敗を乗り越えることのできた子には楽観的な性格が，それぞれ認められることでしょう。このように人生の最初の旅がどのようなものであったかによって，その子の心の世界は一人一人違うのです。それはその子の一生の性格の原型にもなり，これからの長い人生での新しい未知の出来事との出会い方までも決定してしまうかもしれません。

そこで私たちが，看護師や保育士や医師として，病棟や外来や保育園や幼稚園で子どもと出会い，子どもたちに生じる問題に，よき援助の手を差しのべようとするならば，私たちはまずその子が今までに生きてきた世界に思いを馳せることから始めなければならないでしょう。

ところで，この心の誕生への旅路は，実は出生直後から赤ちゃんがお母さんとの日々の絶え間ないやりとりの中でくりひろげる出来事なのです。お母さんとの相互作用の内容とその関係のあり方の変化が，最初は未分化な赤ちゃんの存在の中に，心というものを形づくっていくのです。そこで本章ではまず心の誕生への旅路が，具体的にはどのような順序をたどり赤ちゃんのどのような行動としてあらわれるか，ということを述べてみましょう。

心の誕生のプロセス

赤ちゃんの心は，混沌とした未分化な感覚の世界の中から，まず快と不快の二つの対立する世界への分化が生じます。不快を取り除き快さをもたらしてくれる存在に気づき始めると，快＝お母さんと自分，不快＝お母さんと自分以外の世界，というふうな結びつき方で，自分の主観的な感覚を向けていく対象がこの世の中に存在することを認識していきます。最初お母さんと自分は融合

した一体の存在と思い込んでいます。そのことにより生物学的な未熟さからくる生きることへの不安や無力感から守られ，深い安心感に浸っていられるのです。この安心感をもとに，赤ちゃんにさらに運動や感覚の機能が発達してくると，やがて自分が身体的にお母さんとは別個の存在であることに赤ちゃんは気づいてきます。すると少しずつお母さんから離れたり近づいたりをくり返したり，お母さんとお母さん以外の存在とを見比べたりして，さらに自分とお母さんと他の人という別々の人の世界があることをつかんでいきます。やがて赤ちゃんはお母さんに深い愛着を示し，お母さんと自分のありのままの良い感情や悪い感情を受けとめてもらったり，甘えてくっついたり，離れてひとり遊びをしたり，自己主張したり，お母さんに従ったりするなかで，だんだん心の感情が複雑に分化してきます。それらの相対立する感情をひっくるめた全体的な自分というものも，お母さんとの信頼の絆が深まるにつれ，統合された自己として感じられていきます。

　このような早期乳幼児期の赤ちゃんの中におこる心の誕生のプロセスをマーガレット・マーラー（Mahler, M.）は，詳しい乳幼児の母子関係の観察にもとづき明らかにしています。乳幼児の心の世界を知るうえで大切なものと思われますので，以下に述べてみましょう。

a．正常な自閉期

　生後1～2カ月の赤ちゃんの心の世界は，自他や内外の区別のない，渾然一体となった世界です。空腹やその他の不快な内部刺激による緊張によって目ざめるほかは，スヤスヤ眠っていたり，ウトウトした状態がくり返され，それ自体で充足しています。あたかもお母さんの胎内にいた時の生理的平衡状態を保とうとするかのように，外界への興味は閉ざされ，まるで，卵の殻の中の世界のようです。そこでこの時期を正常な自閉期（normal autistic phase）あるいは原始的な自己愛期（primary narcissism）と呼びます。赤ちゃんが物音に驚いたように両手を広げたり，口唇に触れられると口をとがらせたりするモロー反射や吸啜反射は，生まれつきの原始反射であって，まだ合目的的な自分からの動きではありません。咳や排尿や排便も，不快な生理的緊張をとり除くために反射的に起こす動きですが，赤ちゃんは最初は不快さが消失するのは今，お

母さんが授乳したから，おしめをかえてくれたからであると識別はできません。でもしだいに記憶の中に不快から快へと変化する体験がつみ重ねられて，両者の区別もそれぞれの内容もはっきりしてきて，何による不快を訴えるとどんなケアにより快い状態に変化するのかという識別が生まれてきます。

b．正常な共生期

　生後およそ2カ月目に入ると，外界に向けて心が開かれていく第一歩が始まります。赤ちゃんはお母さんに抱かれておっぱいを飲みながら，じっとお母さんの顔を見つめて，時には笑うようにもなります。初めて視覚を通して，自分の不快をとり除いてくれる存在がいることに気づきはじめます。初めての笑いは，無差別微笑といわれ，赤ちゃんがヒトを認識しはじめたしるしです。その一方で，しっかりと抱かれたり，心地よくゆさぶられたりすることの深部知覚や皮膚感覚を通して，赤ちゃんはお母さんとの一体感に浸っています。つらければ必ず不快を取り除いてくれる存在は，自分自身の一部であるようにとらえるのです。自分がそのお母さんと融合しているような実感の中に生きている世界なのです。そこでこの時期をマーラーは正常な共生期（normal symbiotic phase）と呼びます。

　今まで生理的な不快感だけから泣いていた赤ちゃんは，今や快い体験をもたらしてくれる良い対象であるお母さんを呼び求めて泣くようになります。生理的欲求を十分にみたしてもらい，そして抱かれ，あやされ，愛撫されることのつみ重ねのなかで，赤ちゃんの心の中には生きることへの安心感，すなわち基本的信頼感（basic trust）が芽ばえます。そして，お母さんの存在だけでなく自分の身体そのものを良いものとしてとらえる気持ちも生まれます。これを二次的な自己愛（secondary narcissism）と呼び，この気持ちの中から自己という意識や身体像（body image）など，心の核ともいうべきものを構成する要素が形づくられていきます。

症例 1

　あさこちゃんは生まれてすぐから泣き出すとなかなか止まず，小さな物音にも驚く，敏感で育てにくい子でした。生後10カ月ごろから1歳半くらいまでにたびたび噴怒けいれんを起こし，そのたびにお母さんは苛立ち自信をなく

しました。あさこちゃんが生まれる1年前に，1歳半の兄が突然死亡しました。そのことのショックからまだたち直っていない時期に，あさこちゃんが生まれたのです。お母さん自身が抑うつ状態のため，あさこちゃんを楽しく抱くということはまったくありませんでした。ただ機械的に必要な世話をするだけで，心から満たしてやるということは無理だったのです。

あさこちゃんは不快を十分に取り除いてもらったり，共生期の一体感に浸って基本的信頼感を身につけることができません。その後も夜は怖い夢にうなされ，昼間も原始的な不安にかられ，思春期にさしかかるころに，統合失調症になりました。

c．分離－個体化期

この共生期がゆったりと幸せに満ちたものであると，赤ちゃんは次の分離－個体化期に進んでいきます。ちょうど卵にたとえれば卵が孵化し始めるように，赤ちゃんの心の中で感覚の分化，認知能力の成熟，運動機能の発達が急激に進み，お母さんとは別個の独自の感じ方をもった自己の世界が芽ばえてきます。生理的分娩に対応すれば，いよいよ陣痛が進み，これから産道を通って胎外に出ようとする時期といえるでしょうか。この分離－個体化期（separation-individuation phase）は，およそ4カ月から36カ月にかけて起こり，分離とはお母さんの身体から物理的に離れ，自他の境界がつくられていくこと，個体化とは，中枢神経系統の成熟により自律機能，記憶力，認識力，現実検討力などが発達していくことを意味します。この時期は第1期の分化期，第2期の練習期，第3期の再接近期，第4期の個体性の確立期の4段階に分けることができます。この時期を経て，およそ満3歳ころにはその子の生涯にわたる心の原型がだいたい形づくられるのです。

1）第1期：分化期

生後約4.5カ月から10～12カ月にかけてを分化期（differentiation phase）と呼びます。赤ちゃん自身がはっきりと目ざめ，耳をすまし，目をこらし，手でさわることにより外界に注目して取り入れようとする動きがみられます。卵が孵化するように意識の分化が始まるのです。

6カ月ごろともなると赤ちゃんは前よりも自由に動かせるようになった手足

を使って，さっそく身近な周り，特にお母さんを探索しはじめます。お母さんの顔をしきりとなでたり，毛をひっぱったり，口に食べ物を押し込んだり，体をのけぞってちょっと離れた位置からお母さんを見つめたりと，視覚や触感をフルに活用してお母さんをいろいろな角度から研究しています。お母さんのにおいや肌ざわりの感触に似た，たとえば，毛布やタオルに赤ちゃんが自分から執着しはじめるのもこのころです。これはどうやらお母さんではないけれど，お母さんの名残りをもった中間的な性質をもつ対象を赤ちゃんが安心と充足のために見つけ出したもののようです。これは移行対象（transitional object）と呼ばれます。

症例2

15歳のもと子さんは，いまだに赤ちゃんの時に使った枕がないと眠れません。そのにおい，感触が何ともいえぬ安心感を与えてくれるので，汚れているのに洗いません。もと子さんは生後間もなく気管支炎のため保育器に長く入れられたり，その後もベッドで寝かされ放しにされ，お母さんとの肌の接触を十分に与えられずに成長しました。人に甘えることのできない緊張感の強い性格で，14歳のときに思春期やせ症になりました。もと子さんにとって枕は満たされぬ共生期と分化期の母子関係の中で代償的に生みだされた母親代理物なのでしょう。

症例3

3歳のじゅんちゃんは1歳のころから夜眠るとき，きまって同じタオルを握りしめ，心地よさそうに頬にあててうっとりしています。じゅんちゃんにとっては大事な安心のもとと心得てお母さんも大事にしていたところ，やがて必要としなくなりました。タオルは，じゅんちゃんの共生期から分離－個体化期への安全な移行を助ける役割を果たしたようです。

生後7～8カ月ごろにもなると，赤ちゃんはお母さんとお母さん以外のものをはっきり見分けるようになり，お母さんに向かって特別の笑顔をみせる一方，見知らぬ人に緊張します。この特別な微笑と人見知りは赤ちゃんとお母さんとの間に特別な心の絆ができてきたことのしるしです。ところで人見知りの示し方は赤ちゃん一人一人によってさまざまですが，どうやら安定した共生期の中でしっかりと基本的信頼を身につけた子ほど，落ち着いた人見知り反応を示すようです。

症例 4

　まりこちゃんとお母さんの関係は生後から満ち足りたものでした。まりこちゃんは生後7カ月になり，見知らぬ人に出会うと，穴のあくような目でじっとみつめ，お母さんと見比べながら，そっとお母さんの首に抱きついていったものです。それとは対照的にお兄さんのさとし君のときは，見知らぬ人を見るたびに長時間大泣きしていました。共生期にお母さんが病気がちでお兄さんの世話が十分にできず，ゆったりと抱いたりあやしてやることが少なかったようです。

2）第2期：練習期

　生後約10〜12カ月から16〜18カ月は練習期（practicing phase）と呼ばれます。練習期は前半と後半の2期に分けることができます。前半は赤ちゃんが這い這いで移動したり，よじ登ったり，つかまり立ちをして初めてお母さんから物理的に離れる時期です。後半は歩行ができるようになり，ヨチヨチ歩きを始める時期です。

　這い這いをはじめた赤ちゃんは，お母さんの膝を自分のホームベースにして，行きつ戻りつしながら，周りの世界を探険します。ちょっと出かけては戻ってきて，しばらくお母さんの膝に乗ったり，もたれかかったりしているとまた元気になって出かけてゆきます。ちょうど自動車のガソリンを補給するようにお母さんの愛情を補給しているように見えます。お母さんとのそれまでの関係が安定している子ほど，より遠くまで勇敢に遠征しては戻ってくることができるようです。

　自分の足で歩きはじめた赤ちゃんは，劇的な心の変化を体験します。歩けるという素晴らしい能力に夢中になり，我を忘れて歩行の練習にとり組みます。自分の存在，自分の身体がこのうえなく素晴らしいものに思われ，自己愛は絶頂に達します。まるで世界に恋をしているような幸せな気分なのです。「見て！　見て！」と言わんばかりに幼児はお母さんの方をふりむきます。お母さんの励ましの笑顔があればそれで満足です。イナイイナイバーをお母さんにしてもらって喜んでいたのが，今度は自分からお母さんにやってみせるようになります。お母さんが追いかけようとすると大はしゃぎで逃げ，またすぐお母さんの胸の中に飛び込んできます。そんなふうに動きまわりながら行動範囲が少しずつ広がり，この世の中のことがだんだんとよくわかってくるようになります。この時期お母さんがいなくなると，幼児は何となく冴えない沈んだ様子に

なりますが，パニックに陥ったりすることはまだ少ないようです。
3）第3期：再接近期
　生後約15～16カ月から18～24カ月までを再接近期（rapprochement phase）と呼びます。ヨチヨチ歩きの幼児は，歩行が確立し，運動能力が一段と進歩し，物事を認識し，現実をみつめる力が急速に芽ばえてくると，自分がお母さんとは分離した一個の存在であることにはっきりと気づいていきます。それと同時に，現実の世界がますますよくわかってくるので，練習期のような無邪気な万能感に浸っているわけにはいかなくなります。ヨチヨチ歩きの幼児の自己愛はとても傷つきやすくなるのです。
　歩行によって芽ばえた分離意識と，お母さんなしには無力なことに気づくことから幼児の分離不安が高まります。お母さんを失っては大変と，幼児は絶えずお母さんの存在を確認し，お母さんが自分の方に注目し，自分のやることに参加してくれることを強く求めはじめます。お母さんの存在が確認できさえすれば元気で自分の活動に熱中していられた練習期とは対照的に，今は何でもかんでもお母さんに見ていてほしい，そばにいて一緒にやってほしい，そして，四六時中お母さんの愛情を独占していたいという気持ちにかられるようです。幼児自身の方から共生期のような一体感をお母さんに再び求めようとして近づいてくるので，再接近期という名がつけられています。
　しかし，現実はもう共生期のような母子一体の世界に戻ることはできません。お母さんが幼児にこんなふうにやってほしい，あるいはやってやろうと思うものとは別に，その子自身のこうしてほしい，ああしてほしいという自分の感じ方や意図がはっきり芽ばえるので，お母さんと子どもは急にささいなことで衝突しやすくなります。否応なくお母さんは，幼児を自らの自己主張をもった一個の人間として認めざるを得なくなります。そして，幼児自身もこの世は何でも自分の思い通りになるわけではないこと，お母さんは自分と一体になって何でもかなえてくれる人ではないという現実を徐々に受け入れ，万能感を放棄せざるを得なくなります。
　再接近期はどの子にとっても危機的な様相を呈する発達時期であるため，そこで展開する葛藤的な母子関係を再接近期の危機（rapprochement crisis）と呼びます。相対立する感情が幼児の心に渦巻きます。共生期の良いお母さん像

と再び融合したい渇望が湧き起こる一方で、お母さんに干渉され、自分の自律性を奪われることには必死に抵抗します。お母さんが慕わしいと同時に憎らしくも思え、優しい一方で意地悪にも思え、自分は自立的でありたいと同時に甘えたくもあり、幼児の感情は両価的（ambivalent）です。今までになかった不信や不安に耐え抜き、ありのままの感情をぶつけあっても、お母さんとの信頼関係が壊れないことがわかると、自分にもお母さんにも良い感情と悪い感情の両方があっていいんだという安心感に至ります。これは現実生活にはいやなことと良いことと両方あるけど心配ないんだ、というふうに物事の両面を総合的にとらえていくことにつながり、健康な現実検討力を発達させます。

しかし、いずれにしてもこの再接近期の分離不安、お母さんを失うことへの不安、お母さんの愛情や承認を拒否されることの不安などは、幼児に深刻な葛藤をもたらします。

症例5

みゆきちゃんは、1歳5カ月の時に妹が生まれると急にききわけのよい子になりました。泣くことが少なくなり、お母さんのところに赤ちゃんのおむつを運んできてくれます。「まあ、すっかりお姉ちゃんになって」とお母さんとおばあちゃんは目を細めてみゆきちゃんをほめました。ところが、みゆきちゃんはそれと同時に笑うことも、とびはねて喜ぶことも減っていったのです。何かに夢中になって遊ぶこともなくなりました。

みゆきちゃんは自閉期、共生期、分化期のいずれも順調に通過し、やや早熟な発達を示す子どもでした。1歳のヨチヨチ歩きの練習期に入ったころから、お母さんが妊娠中毒症で急にみゆきちゃんをかまってやれなくなり、そのころからみゆきちゃんは、活気がなくなっていました。そして、再接近期になり、ただでさえお母さんへの分離不安が急に強まってくるときに、お母さんは赤ちゃんにかかりきりになったのです。実はみゆきちゃんの大人びたお母さんへの思いやりは、お母さんの愛情を失う不安から出たものでした。よく上の子がやきもちをやいて赤ちゃん返りするのとは逆に、みゆきちゃんは早熟な発達力を用いて、早くお利巧な子になってみせる方向で対象を失う不安を防衛したのです。しばらくしてお母さんがみゆきちゃんの問題に気づき、よく相手をしてやるようになり、年齢相応の子どもらしさがとり戻されました。でもみゆき

ちゃんはもしそのままでいたら，偽りの自己（false self）と呼ばれる表向き見せかけだけの適応的な姿を発達させてしまったでしょう。本来の自分らしい自由な姿を犠牲にして，お母さんの承認にしばられていたことでしょう。

症例6

あやちゃんは，ヨチヨチ歩きのころから好き嫌いのはっきりした，感受性の強い子でした。そのためやや気の強いお母さんにきつく叱られることも多くありました。ところが，2歳5カ月のある日，あやちゃんのお父さんは心臓発作で突然亡くなりました。ちょうど再接近期のさ中，あやちゃんの自己主張が強くなった時でした。途方にくれたお母さんはあやちゃんを人に預けて仕事に出ました。慣れない仕事でお母さんはやつれて，イライラしてあやちゃんにあたりました。そのころからあやちゃんは自分が悪い子だからお父さんが死にお母さんが不幸になったと思いこんで罪悪感に苦しむようになりました。毎晩お母さんが死んで周りの人に責められるという夢を見続けたのです。表向きは何にもねだらないし文句も言わないいい子になったあやちゃんは，思春期に深い虚無感を抱いて精神科に入院することになるのです。再接近期の対象喪失の不安が現実化してしまったため，こわい気持ちに襲われた時に，その悩みを察知し，保護してもらえる関係がなかったためずっとひとりで苦しみ，心の発達が障害されてしまったのです。

症例7

満期正常産のわたる君は，生後3日目にできた口内炎のために2日間ミルクを吐きました。その後は空腹や排便のとき泣く以外はスヤスヤと眠るおとなしい日々が続いたのですが，生後4週目にお母さんが夜の授乳をなしにする決意をしたのです。あと2週間で産休があけ職場に戻る予定のお母さんは，半年間預かってくれるおばあちゃんの負担を少なくしようと考えたのです。丸二日間わたる君は夜の授乳を求めて泣き続けましたが，やがて求めなくなりました。そのころから昼間の泣き方がかん高い叫び声のようなものに変わり，抱かれるのを嫌がるようになりました。自閉期の口内炎や共生期の断乳による不快な体験から早く逃れようとするかのように，わたる君は他の子よりも早く分化期に移行しました。母親代理のおばあちゃんからも離れていることが多く，人と目を合わせたり，声を出して求めることが少なくなりました。共生期の一体感の

満たされなかったわたる君は，人への信頼感の力強い発現が遅れました。

8カ月目にお母さんが自分のもとにひきとると，激しい指しゃぶりと，ささいなことに泣きわめくことが毎日続きました。それまでなじんでいた世界から急に引き離されて，その悲しい気持ちをしずめるため，助けをお母さんやおばあちゃんにではなく，指しゃぶりに求めたのです。歩行が始まり，運動も活発になると一時活力をとり戻すかのように思われましたが，間もなくわたる君はひとりで再びうずくまり，外界を避けて閉じ込もるかのように指しゃぶりに没頭していきました。自閉期，共生期，分離−個体化の始まりの時期にそれぞれ心の外傷となる体験をしたわたる君は，その後心の発達が流産してしまったかのように停滞してしまうのです。7歳になって初めてお母さんが気づき，もう一度赤ちゃんのように可愛いがりなおしたとき，初めて普通の子どものように素直に抱かれ，甘えてくるようになったのでした。

4）第4期：個体性の確立期

生後24カ月から36カ月ごろにかけてを個体性の確立期（consolidation of individuality）と呼びます。不安なことに直面しても，お母さんの姿を確認しなくても乗り越えられます。今はどんな時にも心のよりどころであるお母さんの全体像を思い浮かべることができるので，お母さんと安定して離れていることができます。いやな出来事もいい出来事も，それはそれだけのことであって自分の存在を脅かしたり破壊したりするものではなくなってきたのです。

このように心の外ではなく中に依存対象が確立することを対象恒常性（object constancy）といい，これができ上がった状態を心の誕生と名づけることができるのです。このように心の誕生には長いプロセスがあり，幼児は一つ一つの困難を克服しながら発達していくのです。次章ではさらにこのような早期の乳幼児期の発達がどのようにその後の子どもの生き方と関係してくるかについて述べてみましょう。

文献

Mahler, M.S., Pine, F. and Bergman, A. : The Psychological Birth of the Human Infant. Basic Books, New York, 1975.（高橋雅士，浜畑紀，織田正美訳：乳幼児の心理的誕生―母子共生と個体化. 黎明書房, 2001.）

発達することの不安と喜び (2)
―― 固着と退行 ――

はじめに

　私たち人間は他の動物と違って，生まれつき生理的に未熟であり，そのために生まれた直後は100％母親に依存しなければなりません。空腹や寒さや不安やその他の不快を一つ一つ訴え，母親に理解し対応してもらわなければ，それを取り除くことはできないのです。このように出生後からの日々の生存を母親との相互交流に依存しているために，そこに必然的に母と子の絆が生まれ，そのなかから人間にしかない複雑な「心」の世界が徐々に誕生するのです。
　前章では，その心の誕生プロセスについて，それが出生後からおよそ3年の間にどの子も自閉期，共生期，分離－個体化期という発達の段階を順番にたどって行われることを述べました。生まれてからおよそ2カ月間はおっぱいを飲んではスヤスヤと眠る自閉期です。生後2カ月から約4.5カ月にかけては人の顔に向かって笑いかけ，自分を世話してくれる優しい母親がいること，でもまだ誰だかわからないけれど，そんないい人と一体になっている幸せな安心感に浸っている共生期です。やがて自分から自由に這い這いしたりして母親から離れ，自分の興味に従って活発に探険し始めると，分離－個体化期の第1段階の分化期に入ります。生後4.5カ月から10～12カ月にかけての時期で，人見知りが現れ，母親との特別な心の絆ができ始めたことを示します。生後10～12カ月から16～18カ月は練習期，這い這いにより母親からの分離と探索行動が活発になり，いよいよヨチヨチ歩きが始まると，子どもは嬉しくてたまらず，自己愛が絶頂に達する時期です。その後，生後約15～16カ月から18～24カ月までは再接近期です。自分が肉体的に母親と分離していることに気づき始める時期ですがその分だけ，ひとりぼっちの不安も高まり，何でもかんでも「お母さん見て見て！　一緒にやろう」と要求し，願いがかなわないと心が傷つけ

られ，怒りが激しく湧いてくる時期です。どの子もはっきりした自己主張とお母さんといつまでも一体感に浸っていたい願望との間でジレンマに陥る危機的な発達の時期です。そして，ここを何とか乗り越え，24カ月から36カ月になると，不安や不満によって心がそれほど脅かされたりせずにすむくらい，心の中に安定した母親像が定着してくる時期，対象恒常性の確立の時期に入ります。

　一人ひとりの子どもは，母親との日々の出会いのいかんによって，それぞれの発達段階を百人百様の形で経過します。その早期の心の旅がどんなものであるかは，その子の性格形成に大きな影響を与えます。次節では，児童精神科外来を訪れたり，学校や幼稚園で性格や行動上の問題を示した子どもたちの，乳幼児期の心の旅の特徴を具体的に検討してみましょう。

　ちょうど危険な山を登る時，悪天候のためにいったん登った道を逆に安全なベースキャンプまで引き返したり，場合によっては，同じ地点で立往生したり，他の回り道を探したりするように，心の発達の旅路も大きな困難に出会うと，そこに留まったり，もと来た道を退去したりすることがあります。以前の段階に戻ることを発達の退行（regression），その場に留まり前進できないことを発達の固着（fixation）といいます。いずれも人生行路の悪条件のなかで，完全な挫折から身を守るための心の防衛機制の役割ももつのですが，それがあまりにも強すぎると健やかな心の発達を妨げることにもなります。

　この固着や退行が強すぎて心の旅の歩みが前進できないような場合には，固着や退行の原因になっている心の葛藤をほぐしたり，心の弱い部分をもう一度前の発達段階に戻して育てなおしたりしてやらねばなりません。幸いなことに幼児期は心の構造がまだすっかり固まらず，柔らかく，やり直しがきくのです。問題の発見が早期であればあるほど，そして援助の仕方が小手先やうわべの対応ではなく，その子の母子関係の本質的な問題に本腰を入れて取り組めば取り組むほど，健康な心の構造に育て直すことも可能なのです。そしてその心の変化の過程が本物である時，しばしばそれは激しい赤ちゃん返りや，怒りの発散という形をとることがあります。それまでのその子のイメージがすっかり崩れてしまうような変わりように，母親や周囲の大人は驚きあわててしまうかもしれませんが，実は子ども自身がダメな心を自ら壊して，新しい，自分らしい自

分になれるような心を作りなおしているのです。その心の営みを以下の子どもたちの具体的な姿から学び理解してみましょう。

症　例

症例1　ひろし君　慎重すぎる性格

　ひろし君は10歳。野球やかけっこの運動は抜群なのになかなか友達ができません。約束の時間に遅れたり，忘れ物をしたりすることは一度もなく，初めてのことには慎重です。新しい遊びにもすぐにとびつかず，何日でもじっと友達がやるのを見ています。見知らぬ場所では黙りこくって目を伏せ，身じろぎ一つせずに緊張しています。でも，家族やごく親しい人や慣れた場所では自然にふるまい，いたずらもすれば，甘えたり反抗したりもします。物事になじんだり取り組んだりすることに時間のかかる子だと，お母さんは比較的ゆったりと構え温かく見守っていましたが，同年齢の子どもたちがどんどん新しい物への興味を拡げ，友達も増えている中で，ひろし君一人がとり残されていくようで心配になりました。

　ひろし君は両親と3歳年下の妹の4人家族。満期正常産。生下時体重3,500グラム。かた肥りの活発な赤ん坊で，愛想がよく，両親にかわいがられて満1歳の誕生日を迎えました。ヨチヨチ歩きが始まると何時間でも外でよく遊び，泥んこの遊び方一つにしても，根気よくていねいで，緻密で几帳面なお父さんゆずりの性格の芽ばえが，すでにこのころに感じられました。ところが，1歳半のある日，ひろし君は熱く沸いたお風呂のお湯のそばで遊んでいて，誤って湯舟に落ちてやけどをしてしまったのです。幸いやけどは2週間の入院治療でおさまったのですが，それ以来，急に無口で無表情な緊張感の強い，慎重で臆病な性格に変わってしまったのです。行動にも前の快活さは見られず，遊ぼうよと誘われても必ずいったん身構えたあと，納得がいって初めて動きだすというようになりました。

　このひろし君の石橋を叩いて渡るような慎重さは，ヨチヨチ歩きが始まって，以前よりはこの世の中のこわさがわかりかけてきた矢先の，不意のやけどという外傷体験によってひき起こされたのです。あまりにも思いがけない，一瞬の

うちのこわい体験であったため、この世界はいつ何が起こるかわからない、油断できないところだといった警戒心が焼きついてしまったようです。その後時間が経つにつれ、少しずつ元の明るさに戻る気配がみられたのですが、その後お父さんの仕事上の問題で家庭が度々不安定になることが重なり、せっかく良くなった状態がまた悪化することが何回かくり返されました。このようにひろし君の性格は病的なほどひどくはないのですが、再接近期の感じやすい心が、やけど事件により大きな傷をこうむり、その痛手がその後の不安定な家庭状況の反覆によって強化されてしまい、心の中に定着してしまったと考えられます。

症例2　かよちゃん　お人形さんのような女の子

　かよちゃんは6歳。幼稚園の年長組の中では優等生中の優等生です。先生の指示によく従い、自分からすすんで「おはようございます」などとあいさつし、食事もこぼさないし、服も汚さないし、言葉づかいもていねいなので、しつけの厳しいその幼稚園の園長にはほめちぎられ、勝気なお母さんは鼻が高い思いでした。ただ担任の先生や、子どもを何人も育てているお母さんは、そんなかよちゃんを見て「子どもらしくないなあ」「何か無理があるみたいに緊張している」と感じていたようです。確かにかよちゃんは、思わず声をたてて笑ったり、何かおもしろいことをみつけて夢中になって遊んだりする姿をみせたことはありませんでした。

　ところが、その年の秋の運動会に、かよちゃんはかけっこでつまずいてびりになり、お母さんをガッカリさせました。その翌日の休みの日には家の中で一日中ゴロゴロ何をするともなく寝ころろがっているかと思ったら、珍しく夕方、ささいなことでお母さんにだだをこねて叱られたのです。その次の日から不意にフーッと失神して倒れる動作を一日に数回くり返すようになり、小児科につれてこられました。脳波やCT検査の結果、異常は認められないため、児童精神科医に併診となり、乳幼児期の詳細な発達歴や家族歴が聴取され、子どもと母親の両者の心理テストや診断面接が行われました。

　かよちゃんは、初回の妊娠が死産に終わり、もう子どもは欲しくないとお母さんが思いはじめた時に生まれたのです。すでに40歳を過ぎ、趣味の多彩なお母さんは、赤ん坊によって自分の自由な生活が壊されるのがいやで、出産後からイライラした毎日を送りました。もともとまめな性格なので、こまごまと

赤ん坊の世話はしたのですが、抱いたりあやしたりして心からかわいいと思ってふれあうことはなかったようです。離乳食が始まると、かよちゃんは食べたがらず、食事をめぐって親子げんかが始まりました。食事の方では思うようにいかないお母さんは代わりに言葉づかいやお行儀を厳しくしつけ、3歳のころには、非のうちどころのないお人形さんのような女の子になっていたのです。正常な発達における再接近期の、自己主張や反抗や怒りやお母さんへのまとわりつきはまったく見られませんでした。

ところが、これは歪んだ発達の姿なのです。治療を開始すると、かよちゃんは数日のうちにどんどん退行し、3週間後には0歳の赤ちゃんのようにおっぱいを欲しがり、ベタベタお母さんに甘え、だだをこねる赤ちゃんになってしまいました。「イヤ！」とか「ダッコ！」と素直に言えるようになった分だけ、失神発作は減り、表情やしぐさは子どもらしくなりました。共生期の終わりから分化期にかけて、お母さんの存在がわかりかけてきた時期にお母さんがあまりにも強く厳しかったのでその要求に応じなければ見捨てられてしまうようなこわさから、かよちゃんはうわべはおとなしいお利巧さんになっていたのです。その一方で、かよちゃん本来の心の発達は共生期の終わりで停滞していたといえましょう。

症例3　としお君　恐怖症型神経症

としお君は学校教師をしている両親のひとりっ子。身体は健康で頭がよく、成績優秀で問題のない子でした。ところが、小学校4年生の春、体育の時間に飛び箱を飛び損なって、右前腕を骨折し、3週間の入院治療を受けました。そのころから何か元気がない様子が続いたのですが、その秋のある夜、お母さんの友達が脳出血で倒れた話を耳にしたのをきっかけに、頭を痛がり、学校に行けなくなってしまいました。頭が何かに触れただけで脳出血を起こすんじゃないか、夜眠ったらそのまま死んじゃうんじゃないか、といった恐怖感にとりつかれ、外出も睡眠もできません。ある日、母子で児童精神科外来を受診し、そこでの身体的、神経学的な諸検査では異常が認められませんでした。

としお君は、小さい時から一度もいたずらをしたことがないうえ両親や祖母や周囲の大人に細やかな気を配る模範的なおとなしい良い子とのことです。その一方、としお君が好んで何時間も熱中してかく漫画は、ナイフをもったツッ

パリの殺し合いといった血なまぐさいぶつかり合いの場面ばかりでした。としお君の表向きのおとなしい様子の奥には，実は殴りたいような怒りや不満や憎しみが渦まいているのかもしれません。(まずもう少し本音を出させてみましょう。家の中ではしばらく小言や規制をやめて，本人の自由に任せてみましょう)と医者がお母さんに指導しました。すると3～4週間もするととしお君は，しだいにお母さんに向かって「バカ！ とんま！」「うるせえなあ」といばりちらしたり，「かくれんぼと鬼ごっこしよう」と要求したり，それに応じないとかんしゃくを起こしてあたりちらすようになりました。その一方で生まれて初めてお母さんにおんぶや抱っこを要求し始めたのです。この変化にお母さんは驚きながらも，初めて知るわが子のありのままの心の世界に目が開かれていったのです。約2年後，としお君は恐怖症が消失し，腕白にも素直にもなれる子どもらしい性格に変わりました。

　としお君の発病は，乳幼児期の次のような心の発達上の問題と関係しているようです。としお君は2度の流産を経て，結婚6年目にやっと生まれた子どもでした。妊娠中もまた流産するのではないかとはらはらしながら過ごしたお母さんは，生後4カ月までとしお君を大事に育てました。しかしその後育児休暇が切れると同時に，同居中のおばあちゃんに預けて小学校の教師の仕事に戻りました。おばあちゃんは人混みの中にだしては病気がうつることを絶えず心配し，としお君を腫れ物に触るように育てました。ヨチヨチ歩きの腕白盛りの再接近期にはあれもこれも「危いからやめなさい」と止められたのです。

　お母さん自身もさんざん苦労してやっと生まれたただ一人の子が，もし病気になったらどうしよう，という潜在意識があり，おばあちゃんの接し方に同調していたといえましょう。それにお母さんは仕事でくたびれはてて家に夕方帰る毎日でしたから，かりに幼いとしお君が「鬼ごっこしよう」とねだっても「今度ね」とか「あとで」と言ってかわしてしまっていたようです。また，お母さんはとしお君に対して「そんなことより，ちゃんと早く寝てもっと朝早く起きましょう」といった具合に，母親というより小学校の先生のままの接し方であったようです。敏感で利発なとしお君は，2歳の再接近期になり，本当はお母さんに甘えたかったのに，「あら赤ちゃんみたい」と言われて心が傷つけられるくらいならと，我慢してしまったのです。お母さんに認められたい気持

ちの芽ばえも手伝って、ことさら無理をしてききわけのよい子になろうとしたのでしょう。でも、愛しているお母さんに自分の気持ちを心からわかってもらえていないという怒りや悲しみや寂しさは、表現の道を閉ざされたまま、心の奥深くに内向し、鬱積し、小学校4年生になって恐怖症状の形で爆発したのです。治療によってその心の本音が解放された時、「ボク本当はお母さんと鬼ごっこやりたかったんだ」と当時の気持ちをそっくり表現したのでした。

症例4　ゆり子ちゃん　激しやすい性格

5歳のゆり子ちゃんは、ささいなことでカーッとなると止まりません。その場でひっくり返ってバタバタと暴れるので、クラスのお友達からも、先生からも変な困った子だと迷惑がられています。家でも思うようにいかないと泣きわめくので、そのたびにお母さんも苛立ち、叱ったりなだめたり、そして時にはどうしたらいいかわからなくなります。

ゆり子ちゃんは、運動も知的能力の発達も優れていて、成績もよく、お母さんや先生に言われることもよくわかるのに、感情のコントロールができません。そのために友達もできず、まわりから異常扱いされがちで、ひとり家に閉じ込もって本を読んだり、空想にふけることが多いのです。その一方で障害をもつ子どもや、小さな動物にはとても優しい思いやりを示します。

ゆり子ちゃんは、両親、姉兄の5人家族。すぐ上のお兄さんとは10歳年が離れ、両親が年とって生まれた子であり、幼児期は経済的には恵まれていました。でも、幼児期の心の発達の歩みを詳しくたどり直してみると、日々の生活が小さな痛ましい体験に満ちているのです。

0歳児期の自閉期と共生期、つまり生理的な欲求が十分に満たされて、スヤスヤと安心して眠ったり、お母さんにしっかりと抱かれあやされ、母なる世界との一体感にひたっていたい時期、ゆり子ちゃんのお母さんは、体力的にも心理的にも赤ちゃんの世話がおっくうで、寝かせたまま哺乳びんをあてがったりして、手を抜いて育てました。もともと要求表現の強い赤ん坊で、泣き始めると止まらないのですが、お母さんはいちいち応じていては抱きグセがつくと、無視することが多かったようです。

やがて這い這いやつかまり立ちができるようになると、ゆり子ちゃんは放っておかれても結構楽しくひとり遊びをして過ごすようになりました。生後8カ

月の分離-個体化期の分化期に入っても，あまり人見知りもなく経過し，1歳過ぎてヨチヨチ歩きができるようになると，旺盛な好奇心で家中を探険してまわるようになりました。このころかわいらしく利発なゆり子ちゃんは，ある面では両親と大きな兄姉の関心の的になり，ペットのようにかまわれるようになりました。その反面では，自分から自由に探索することに対し，4人の圧倒的な存在感のある大人から，「きたないからいじっちゃだめよ」「ちゃんとお行儀よくしていなさい」と厳しく制止されることも多くなったのです。大人の言葉が早くから理解できる子だけに，周囲も言えばわかると年不相応の指示を次々と与えていきました。1歳から2歳にかけての練習期，再接近期にゆり子ちゃんは，ある時にはやけにききわけがよいのに，他の時には我を張り続けるという，ちぐはぐな二つの面をもった子どもになっていました。もしゆり子ちゃん自身が，その時の気持ちを言葉で言い表わすことができたとしたら，こんなふうに言ったでしょう「私はどんどん歩いたり，手先が器用になったりすること，まわりの新しいものを発見することが楽しくてたまらないのに，お母さんがこわい顔をすると，どうしてよいかわからなくなってしまう。私はとても悪い子なんじゃないかと心配でたまらない。でもどうしてやりたいことをやっちゃいけないのかと怒りたい」と。

さらに痛ましいことにゆり子ちゃんは，自分が精一杯我を張ってお母さんに受けとめてもらいたい2歳ごろ，急にお母さんの腰の手術のためお母さんから3カ月間引き裂かれました。別れぎわには泣きもせず平気な顔だったので，「この子案外淡白ね」とお母さんは安心したのですが，2日後から激しい嘔吐が始まり，水を1滴も飲まなくなってしまったのです。眼識のあるホームドクターは，すぐにこれはお母さんと離れたせいだと見抜きました。そしてそのとおり，ゆり子ちゃんはお母さんの病室に連れてゆかれ，その胸に抱かれるなり，ジュースをごくごくむさぼるように飲み始めたのです。

そこで嘔吐の症状は消えたものの，この2歳の再接近期の母親との分離体験は，ゆり子ちゃんの心に深い傷を残しました。ゆり子ちゃんは自分がわがままな子だから，お母さんを傷つけて病気にしてしまったのではないか，それで神さまが自分に罰を与えようとして，ひとりぼっちにさせられたのではないかと空想するようになったのです。そういう自分はまた皆に嫌われるかもしれない

という心配が心の奥に尾をひいてしまったので，ささいなことで「また嫌われる！」と自分から先取りして不安になってしまい，そのたびに動揺しカーッとなりやすい性格に陥ったのです。

症例5　まさる君　愛と憎しみの分裂

　まさる君は，2歳年上のお兄さんと両親の4人家族。会社員のお父さんは朝早く出かけて帰りも遅く，日曜日に少し子どもと遊ぶくらいです。まさる君は0歳から3歳までの生後3年間はほとんどお兄さん，お母さんとの3人で過ごす生活でした。発達上の大きな問題はなく，強いていえば，お兄さんよりも言葉も運動機能の発達も早く，顔立ちも愛らしく，敏感な性格。それでお母さんは「のんびり屋のお兄ちゃんよりもまさるの方がいい」とあからさまにまさる君の方をかわいがっていたようです。0歳から2歳くらいまでは，まさにまさる君は家族の中の王様で，人生は幸福の予感に満ちているかのようでした。

　ところが，2歳半ころから，まさる君のお母さんはお父さんと激しい口論をしたり，お兄さんに八つ当たりすることが多くなり，昼間寝込んだりすることが多くなりました。お母さんがどこか遠い世界に行ってしまいそうな不安にかられている時，ある日，まさる君のお母さんは家から姿を消したのです。実はお母さんは，お父さんの浮気を苦にして自殺したのでした。何が何だかよくわからぬまま，まさる君は母方のおばあさんの家に引きとられ，お父さんは別れぎわに「お母さんは病気で死んだから，まさるはおばあちゃんのところで頑張りなさい」と告げただけでした。まさる君は涙もみせずにおばあさんの家に溶け込み，外孫として厳しくしつけられる生活を送りました。

　月に一度まさる君に会いにきていたお父さんが，約1年後のある日「新しいお母さんがくるよ」と言ってまさる君を迎えにきました。年の近い従兄弟たちが自分の母親に甘えるのを羨ましくてならなかったまさる君の顔はパッと輝き，間もなくまさる君は若い初婚の継母に抱きついたり，膝に乗ったりしてまつわりつき始めました。何だかいなくなったお母さんが戻ってきたみたい——。不意にお母さんが姿を消した日から張りつめていた緊張が一挙にほぐれていったのでしょう。まさる君は失われた懐しいお母さんとの日々をとり戻そうとするかのように，ひたすら継母に甘えながらしだいにかつてのもっと幼かった自分に退行していきました。それはまず，ある日継母の膝の上でおもらしをすると

いう形であらわれたのです。新しいドレスを濡らされて、子どもをもったことのない継母は思わず顔をしかめました。こういう時は母親は子どものお尻を叩いて叱るものなんだろうと考えた継母は、そのとおり実行しました。ところが、まさる君はその後もおもらしを続け、そのたびに叱る継母を怨めしそうにじっとにらみ返すのです。そのうちまさる君は食事の時にも「これ食べられない」とだだをこねたり、継母が怒りたくなるようなことをわざとやって注意を惹くようになりました。

最初はかわいそうな子どもたちの新しい良いお母さんになってあげようと張り切っていた継母は、まさる君の思わぬ複雑な反応に戸惑い、しだいに傷ついていきました。何か自分をわざといじめ、バカにしているのではないか、生意気な憎らしい子だ、という気持ちすら湧いてきたのです。まさる君はそれをまた敏感に感じて、ますますおもらしがひどく、食事もほとんど食べなくなりました。そして、4カ月後のある日、ガリガリにやせたうえ「異常な子どもだから精神病院に入れてほしい」と言う両親に連れられて児童精神科の外来にやってきたのです。

入院し家庭から離されると、まさる君はガツガツと病院食を食べ続け、11キロの入院時体重が3週間以内で18キロに増え、看護師にもよく甘えるかわいい4歳の男の子に戻りました。そして、病院の中では「お母さん大好きだ」と言いながら、家庭に戻るとコチコチに緊張して継母の食事を拒否し、部屋の隅にうずくまって失禁したり、壁に頭をぶつけ、元通りに戻ってしまいます。病院にいる時の素直な姿と、家庭での異様な姿の違いがあまりにも激しく、しかももともと利発なはずの子どもなので、両親はわざと親を困らそうとしてやっていると誤解してしまったのです。

このまさる君の心の中には、実は良いお母さんや世界のイメージと悪いお母さんや世界のイメージを分裂する（splitting）という防衛のメカニズムが働いているのです。2歳までほぼ満ち足りた幼児期を送ったまさる君の心は、2歳半以降のお母さんの様子の変化、そして3歳になったある日のお母さんの突然の死によって深い心の痛手を負ったのです。一方では、優しいお母さんへの懐かしい感情がありながら、他方では自分を見捨てていなくなった冷たいお母さんへの憎しみと怒りがあり、この正反対の二つの感情を統合することができなく

なっているのです。再接近期の終わりころ，安定した母子関係があれば子ども は，自分もお母さんも時にはけんかしあってもお互いに愛情の絆で結ばれてい るのだという実感になります。ちょうどこの時期，不意にお母さんを失ったま さる君は，再び再接近期の始まりの愛と憎しみの両極端な感情の渦まく世界に 退行してしまったため，このような分裂した姿を示していったのでした。

発達することの不安と喜び (3)
―― 心の発達への援助 ――

はじめに

　前二章では，幼い子どもたちにとり，日々成長し発達することが，不安と喜び，危機や勝利に満ちた冒険の旅であることを述べました。この旅は幼いときほど道は険しく，起伏に富み，行く手には思いがけない絶壁や谷が待ちうけています。その一つ一つをどのように切り抜けるかにより，その子の心の感じ方や考え方の原型が，形づくられていくのです。次から次へと壁につき落とされたり，助けを求めるときに無視される子は，生きることに悲観的な気持ちを抱くようになるでしょう。危いとき，心細いときに暖かく励まされる子は，危機に出会ってもあわてず前向きに乗り越えようとするでしょう。
　そこで今回は，私たち大人がどのように子どもたちの旅を見守り，心の健やかな発達への援助ができるかについてともに考えてみたいと思います。

I　母子関係を支える

　幼い子どもにとりお母さんは，自分がよって立つ大地や足場のようなもので，お母さんが不安であれば，大地が崩れたり地震が起きたような不安に襲われます。子どもの健やかな発達を守るのならまずお母さんを守れ，というのはいつの時代にも通用することでしょう。
　ところが，このことは実際には言葉で言うほどたやすくはないのです。なぜなら，子どもの存在そのものや特徴がお母さんの無意識のさまざまな葛藤を誘発し，お母さんを不安定にしたり，否定的な感情が湧いてきたりするのです。子どもにベタベタされるのが嫌いで，子どもが甘えてくるとはねのけるお母さん，ささいなことでウジウジとこだわり，子どもの前でいつも憂うつそうなお

母さん，ビシビシと容赦なく叱りつけ，自分の思い通りに子どもを動かそうとするお母さん，ちょっとしたことで不安になり，ピリピリとあれもダメこれもダメと心配するお母さん，自分の気分のいい時は猫なで声になるけれど，いらだつと雷を落とすお母さん。大地にもいろいろな性質があり凍土や沼地や砂漠や岩やメタンガスの発生する埋め立地があるように，お母さんの精神状態や性格にもいろいろある上，子どもとのふれあいで，いろいろな面が引き出され，それは子どもの心の安定感に直接に作用するのです。

　子どもが明らかにお母さんとの肌の接触に飢えているため指しゃぶりに没頭している時，お母さんがピリピリしすぎているために，おもらしをしてしまう時，お母さんが風邪を恐れて子どもを外で遊ばせない時，お母さんが子どものお守りをテレビにさせ，遊んでやらないために子どもが無表情な時，私たちは，子どもに代わって子どもの訴えたいことを，お母さんに伝えなければならなくなります。

　子どもの側に立って発言すること。それはやはり勇気と覚悟がいることです。大人同士はお互いに相手の喜ぶことを言うのは上手ですが，相手が嫌がることを言うのは臆病です。できたら嫌なことは避けたい，そんな気持ちになりがちですから，ますますいざ言うとなると言う側も緊張し，ついついきつい言い方になる傾向があります。ところで，あくまでもその子の利益になるような発言をしようと思う時，私たちは，その発言が大局的にみて，どうその子の母子関係に作用するかの見通しを持たねばなりません。なぜなら，子どもの問題についてお母さんに役立つ何かを言おうとする時，そこには第三者が見過ごしやすい，二重の壁があるのです。

　まず第一に，わが子の問題というのは，他人のように客観的には親は見えないものです。親というのは，心の奥でわが子を分身のように感じているものです。そして誰しも自分は良い親でありたい，わが子は良い子であってほしいという願望を持つために，わが子の長所は美化してしまい，欠点は見まいとする心の動きがあるのです。「親バカ」と俗に言われるこの親の心理は，一方で何はさしおいても子どものために育児に没頭する熱意につながりますが，他方では，冷静に子どもの状態を見つめることを邪魔します。親にはわが子の欠点や問題について，見ようとしてもなかなか見えない部分がある，という点をよく

踏まえていること。これはこちらがお母さんに腹を立て，お母さんを追いつめたりしないために大切なことです。

　もう一つの壁は，そのようにお母さん自身に見えにくいものを指摘する時，お母さんはその意味が理解できず，ただ自分のやり方やわが子をけなされたと受けとりやすいということです。そして子どもの訴えに心の耳を傾けないお母さんは，第三者の親切なアドバイスにも耳を傾けないことが多いこと，逆に第三者に耳を傾けるお母さんは，そうするまでもなく子どもの問題に自分から気づいていく可能性が高いこと。このように本当にアドバイスを必要とするケースほど，アドバイスを与えにくいという問題があります。

　それと同時にもう一つは，他人がお母さんと子どもの関係に関与する時，そこには必ず治療者，保育士，看護師などのスタッフとお母さんと子どもの三者関係が生じることです。つまり子どもの発達を援助しようとする者は，常に子ども－母親（家族）－スタッフの三者関係のなかに置かれ，それぞれの立場は微妙に異なる部分もあるため，そこにはさまざまな思惑が働き，誤解や衝突が生まれやすいことをよく認識しておく必要があります。そして三者関係に葛藤が生じると，しばしば三者のなかの最も弱い立場の者（子ども）が不必要に苦しむことになります。特に子どもが幼く，母親もまだ親として未熟で，子どもの育児に不安を抱きやすい時，子ども－母親－スタッフの三者関係では，子どもを母親が支え，その母親をスタッフが支えるという二段階の構造になります。それだけにスタッフへの依存の程度も強く，母子関係は母親とスタッフの関係に直接に左右されやすいといえましょう。

　つまり母親がスタッフを信頼することができると，母親は子どもと安定した関係を持ちやすくなります。スタッフとの良い関係は，即母子の良い関係につながりやすいのです。そこで，たとえば「お母さん，子どもにはゆったりと接しなさい。子どもをかわいがりなさい」とアドバイスする時，お母さんに心からそう実行してほしかったら，私たちがまずお母さんにゆったりと接し，心からお母さんを受けとめてあげることが必要です。同様に「お母さん，子どものたどたどしい言葉にもよく耳を傾けなさい」とアドバイスするなら，その生きた見本として，まず私たちがお母さんのどんな弱音やグチや疑問にも，心から耳を傾けてあげることが必要です。興味深いことに人は自分の信頼する人が自

分にしてくれたとおりに，自分の子どもに接するものです。私たちが頭ごなしにお母さんを叱りつけると，アドバイスの内容がいくら優れていても，そしてお母さんがいくら頭では理解したとしても，お母さんの子どもへの態度は容赦のないビシビシしたものになります。

　このように，人から人への情緒の流れは循環します。私たちが母親の味方になって，子どもの問題を母親に受けとめやすい形で伝えてやることが，母子の良い出会いには大切です。

症例1　四面楚歌のお母さんに

　感受性の強いゆりちゃんは幼稚園，小学校と行く先々でお友だちや先生と衝突し，そのたびにお母さんは先生やお友だちのお母さん方に責められ，そこをやめて転々と転校するはめになりました。初めて児童精神科の外来に母子で来所した時，お母さんは幼稚園や学校の先生の仕打ちを責め，次に父親の無理解を責めました。この他罰的な傾向の裏には，そうでもしなければ，自分を支えることのできない追いつめられた気持ちがあることを感じた医者は，まず，この間お母さんがよく子どもを見捨てずにがんばったことを認め，お母さんの言葉に無条件に耳を傾け，その姿勢の変化を待ちました。すると医者が自分を責めないことでホッとした母親は，「実は私もこの子が次々と問題を起こすので，しばしば手をあげました」と告白したのです。親というのはしばしば熱意のあまりそうなることがあり，そのことで自分を責めるくらいなら，同じエネルギーを子どもと楽しく過ごすことに向けましょうとすすめると，晴れやかな表情になってそこから，子どもを温かく受けとめようとする姿勢に変わっていきました。

II　父母関係を支える

　母子関係が母親－スタッフ関係に左右されやすい以上に，母子関係は家庭のなかで母親－父親関係にも影響されます。特に現代社会の核家族のなかで，幼い子どもを持った母親は，まだ人間としても若く，自分自身の成長のために良き先輩や仲間を必要とするはずなのに概して孤独です。その分，夫である父親にかつてよりも依存し，話を聞いてもらいたい，育児や家事に協力し，自分

の生活の実質的なパートナーになってもらいたい,という気持ちは強いのです。自分が夫に十分愛されていると実感している母親は,素直に子どもを受けとめることができやすいのです。そこでスタッフは子どもの発達を援助しようとする時,父親が母親の良き援助者となるように,父親にも病院や幼稚園や学校に来てもらい,父親の役割を伝えることが必要でしょう。

　症例2　奥さんを殴る夫に向かって

　3歳の長男が言葉が遅れているという心配で,ある夫婦がある小児神経科の老教授の外来を訪れました。その長男の問題で両親とも不安になり,夫婦げんかが絶えないのでしょう。若い母親は思いあまった声で「この人が,私の育児がいけないと言って殴るのです」と夫を指さして訴えました。老教授は悠然とした物腰で,父親の顔をのぞきこんでおだやかに言いました。「子どもの前で奥さんに手をあげることは,これは紳士のやることではないな。私はこの年になっていまだ家内に一度も手をあげたことはないよ」。その父親は恥ずかしそうにうつむいてしまいました。

III　家庭生活を守る

　子どもにとり,生まれてから住み慣れた家庭は,母親と同じくらい大切な自分の足場です。幼児期はできることなら,不意にこの家庭生活を子どもから奪うことは避けてやりたいものです。なぜなら,ただでさえ幼い子どもの心の世界は原始的な欲求や感情がうずまく世界であり,住み慣れた家庭生活のなかで起こるものさえ,日々未知の体験なのです。そして幼児期の心の旅がそのような波乱がありながらも,より発達し,より安定し,より高度に複雑化した心の世界に到達していくものであるためには,毎日の体験が,愛情に満ちた温かさとある安定した一貫性の流れを兼ね備えていることが必要なのです。朝起きて,昼間外で遊んで夜はぐっすり眠るという,活動と休息の充実した繰り返しのパターンは生理的に必要なだけでなく,心の安定にも欠かせないのです。

　ある日不意に家庭から引き離され,まったく見知らぬ世界に放り出されるのは,幼い子どもにとっては,私たちが地球から月や火星に放り出されるくらい,大きな変化なのかもしれません。そこでかりにお母さんの出産や子ども自身の

病気やその他の事情が生じた時も，なるべく子どもの家庭生活を守りながら，それらに対処していきたいものです。たとえば，お母さんの出産の時には，子どもを一人見知らぬ親戚に預ける代わりに，お父さんに仕事を休んでもらったり，よく慣れているおばあちゃんに，家庭にきていただき，お母さんがいないこと以外には日常生活の変化を最小限度にくいとめるようにするとよいでしょう。また病気のために通院する場合も，子どもの生活のパターンがあまりかき乱されないように，検査や入院がどの範囲で必要なのかを主治医とよく相談しましょう。

Ⅳ　予期せぬできごとへの準備

予期せぬできごとは人間生活には欠かせぬものです。予期せぬできごとも，子どもがそれをどのように受けとめるかによって発達を刺激する良い体験にも，不安を招く体験にもなります。予期せぬできごとはある程度は防ぎきれないものですが，しかし大人の配慮によって子どもは助けられます。不意を打たれたり，だまされたりする形で体験するのか，それともよく説明してもらい，慌てなくてもいいよと励まされ支えられて乗り越えるのかにより，その後の人生や生きることへの感じ方が変わってきます。

たとえば4歳の次郎君は，小さいときから臆病で，予防注射のたびに大泣きしていましたが，お母さんは，だまして連れていくとかえってその後，不信感が残ると考え，1歳半のときから，「今日は注射ですよ」と語ってきかせていました。そしてお母さん自身が慌てたり，大声で叱ったりせず，落ち着いた態度で，手早く次郎君を抱きとめて注射を済ませ，終わると，「よく我慢した」と心から抱きしめてやりました。そのような積み重ねのなかで，次郎君はしだいに，必要以上に注射を恐れなくなり，お母さんの言葉を手がかりに，自分から心の準備をし，腕を差し出すようになったのです。

ところが，一方で同じ4歳のみつる君は，注射というといまだに逃げまわり，年々ますますひどくなっています。お母さん自身が不安定で，子どもに泣かれると動揺してしまい，前もってつらいできごとの予告をしてやることができません。「お菓子を買いに行きましょう」などとだまして連れていくので，みつ

る君は，裏切られた怒りから荒れるのです。そしていつまた不意を打たれて落し穴に突き落とされるかわからない不信と恐怖から，何でもないことで度を失って混乱し，ささいなことで衝動的になりやすい性格が身につきはじめています。

　良き道しるべが，旅の見通しと安心感を与えてくれるように，未知のできごとに対する手がかりは，子どもが落ち着いて，全力で取り組むことを助けます。幼い子どもたちの発達の旅の大変さをよく理解する大人ほど，親切な援助の手を差しのべるでしょう。幼い子どもがただ問題を起こさないことを考える大人は，子どもの気持ちを無視してその場限りの対応をするでしょう。深い思いやりを受けた子どもには，何事にも落ち着きをもってとり組む姿勢が生まれる一方，小手先の対応をされた子どもには，浅い衝動的な姿勢しか生まれないのです。

V　家族からの分離

　入院や家庭の事情で，幼い子どもが家族から離れて暮らさなければならない時は，子どもにとっては試練の時です。ちょうどまだ芽が出て根が生え始めたばかりの植物にとって，根こそぎ引き抜かれて別の土に植え替えられることが大変であると同じように，子どもは大きな動揺を受けます。根こそぎにあってもだいじょうぶで移し替えのきく苗くらいの強さを獲得するのは，学童期以降でしょう。

　幼児期には，特に家族からの分離を避けてやりたい時期があります。それは生後16カ月ごろから24カ月ごろマーラーが再接近期と呼んだ時期です。この時期はまわりの世界がよくわかってきた分だけ，未知の世界に放り出されることへの不安も強いのです。そして，自分の感じ方ややり方もはっきりし，母親を慕う気持ちも深まりながら，自己主張が強まるため母親とぶつかり，子ども自身の心のなかに激しい愛憎や自立と依存の葛藤がうずまきます。そのため，母親からの分離は，母親から見捨てられたような体験につながりやすいのです。

　やむをえず家族から離れねばならない入院などの時は，家族も子どもを受け入れる病院も，子どもの気持ちをよく配慮してやることが必要でしょう。ちょうど植物を植え替える時，根のまわりにたくさん土をつけてやったほうがよい

ように，子ども自身が家族とのつながりをできるだけ実感できるような工夫が必要です。新しい事態をよく話して聞かせてやること，大好きなおもちゃや洋服をもたせてやること，そして何よりも病院のスタッフとお母さんが仲良く信頼しあっていて，新しい場は家庭からまったく切り離された怖い所ではないのだという安心感を与え，子どもがそこに慣れるまで，スタッフはあせらずに温かく包んでやりましょう。

心の深い傷の手当（精神療法・遊戯療法）
　幼い子どもたちにとって，心の発達の旅には時にあまりにも険しい絶壁や深い谷が待ち受けていたりします。不意に谷間に突き落とされたり，行くてを塞がれれば，誰しも旅を続けていく勇気も自信も打ち砕かれてしまうでしょう。幼い時に不意にお母さんと死別したり，家庭が崩壊したり，養子にやられたり，転々とあちこちに預けられたりした子どもたちは，言葉では表わせないような天変地異をくぐり抜けたようなものです。表だって大きな問題がないようにみえても，その強烈な体験の印象は，心のなかで尾をひき，場合によっては心の傷となってその子のその後の人生の，ものの考え方，感じ方にまで作用してしまうかもしれません。
　たとえば，もう30歳を過ぎたAさんは，誰よりも家庭思いの優しい父親になろうと頭では思っていながら，ささいなことでカッとして奥さんと子どもにあたりちらしてしまいます。そしてその直後，深い憂うつ感と自己嫌悪にかられて自分は家族にとっていないほうがよいのではないかと本気で思いつめ，自殺か蒸発を考えるのです。会社でも一生懸命，よい仕事をしようと誠心誠意心を尽くしながら，ささいなことで急にやる気をなくして，自分から辞めてしまうのです。そのように自分を追いつめなければならない状況は一つもないのに，Aさんは家庭でも会社でも同じようなことを何度も何度も繰り返しています。これは反復強迫といい，幼児期の心の未解決な葛藤がなせるわざなのです。
　実はAさんは，もの心ついた時には伯父に養子にやられ，その伯父と実の両親とが仲が悪かったために，実家に遊びに行っても両親，兄弟から冷ややかに扱われ，子どもながらに傷つき，天涯孤独の気持ちを抱き，家族への不信を持ったのです。持ち前のがんばりで，その気持ちにめげずに立派な社会人にな

り，すてきな奥さんを手に入れたものの，幼児期の親子関係のダメージが知らぬ間に自分の家族や会社の上司との関係に重なり合わさってしまいます。一方では幼児期から渇望して得られなかった理想的な相手との良い関係を求めながらも，他方では自分から家族や会社のなかで自分を疎外し，家族や同僚との関係を破壊していく方向に自分をかりたててしまうのです。

　一度落し穴に落ちて懲りた人は，二度とその手にはのるまいと用心し，慎重に足元を疑いながら歩くようになります。身を守るための防衛本能でしょうが，そのため心のエネルギーがそちらにとられ，大きな見通しを持ったり判断したり，相手を信頼しながら生きることが難しくなります。そこで幼児期の不幸なできごとが心の奥に膿を作ってうずき続ける時，ちょうどメスを加えて切開排膿してやるように，その心のしこりになっている問題に取り組んでやる必要があります。その方法にはいろいろありますが，子どもと直接ふれあい，その心の奥の葛藤をほぐし解決してやる方法の一つに，治療者と一対一の精神療法と遊戯療法やお母さんとの間で赤ちゃん返りを治療的に行う再アタッチメント療法などがあります。

　症例3　あやちゃんの罪悪感
　父親が2歳の時に急死したために母子家庭となったあやちゃんは，幼い時から仕事で疲れ果てた母親にあたりちらされ，孤独な鍵っ子の生活を送ってきました。小さい時から大人びてクールで弱味を見せない性格でしたが，思春期にすべての人間関係を嫌い，心を閉じてしまいました。精神療法を始めると，次から次へと自分や母親や人間すべてへの憎悪と嫌悪を語りました。が，やがて涙とともに，昔いつも自分をしかってばかりいる母親を見て，「自分があまりにも悪い子だから，お母さんを傷つけ苦しめている」と思って，その罪悪感に悩んできたことを打ちあけました。その一方で「なぜ私だけがこんな寂しい思いをしなければいけないの」と荒れ狂いたいような怒りがあったけれど，母親を殺してしまう夢を見て，ますます恐ろしくなり，自分の本音を出せなくなっていったとも語りました。治療者はあやちゃんの心の奥に長い間しまわれていた気持ちにひたすら耳を傾け，その一つ一つの言葉には深い胸の痛みがこめられていることを理解してやりました。そして幼いあやちゃんなりに必死に母親のいらだちの理由を考え，自分のせいだと思い込んだこと，でも母親に拒絶さ

れた悲しみと怨みが破壊的な気持ちにまでつのって，恐ろしい夢にまでなったのに，それを誰にもわかってもらえなかったこと，そんな自分や人間や人生に，何の希望も持てなくなって，生きることに背を向けたくなったことをもう一度いっしょに振り返って整理しました。そのような心の作業を約半年積み重ねるうちに，自己嫌悪や人間不信がしだいに薄らぎ，安心したおだやかな気持ちで人々とつきあえるようになっていきました。

　症例4　たけし君の見捨てられる不安

　生後3歳でお母さんと急に死別したたけし君は，その後お父さんお兄さんと別れ，一人でおばあちゃんの家で暮らし，早熟なしっかりした様子が見うけられました。ところが，その後4歳のときお父さんが再婚し，若い初婚の継母と家族四人で暮らすことになりました。すると1カ月目ごろから，継母にちょっと叱られただけでぐずり始め，食事を拒否してガリガリにやせ，人が変わったように暴れる子どもになってしまいました。遊戯療法を始めると，たけし君はプレイルームいっぱいに怪獣を並べて，自分が襲われて死に物狂いで戦い続ける場面を演じ，自分が迫害的な気持ちにあることを表現しました。やがて大きな積木のブロックでお墓のような物を築き，「ここボクの家，お母さんは1階，ボクは2階に寝ているの」と言いました。お母さんの死と自分との関係について何か語りたげなその表現に対し（お母さんが死んだことでボクが悪い子だと思っているの。また新しいお母さんに捨てられちゃうような心配があるの）と問うと，一瞬身を固くして，くい入るように治療者の顔をみてうなずきました。そして部屋の中のおもちゃの郵便箱から一枚葉書をとり出し，「あっボクにお手紙がきた。ネエネエ何て書いてあるの」とせがみ「天国のお母さんからかな」と言いました。たけし君はお母さんの死の直後，お父さんからそのわけを語ってもらえないままに家族と別れたので，死別の悲しみをお父さんに受け入れてもらいながら乗り越えるという心の作業ができなかったのです。そしてまた見捨てられる不安や怒りを抱きながら，慣れない継母と緊張した生活が始まったため，些細なことで不安が爆発し，悪循環に陥ってしまったのです。

　症例5　ちずちゃんの不信

　ちずちゃんは，生まれるとすぐにお母さんがベーチェット病にかかり，おばさんの家に預けられました。お母さんの状態が落ち着いた2歳2カ月時に2カ

月間，家庭に戻り，再び5歳になるまで，おばさん家族に温かく包まれて成長しました。ところが，5歳過ぎて家に戻り，2カ月すると，目を激しくしばたくチック症が出現し，お母さんも「何かこの子としっくりかみあわない」と訴え，遊戯療法を開始することになりました。

　ちずちゃんはプレイルームのなかでお家ごっこを始め，ままごと道具のちょっとした傷にこだわり，毎回同じ道具が自分のために用意されているかどうかをしつこく調べました。ちずちゃんの心の中の微妙な不信感と不安が表現されているようでした。やがてちずちゃんは真っ白な小麦粉をこねて粘土をつくる遊びに数カ月間熱中し，その柔らかな感触に浸りながら，優しい純粋なお母さんの愛情に憧れる気持ちを表現しました。そして次には隠れんぼに移り，自分が隠れたり，治療者が隠れたのを見つけたりという遊びを飽くことなく繰り返しました。それはまるで見失うことと見いだすこと，別れることと出会うこと，といった存在と不在の不思議と不安を，繰り返し確認することで理解し乗り越えようとしているようでした。

　これらの一連の遊びが経過したある日，ちずちゃんはふと自分から初めて言葉で「おばちゃんが私のお母さんだと思っていたんだ。そうじゃないと言われた時，もうすごーくびっくりしちゃった」と語ることができました。長い間心配の種になっていた自分の存在の疑問や不安を漠然とではなく，はっきりと言葉で語り，治療者に共感してもらいながら整理することができるようになると，ちずちゃんの行動の中にみられた微妙な不信や警戒は間もなく消えていきました。

おわりに

　幼児期の心の旅の起伏に満ちた道をどのように一歩一歩踏みしめて進むかにより，その子のその後の長い人生の足どり，歩み方の原型が形づくられていきます。私たちが日常，家庭や職場や地域で子どもたちに出会う時，困っている時にどのように温かく手をさしのべ，がんばっている時にどのように邪魔せずに見守るか。その一つ一つの体験が子どもたちの中に人間と自分についてのイメージを作っていきます。

私たち自身が多くの人々の愛のなかで心をはぐくまれて大人になったように，私たちもまた子どもたちの心の旅の良き道連れになりたいものです。

母と子を守る

I　愛着とサバイバル

　誕生により母子間に芽生える愛着は，どの動物よりも未熟な脳のまま生れ出てくる人間の乳児を，胎内のように安全に守り育てるサバイバル・システムである。
　愛着は目に見えぬ心の羊水や子宮ともいえる。ボウルビー（Bowlby, J.）の唱えた愛着理論は，今日世界的に検証され，親子関係だけでなく広く夫婦関係，家族関係や社会の集団関係にもあてはまることがわかった。
　愛着理論では，乳児が自分の要求をどのように母親（養育者）に感じ取り応答してもらえたかにより，その人独自のユニークな養育者との愛着が形成される。愛着の原型は「内的作業モデル」と呼ばれ，生後約1年後に作られる。内的作業モデルは昨今のニューロサイエンスの実証研究では，右脳の自律神経系のストレス対応システムの部位にあると推定されている。右脳には内省機能や，他者の心を読む間主観性の機能，共感の機能の部位があることが知られている。
　愛着の内的作業モデルには安定型と不安定型がある。安定型愛着をもつ乳児は，本音を安心して出しながら生きている。感情を素直にありのまま表出するので何を感じているかが周囲にわかりやすい。集団適応や社会性の発達もよく，心豊かな安定した大人に成長していくという。
　不安定型愛着は少なくとも3種類に分類される。過剰に不安や怒りをだす〈抵抗型〉，感情を押し殺す〈回避型〉があり，いずれもサバイバルにとり効率の悪い対人関係のもち方をする。さらに〈混乱型〉という混乱した内的作業モデルを基盤にもつ愛着型がある。これは親自身の精神障害や虐待のトラウマの影響を受け，一貫性のない育児にさらされた乳児に形成される。次に何がおきるか予測できない緊張と不安のため，脳の発達も混乱し，被害的になったり，逆

に危険な状況を察知できなくなったり，ささいな相手の表情を深読みしすぎたり，その場の空気が読めなかったり，バランスの悪い適応を示しながら生きることを強いられる。混乱型愛着は将来精神障害のハイリスクとも言われている。

　また一人の乳幼児の愛着型は父母それぞれに対して異なるものが形成し，ライフサイクルにわたる連続性をもつと言われる。その子が親に成長した時の育児に反映し，世代間伝達を示すことも知られている。フォナギー（Fonagy, P.）は，母親が妊娠中に母親に「成人愛着面接」（Adult Attachment Interview by Main, M.）を行い，母親の愛着型を安定型と不安定型愛着，さらに不安定型を無関心型，没入型愛着などに分類した。そして生まれた子の1歳半の愛着と比べた結果，安定型愛着の母親には安定型愛着の乳児が，不安定型愛着の母親には不安定型愛着の乳児が発達することを見いだした。母親と乳児の愛着の内的作業モデルが対応すること，つまり愛着の世代間伝達を明らかにした。

　ところで臨床現場でわれわれが実際に出会う人々は，ほぼすべて不安定型愛着を呈してこられるといえよう。そして臨床における愛着理論の意義は，その人の現在の苦悩とサバイバルの個人史につぶさに傾聴し理解しながら，その人が自分では気づいていない肯定的なサバイバルの力を掘りおこし確認することにある。つまり人それぞれの愛着の物語を尊重する専門家と出会い，信頼関係に基づく心の響きあいを梃子に，人生の逆境につぶされたかのように見える人に，新しい自己理解が生まれ，より健やかな愛着が芽生えることである。

　その人の築いてきた愛着が仮に不安定型でも，その人をレッテル貼りし運命論で縛るものではない。その人独自のひたむきなサバイバルの力を理解する心に出会う時，愛着は新たなダイナミックな展開を示すのである。出会いによる関係性の肯定的な変容については，精神分析家のスターン（Stern, D.）やエーレンバーグ（Erenberg, E.）らの研究がある。愛着をめぐる臨床には，相談者の柔軟性や創造性，パラドックスを豊かに用いる工夫などが必要とされる。自己否定感をかかえて相談にやってくる人の，一見だめにみえる行動系や症状の奥に内在する可能性と，しっかり出会っていくことである。それはまるで生まれたての赤ちゃんに出会う母親の気持ちに似ている。以下に述べる症例はプライバシー保護のために，相談にこられた複数の人々の要素を取り入れたフィクションである。

II　症例 A さん

　20代後半の女性 A さんが，遠い地方から生後10カ月の女児 B ちゃんを抱いてやってきた。自分はわが子を虐待するボーダーラインの母親で，途方にくれているという。かっとなる衝動的な自分が，わが子を傷つけてしまうのではないかという危機感にかられていた。乳児への虐待は死に至ることが多いため，緊急の危機介入として相談にのった。その内容は以下のようである。
　母親 A さんは素朴な女性で，初対面の筆者に，
　「私は両親が3歳で離婚，二人の間を行き来して育ち，家庭というものがよくわからない。高校時代は過食嘔吐やリストカットをして，めちゃめちゃな生活であった。いま，精神科医にかかりボーダーラインだといわれているけれど，薬を飲んでも効き目がない」と語った。
　(そう。でもそのぶん B ちゃんをちゃんと育ててやりたいから，こんな遠くの病院まで必死に来たのでしょう)
　と応えると，A さんは大きくうなずいた。B ちゃんは母親似のおっとりした子で，母親の様子をちらちらと窺い，人見知りを示していた。
　(どんな時に B ちゃんにあたるのかな？)
　「私まだ母乳をあげているんです」
　(そう，がんばって母乳をだしているのね)
　「昼間はいいけれど，夜この子が目覚めて私のおっぱいをさわってくる時，私はかーっとなって拒絶してしまうんです」
　(いつもそうなの？)
　「夜が一番多いんです」
　(それで……)
　「それで，その時本当にひどい力で跳ね飛ばすので，B は部屋のあっちまですっとんでしまうんです。そんな自分がこわいんです」
　(その瞬間はいつもの自分と違うのかしら？)
　「昼間は B の気持ちにできるだけ添ってやっているのに，どうして夜はこうなるんだろうと」

(それにはきっと深い訳があると思うので，一緒に考えていきましょうね．自分でなんとかしたいと思ってやってきたこと自体，自分と赤ちゃんへの真心だと思う)

「え！ そうなんですか！」

(どうしてそんなにびっくりするの)

「そんなふうに言ってくれる人に私一度も会ったことがないんです」

この初回の面接では，BちゃんをつきとばすというAさんの行動を心配しながらも，筆者は久しぶりに飾り気ない素朴な母子に出会えた気持ちであった．

2回目の面接で，Aさんは次のように語った．

「私には両親のいい思い出が一つもありません．2人とも人間としてだらしないから大嫌い．母は水商売で10歳から14歳まで一緒に住んだけれど，その前までは父母の間を行ったり来たり．父はしょっちゅう女をつれこんでは別れて，ある時から顔も見たくなくなりました．でも母親の家では隣に祖母が住んでいたから，おばあちゃんとはよく遊んでいた」

(3歳から10歳までの思い出は？)

「近所の双子の友達の家にいりびたって，そこのおばちゃんが優しく，『2人も3人も同じだからいつでもおいで』と言ってくれて，いつもおやつをもらっていた」

Aさんは思わず優しい目元で微笑み，続けた．

「そのおばちゃんに海にもつれていってもらったの．私には初めての海だった．波打ち際に波が押し寄せてきて，こわくて浜辺にかけもどっておばちゃんの腕の中に飛び込んだ．きゃーってしがみついてたら，おばちゃんが優しく笑ってぎゅっと抱きしめてくれたんです」

不仲で離婚したいいかげんな両親の間を行き来して育ったAさんは，不安定型愛着の混乱型を示し，思春期に人格障害にまで発展したのかもしれない．でも一方では生き生きと，幸せな記憶を語る力があることが印象的であった．成人愛着面接(AAI)ではいきいきと生きた瞬間を思い出せる力が高く評価される．筆者はAさんに次のように伝えた．

(あなたは大変な両親の元でよく生き延びてちゃんと子どもを産むことができたのね．今までのことは問題でも，Bちゃんと幸せな親子になろうとしてい

るのね）
「え！　そうなんですか？　そんな風に言ってくれる人は今まで一人もいなかった」
とＡさんはまたもや驚いた表情をした。
3回目の面接でＡさんは上手にＢちゃんをあやしている。
（あなたはいったいどこで上手な育児を覚えたの？）
「え！　上手なんですか？」とＡさんは目を丸くした。
（あなたは自分のよさがわからないみたいね）と言って笑うと，
「私，主人に非難され続け自信がないんです」
（何をけなされるの？）
「お前は人格障害だ！　まともな育ち方をしていないって」
（ご自分ではどう思うの？）
「そのとおりだと思う」
（でも赤ちゃんを上手に可愛がるし，不思議だね。お母さんに甘えていたのかな？）
「それはないです！　でもおばあちゃんは優しかった。10歳で母親と住むことになり，母が他の男との間で生んだ赤ちゃんの世話をさせられた。母が水商売にでかけた間，留守番して，その子のおむつを替えたりミルクをのませたりして忙しかった」
（その子のおかげで一人ぼっちではなかったのね）
「そう。私になついてくれた。でも14歳のある日，私は母に勘当されてしまったの」
（どうして？　あなたがいないとお母さんは不便なのに）
「ある夜，目が覚めると母の横に見知らぬ男が寝ていた。私ぎょっとして『何これー！』って叫んで，家をそのまま飛び出してしまったんです」
（それで？）
「そのまま知りあいのところに行ったら，母がかんかんに怒って『親不孝者！　父のところに行け！』と勘当されてしまったんです。でも父のところだけはいや。それで亡くなったおばあちゃんが住んでいた空き家を訪ねたら，壊れた隙間から入れて，そこで一人で暮らしたんです」

（寂しくなかったの？）

「何で母親に馬鹿なことを言ってしまったのかと後悔し続けました」

この話を聞きながら，筆者は不思議な気持ちになった。14歳の女子が，母の性生活にさらされ，拒否感を抱き距離をとることは，むしろ思春期の健康な自我の表れである。計算せずに「これはいやだ！」と言い切れたAさんには，直感的に判断し行動する自立した自我機能が備わっていたと思えた。Aさんは14歳で親を冷静に観察し，自己の健全な価値観を保つ力をもっていたのかもしれない。

（お母さんは親不孝というけれど，自分に忠実に困難な道を選んだのは若者としてあっぱれかもしれない）

「え！　本当ですか！　そんなこと言ってくれた人はいない」

Aさんは晴れ晴れとした顔になった。

4回目の面接でAさんは，「夜中にふと目覚めてBにおっぱいさわられると拒絶してしまう」と繰り返した。

（前回の話だと，それは夜中に目覚めて母に裏切られた時の怒りが蘇るのかもしれないと考えたけれど）と返してみた。

「ああそうかもしれない。今でもおぞましい思い出。でも自分の行動が14歳としてまともだったと知り気持ちが楽になった。昔おばあちゃんの空き家で生活した時は孤独だったけど不思議と安全だった。おばあちゃんに守られている気がした」

（あなたはおばあちゃんになついていたのね）

「おばあちゃんは優しい人で一緒にいると楽しかった。おばあちゃんに抱っこしてもらったりおばあちゃんのおっぱいをさわったり吸ったりしていると気持ちが和んだ。そうやって親にかまってもらえない寂しさを癒していたんだと思う」

「でもある日おばあちゃんのしぼんだかすかすのおっぱいを吸っていて，おばあちゃんも笑っていたのに，不意におばあちゃんが，私を突き放した。振り返ると母親が黙ってきつい顔で私をにらんでいた。すごくこわかった。その後，悪いことでも犯しているような罪悪感にかられた」

そう語りながらAはもの思いに沈み，やがて思わず叫んだ。

「先生，いま，私わかった！　Ｂが夜中に私のおっぱいをさわってくると，母がにらんでいた瞬間の記憶がよみがえる。だからＢをかーっとなって拒絶してしまうんです」

Ａさんは，まざまざとその時の瞬間をもう一度生きなおしているような，集中した表情で語っていった。

その直後から，夜中にＢちゃんを拒絶する行動がうそのように消えた。それとともに，自分が生き延びてきた日々を肯定的にとらえなおし，安定した母親になっていった。

Ⅲ　臨床における愛着理論の意味

愛着理論に基づく臨床は，その人が乳幼児期の虐待やネグレクトを生き延び，私たちの元にたどりついた事実に，限りない尊重の念を抱くところからスタートする。愛着と絆の問題は，狭い学問によるレッテル貼りで終わってはならない。

このＡさんのケースは，仮に悲惨な生い立ちの結果，混乱型愛着を示す人であっても，限局化してはならないことを示している。どうして自分はわが子にかっとなるのだろうという自己の苦しみを解くために，100キロを越える旅をしてやってくるＡさん。そのひたむきな生き方の中に，健やかな自我を感じることができたのが，良き相談関係の始まりであった。Ａさんは初めての海で，打ち寄せる波にびっくりして，優しいおばさんの胸に飛び込み，にっこりと受けとめてもらった記憶を20年以上忘れていなかった。出産育児という人生の新しい波の中で，わが子にきつくあたる自分自身へのこわさに，思わず相談者のもとに飛び込んできた時，そこに優しいおばさんのような人がいるという無意識の確信があったのかもしれない。

Ａさんは両親からネグレクトされる生い立ちの中で，祖母や近所のおばさんの自然体の暖かさとふれあいながら，その健やかな世界を吸収して生き延びたのである。親の淫乱な生き方に「ノー」をつきつけ，家出や空き家での一人暮らしをあえて選んだその瞬間の直感的な判断力には，自我のユニークなたくましさがある。自分を境界人格構造の虐待する母であると思いこんでいたが，そうではない，それはあなたの全体像ではない，健やかなたくましいあなたなの

だ，と肯定する相談者に出会い，納得し，しっかりと自分の生きる力を確認し，自信を回復していったのであった。

　あらためて母子を守る責任を心のケアの専門家はもつと思う。とくに今の日本は歴史上かつてなく育児しにくい状況にある。専門家が無責任なレッテルを虐待する親に貼る代わりに，母親の自己評価をしっかり支えていかねばならない。母子の身近に暖かい誰かがいて，「大丈夫。あなたはあなたの育児でいいのよ。ありのままですてきよ」と伝えていく。乳幼児を連れたお母さんが社会的に暖かく包まれ，にっこり子どもに微笑んでいるような，そんな国を取り戻したい。

いのちのまなびや
──小児病棟──

　病気のため入院を余儀なくされる子どもたちにとり，小児病棟は家庭に代わる生活の場である．入院したてはどの子も，見知らぬベッドの空間，医師や看護師，病院食や病棟日課に戸惑い，ただただ心細く緊張している．号泣してあらがう子もいるが，やがてどの子も病棟になじみ，自然な喜怒哀楽の感情とともに，家に帰れない苛立ちや，怒りもだすようになる．そして仲間を作り，日々の辛い治療も受けいれていく．その様子は十人十色であるが，家から離れて病と向きあう子ども同士には，不思議な心の響きあいが生まれる．闘病を通じてどの子もたくましく鍛えられていく．

　病棟は子どもがひたむきな自分をさらけだす，いのちのドラマの舞台でもある．「子どもは大人の親　Child is Father of the Man」という詩人ワーズワースの言葉があるが，入院中に，大人が脱帽するようなさわやかな人間性を示す子どももいる．特にそれは重症疾患と闘う子に多く，彼らはまるで，自分のいのちの時間の限られていることを直感しているかのように，今日の一日を凝集して生きようとする．その姿を見ているとギリシア人の唱えたカイロスの時間を思う．

　人生の時間には，2種類の時間があるとギリシア人は考えた．ギリシア語では客観的な時間をクロノス chronos，主観的な時間をカイロス kairos という．クロノスは，一日は 24 時間という万人共通の測定できる時間であるが，カイロスは，その人だけの主観的な時間である．夕焼けの美しさにはっとみとれたり，思いきって「えい！」と勇気をだした瞬間の，自分なりに精いっぱい生きた手ごたえ，他と比べようのないその人だけの時間である．

　子どもはカイロスの世界を生きている．幼い子ほど，面白いことを見つけて時を忘れて夢中になり，思いのたけを周りにぶつけて，すねたり甘えたりしながら，自然な自分を生きる．闘病の子どもたちの時間は，カイロスの時間であると思う．

遺伝性神経病のりさちゃんが入院してきた時，体には原因不明の傷があり，医師は虐待を疑った。父親にたずねると，母親の遺伝病がりさちゃんに発症し，母親自身はそれをいまだ受け入れられないという。過酷な運命への怒りと罪悪感にかられ，母親はふらつくりさちゃんにかっとなり，つい手をあげるという。りさちゃんは，なぜ自分が嫌われ，叩かれ，罵声をあびせられるかがわかっており，母親を責めることはない。病気の苦しさより，自分が母親を苦しめていることのほうが辛いという。
　わが子の病気により，絆を強める両親もいれば，いがみあい溝を深める両親もいる。りさちゃんの父親は，病弱な妻と娘を抱え，低賃金労働の過酷な仕事にあえぎながら，りさちゃんの見舞いにくる。そんな父親をりさちゃんは慕い，「とうさんはすごい。私は幸せもの」と語る。
　りさちゃんは，病棟で困っている子やさみしがっている子がいると，すっとんでいき，手をさしのべ優しく慰める。そんなりさちゃんには，同じ部屋のさきちゃんが心配でたまらない。小児癌で入退院を繰り返すさきちゃんは，他児に父親が見舞にくる日曜日におちこむ。さきちゃんには一度も父親の見舞がない。外交官の父親をもつさきちゃんは，アメリカで幸せな生活をしていた。病気の治療のために，母親と2人で帰国している間に，両親の溝が深まりついに離婚になった。それをさきちゃんは自分のせいだと思いこみ，ついついうじうじして病室の皆にからむ。「私なんかどうせいなければいいんだ！」りさちゃんはその言葉に胸を痛め，「そんなこと言うんじゃないの！　あんたがいないと私はさみしいよ」となだめる。
　ある回診の日に大勢の医師が小児病棟の廊下を塞いでいた。丁度そこへ通りがかったりさちゃんが，よたよたしながら声をあげた。「先生たち，そこどけ！これじゃ子どもたちが通れないじゃないか！」りさちゃんに一喝され，白衣集団は恥じいり，りさちゃんと子どもたちに平謝りに謝った。
　子どもたちは入院生活で，時に深くなる瞬間がある。ある夏の日，私はめずらしくのんびりと小児病棟のプレイルームで，子どもたちと過ごしていた。肝臓移植後の11歳のななちゃんと，りさちゃんとさきちゃんとの4人。ゆったりしたくつろぎの中で，皆の呼吸がしっくりと溶けあい，いつになく心地よい雰囲気が漂っていた。その時ふとななちゃんが呟いた。

「こんどのクリスマスの頃，私はいったいどこにいるのかなあ？」
　ななちゃんの瞳はいつになく深く，すぐ横のさきちゃんが，鼻腔酸素チューブをつけてあえぎながら言った。「うーん，私もどこにいるのかなあ？」すると「そんなのわからないよ」と，りさちゃんが，飾らぬ口調で返した。退院したと思ったらまた入院。病気という時限爆弾に翻弄されるりさちゃんの偽らざる気持ちであった。誰に言われるともなく，重い病気の子どもらは，直感的に自分のいのちと向き合っている。そこで思わず，生きることの本質に触れる言葉を発することがある。おっとりしたななちゃんの言葉に触発され，皆が自分のゆくえに思いをはせた瞬間であった。
　自然に私の口からも言葉がでた。「そんなのわからないって本当ね。みんなは子どもだけど，一番年よりの先生には明日のことはほんとうにわからないなあ。病院の帰りに交通事故にあうかもしれないし，倒れるかもしれない。でもこれだけは確か。もしクリスマスに，先生がこの地球にいなくても，先生はななちゃんのことも，りさちゃんのことも，さきちゃんのことも決して忘れない。今こうやって一緒に生きている瞬間は，誰も消すことができないものだから。もし今度のクリスマスに一緒にいなくても，みんなで心の中で今日のことを思い出せたらいいね」3人はうなずき晴れやかな表情になった。その時，私たちの間には豊かなカイロスの時間が流れたように思った。
　病気がじわじわ進むにつれ，りさちゃんの笑顔が消えた。それをみて若い研修医がよろよろふらつくりさちゃんをプレイルームに誘い，相撲の真似をしてりさちゃんにはりたおしをさせた。研修医がやられたふりをしてころんでみせるたびに，りさちゃんは笑いころげた。やがてりさちゃんは，全身の筋肉が衰え，食べることも歩くこともできなくなり，意識障害に陥った。今，りさちゃんは人工呼吸器で生きている。もう声をかけても，返事はない。動けるうちに，子どもらしい時間を仲間とともにすごすことができてよかったと思う。カイロスに刻みこまれた楽しい瞬間の身体記憶は，どのような運命でも，その子が最後まで自分を見失わずに生きることを助けるように思う。

私の子育て論

　臨床35年目になる今，私には，「子育て」とは「子どもが親を育てること」に思える。子どもと日々誠実に向きあうことにより，予想外の思わぬ自分に出会いながら，人はより内省的に己を見つめ成長させられていく。個性的な資質の子どもとの生活において，親はなおさら子どもにより深く育てられることであろう。

　そのことを考えさせてくれるケースを紹介しよう。10歳のひろちゃんである。ひろちゃんは7年前，3歳で受診してきた時，精神科医からの紹介状には「自閉症。自宅で育てるのは無理な異常さ。施設を紹介して下さい」とあった。

　ひろちゃんはデリケートでシャープな感性の持ち主。診察室で初めて出会ってすぐに，気持ちが通いあい，この子は敏感な資質に苦しんではいても"異常"ではないと診断した。はっとするような優しさを示すひろちゃんは，純金のような柔らかい感性の持ち主。おそらく周りの対応は冷たく硬いダイヤモンドのように感じられ，傷つくのであろう。言葉の遅いひろちゃんは，自分のつらさをうまく伝えられず，泣き喚き，暴れて噛みつくほかないようであった。これらはしかし，発達障害の徴候ではなかった。

　初診時の私の所見に，母親はもの静かにうなずいた。「ひろの気持ちは，まわりの人にはわからないのです。だから私が味方になってやらないと」。ご近所からもキレやすいおかしな子，と嫌われ，母子は孤立した日々を送っていた。「ひろは悪くないです。きつい言い方をされるのがいやなだけです。気持ちをわかってくれる人には穏やかです」と，母は冷静に観察し，丁寧に応じていた。

　しかし敏感なひろちゃんとの生活は大変で，母親はしばしば胃潰瘍をわずらっていた。（大丈夫？）と私が案じると，母親は寂しそうに呟いた。

　「私は満身創痍。敏感なひろはかっとなる。すると世間が冷たい目で非難する。ひろをかばう私は，背中に何本も槍を刺されるのです。でもひろをわかってやれない時，ひろは裏切られたように怒る。そんな時ひろを抱きしめながら私は，

前からも槍で刺されるのです」

　このつらさを抱え続けながら，母親は粘り強くわが子とかかわりを深めていった。小学校に入り，友となぐりあいの喧嘩をして帰宅するひろちゃんを，母親は叱る代わりに，「どうしたの？　ひろがなぐるには必ずわけがあるでしょう？」と，ありのままを言っていいんだよ，という姿勢で，向き会い続けた。しだいにひろちゃんは，学校であった一部始終を，そのまま母親に話すようになった。この丁寧なかかわりが積み重なるにつれ，ひろちゃんはかっとせずに，思ったことを言葉で上手に表現するようになった。

　小学4年になったひろちゃんは，今見違えるように穏やかである。いろいろなお友達と穏やかに仲良く遊び，成績もよく，自然なふつうの子どもである。「この子を自閉症だなんて診断したお医者さんがいたんですよね」と母親は当時を振り返り，静かに微笑む。

　誰にけなされようと，わが子を理解し続けたこの母親の地道な姿勢は見事であり，私はこの母親の子育ての原点を知りたかった。ある日，私は尋ねた。（あなたの心には，きっといいお母さんが棲んでいるのね）。すると思いがけない言葉が返ってきた。

　「母には何もしてもらわなかったんです。母は私が12歳の時に亡くなりました。実は私は母にお弁当を作ってもらったことも，服を縫ってもらったこともないのです。全部，小さい頃から自分でやりました。母は私を産んでからずっと産後うつ病で精神病院に入院していました。

　物心ついて父につれられて母に会いにいく病院には，鉄格子があり，子ども心に嫌でした。幼稚園のお昼には，私だけが菓子パンと牛乳でした。お弁当を作ってもらえない私に，幼稚園の先生はいつも冷ややかだったのを覚えています。姉は成績もよく，先生や近所の人にほめられたけれど，私は暗く，できも悪く，無口でいつもいじめられていました。姉は近所のおばさんの前では私を可愛がり，家の中ではいじめました。私は小さい頃に見たくないものをたくさん見てしまい，人に期待もしないかわりに，恨みもしないようになりました。

　そんな私のよりどころは母でした。病院の母に会いにいくと，母は，沈んでいる私に，『お前はお前でいいのだよ。お前にはお前のよさがあるのだよ』と優しく言ってくれました。何もしてくれない母だったけれど，母のこの言葉で

私は救われ，生き延びることができました」
　この母親の話は，私には目から鱗であった。世間の一般通念からみれば悲惨な子ども時代である。世の中からはうつ病で育児放棄とみなされる実母を，娘であったこの母親は，かけがえのない実母として，寂しい時に一途に会いに行ったのである。そして限られた面会時間の中で，自分が母親に愛されていることをはっきりと確認し心に刻み込み，再び孤独な世界に戻っていったのである。
　子育ては子どもが親を育てる。育てにくいひろちゃんを育てながら，母親がさらに親として育てられたことは間違いない。しかしこの母親は小さい頃，自分の面倒を見てくれる母親は家にはおらず，子どもの自分は素手でありのまま生きるしかなかったのである。限られた時間の中で，寂しい自分としっかり向き合い，ありのままを肯定してくれた実母の，優しい声と眼差しを，母親は忘れることがない。
　この無口で寂しげな女の子は，精神病院の日常に沈殿していく実母を，母親として育てたのかもしれない。「あなたにはあなたのよさがある」という実母の言葉を，心の中で抱きかかえながら，母親は，ひろちゃんとのつらい日々にも，ありのままを肯定し，かかわり続けることができたのであろう。
　この母親は子ども時代から，逆境の疎外感の中で，ありのままの自分と向き合い続けて育ち，うつ病の実母にも，異常といわれたわが子にも，深い共感を抱き続ける基盤をもてたのであろう。
　このような一人の無名の母親との交流から，私は生きた子育ての本質を無限に学ばせていただいている。あるべき姿やきれいごとの育児論では，掘り下げることのできない人間の底力を，逆境を素手で生き延びる子どもたちや親の中に見いだすのである。

あとがきに代えて
――無名の親たちから教えられるもの――

　忘れ得ぬ親子がいる。もう20年経つのに，まるで昨日のことのように覚えている。そのころ私はかけだしの小児科医であった。
　ある日，2歳の恵ちゃんという男の子がけいれんの重積発作で救急車で入院し，私が受け持つことになった。恵ちゃんの発作はおさまるのに丸一昼夜かかり，その後もずっと深い昏睡状態が続いた。発作重積状態により脳が不可逆性の障害をうけていた。ベッドの傍らには酸素ボンベが据え付けられ，お母さんは何週間もじっと祈る眼差しで，恵ちゃんを看病し続けた。
　恵ちゃんには小学校3年生のお兄ちゃんがいるはずだった。お母さんが留守の間どうしているのだろう？　ある日尋ねると，お兄ちゃんは放課後お父さんが帰る夜まで，近所の独身寮の男の人たちにお世話になっているとのことであった。核家族では，一人の子が母親つきそいの入院になると，親戚の応援が得られない場合には，地続きのご近所に子どもをお願いするほかない。お母さんの言葉にはご近所への感謝と信頼があふれていた。
　お父さんはよくお兄ちゃんを連れて病室にお見舞いにやってきた。大ちゃん，という日焼けしてわんぱくそうなこの子は，お母さんによく似た目のきれいな坊やだった。点滴や酸素チューブのついた弟の姿を見るとじっと黙りこくってしまうのだった。子どもなりに事態の深刻さが痛いほどわかるのであろう。お父さんはそんな彼をいつも優しくさりげなく思いやっていた。
　「おい，大，見ろ！　でっかい酸素ボンベだなあ」ある日お父さんは大ちゃんに話しかけた。「お前もこれをねらってるな。父さんもだ。ふたりでこれを盗んで，海にもぐるのに使おうか。これなら長くもぐれるぞ！」その言葉に，大ちゃんは思わずにっこり，子どもらしい笑顔を見せた。空の黒雲をぬってさす太陽のような笑顔だった。
　何年か経ったある日，お母さんから悲しい報せを受けた。大ちゃんが急性腎

不全で急逝されたという。中学3年生。りりしい若者に成長しつつあるさ中の信じられない出来事であった。あまりにもむごい天の仕打ち。ご両親は残された重症心身障害児の恵ちゃんを抱えながら、長く悲しまれた。その果てに考えぬかれ、高齢をおしてお母さんは女児を出産された。「私の生きがいは子どもを愛し育てること。恵にせめて兄弟をつくってやりたい」。今、恵ちゃんの妹はいくつになられたであろう？

　もう一組忘れ得ぬ家族がいる。最近出会った27歳の母親の幸江さんとご主人と赤ちゃん。幸江さんは二人目の子を妊娠したが、やがてお腹のその子が奇形と診断され、私の病院に入院してきた。かなりひどい先天性の横隔膜ヘルニアで、出産直後にもし手術ができれば、助かる見込みがあるかもしれない。

　「この子、今私のお腹の中ではとても元気よ。超音波では女の子というけれど、私は絶対男の子だと思う。よく蹴っていてお腹の中から私を励ましてくれる。『もうすぐだよ。頑張ろうね』って話しかけているの。すごく心配。でも、どうなるかはこの子が決めると思う。生きる価値ある命とこの子が思えば、きっと生きのびてくれると思う」

　幸江さんは学歴と無縁の下町の主婦。素朴で飾りけない言葉には、まだ見ぬわが子への慈しみ、そしていかなる障害があろうとわが子を人間として尊重する気持ちが溢れていた。いよいよ出産となった。帝王切開の直後に手術が待ち受けていた。「大きないい子だ！」産婦人科医はとりあげた赤ちゃんを小児科チームに託した。赤ちゃんは複数の複雑な奇形の合併、とりわけ肺そのものの形成不全のため、必死の努力の甲斐なく間もなく息をひきとった。

　その直後亡き赤ちゃんとまず対面したご主人は、小さい亡骸をくいいるように見つめた。母親の直感か幸江さんの言う通りの男の子だった。小柄で質朴なこの若いお父さんの瞳はわが子のあらわな奇形にも注がれた。でもその眼差しには、生まれてくるわが子を、母親とともに真に待ち望み、深く案じてきたに違いない、何ともいえぬ慈しみが溢れていた。「抱いていいですか？」お父さんは思わず腕をのばし、しっかり赤ちゃんを自分の胸に抱きしめた。「彼女もきっと抱きたいでしょうね」私らに同意を求めるお父さんの控えめな声の響きには父親の静かな威厳があった。小さな町工場に働く無名のこのお父さんと幸江さん。お二人が幼い長男の短くもいたいけな戦いを、生涯忘れえぬ家族の思

い出として大切にし生きていかれることを私は疑わない。

　これは平和な日本の一庶民の家族生活の一コマであるが，人として生まれ，生き，死ぬ営みには往々にして，あまりにも理不尽としかいいようのない運命が作用する。癌やその他の不治の病気と闘う子どもの姿を小児病棟で毎日見守り，ニュースを通じて世界の国々の動乱や飢餓や災害に苦しむ人々のことを伝え聞くと，与えられた命を生きぬくことの重みを改めて思う。

　その中で大ちゃん，恵ちゃんの家族や幸江さんの家族のように，天の容赦ない火の粉をふりはらい，辛い状況の中でもがきながら，たくましさや優しさを深めていく家族がいる。無名のその人々から，私自身どんなに学び，そして，人間として励まされてきたことであろう。そしていつも思う。その人たちはきっと幼児の時から，素手でありのままの飾らぬ自分で生きていけばいいのだ，ということを日常生活の中で育まれてきたのであろう。おそらく，まだ心が柔らかい時から，お父さんお母さんの素朴な暖かさにつつまれながら深く愛されて成長したのであろう。

　人間の優しさと強さを確実に伝え得るのは家族であろう。飾らぬ勇気をもった無名の親たちから教えられるものが，私のかけがえのない財産である。

　最後に，本書は金剛出版の立石正信氏の提案により実現したものである。刊行にあたり氏には熱心にご尽力いただき深く感謝申し上げる。さらにこの本は，家族の絆を身をもって教えてくれる渡辺良に感謝をこめて捧げたい。彼なくしてはもとより私の臨床はない。

平成 12 年 3 月 20 日

渡辺久子

■初出一覧（初出のあるものは以下のとおり）

世代間伝達の精神病理（子どもの発達とその障害　放送大学教育振興会　1995）
少子化時代の精神療法（臨床精神医学増刊号　アークメディア　1998）
愛着と周産期（周産期医学23号　東京医学社　1993）
関係性の障害と乳幼児（子どもの発達とその障害　放送大学教育振興会　1995）
乳幼児心性とライフサイクル（子どもの発達とその障害　放送大学教育振興会　1995）
乳幼児の精神障害の診断と分類（別冊発達9乳幼児精神医学への招待　ミネルヴァ書房　1989）
乳幼児期の神経症的障害（精神科治療学5巻12号　星和書店　1990）
食と心の原点としての授乳体験（教育と医学44　慶應義塾大学出版会　1996）
乳幼児期のfeedingと摂食障害（こころの科学52　日本評論社　1993）
照らしあう母子の関係（こころの科学66　日本評論社　1996）
世代間伝達の治療構造論（治療構造論　岩崎学術出版社　1990）
親－乳幼児治療の実際：理論と技法（日本医師会雑誌113巻9号　1995）
摂食障害と世代間伝達（家族療法ケース研究1摂食障害　金剛出版　1988）
子どもの心身症（今日の心身症治療　金剛出版　1991）
児童虐待と世代間伝達（発達73　ミネルヴァ書房　1998）
臨床心理・精神医学的観点からの児童虐待への対応について（子どもの虹情報研修センター紀要5　2007）
子どもを亡くした家族への援助（小児看護20巻9号　1997）
発達することの不安と喜び（1）──心の誕生への旅──（小児看護7巻4号　へるす出版　1984）
発達することの不安と喜び（2）──固着と退行──（小児看護7巻5号　へるす出版　1984）
発達することの不安と喜び（3）──心の発達への援助──（小児看護7巻6号　へるす出版　1984）
母と子を守る（そだちの科学　No.7　2006）
いのちのまなびや──小児病棟（そだちの科学　No.15　2010）
私の子育て論（そだちの科学　No.10　2008）

■著者略歴
渡辺久子（わたなべひさこ）

慶應義塾大学医学部を卒業後小児科，精神科，神経内科，精神分析を学び専門は小児精神医学，精神分析学，乳幼児精神医学。

現在慶應病院小児科で思春期やせ症，被虐待児，人工受精で生まれた子ども，自閉症，PTSD（心的外傷後ストレス障害）など，工業化社会の複雑な葛藤に生きる子どもたちを治療的に支援している。

平成20年8月1～5日に横浜パシフィコでアジア初の世界乳幼児精神保健学会第11回世界大会を開催し，日本組織委員会の会長を務める。

現職　慶応義塾大学医学部小児科学教室専任講師
　　　渡邊醫院 Watanabe Clinic
　　　世界乳幼児精神保健学会副会長（アジア地区担当）
　　　児童青年精神医学心理学ジャーナル編集顧問
　　　臨床児童心理精神医学編集顧問
　　　精神保健を考える会「まいんどくらぶ」代表

著書：「心育ての子育て」白石書店，1983
　　　「抱きしめてあげて」彩古書房，1988
　　　「子どもをのばすお母さんの不思議な力」1995
　　　「子育て支援と世代間伝達」金剛出版，2008

新訂増補 母子臨床と世代間伝達

2000年 5月20日　発行
2011年12月15日　10刷
2016年 8月20日　新訂増補版

著者　渡　辺　久　子
発行者　立　石　正　信

印刷・製本　株式会社　総研

発行所　株式会社　金剛出版
〒112-0005　東京都文京区水道1-5-16
電話03-3815-6661　振替00120-6-34848

ISBN9784-7724-1511-8 C3011　　Printed in Japan　©2016

好評既刊

子育て支援と世代間伝達
母子相互作用と心のケア

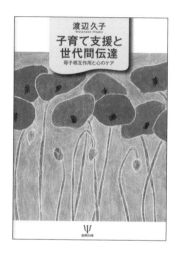

渡辺久子

●A5判 ●上製 ●224頁 ●本体 3,200円+税

乳幼児期〜思春期の各段階で起こる問題を、
母子の関係性の障害とし、
その構造を「世代間伝達」の視点から捉えることで
問題の理解と支援を説く。
著者2冊目の論文集！

子育て支援ガイドブック
「逆境を乗り越える」子育て技術

［編］＝橋本和明

●A5版　●並製　●276頁　●本体 **3,700**円＋税

発達障害、虐待、家庭内葛藤、非行、いじめで停滞した
「むずかしい子育て」をできることから解決する
〈方法としての子育て技術〉リソースブック。

子育ての問題をPBSで解決しよう！
ポジティブな行動支援で親も子どももハッピーライフ

［著］＝ミミ・ハイネマン　カレン・チャイルズ　ジェーン・セルゲイ
［監訳］＝三田地真実

●B5版　●並製　●216頁　●本体 **2,800**円＋税

子どものできる行動を増やすアプローチ＝PBSを
日常生活に取り入れて、
子どもも親もハッピーライフ！

新訂増補
子どもと大人の心の架け橋
心理療法の原則と過程

［著］＝村瀬嘉代子

●四六版　●上製　●300頁　●本体 **2,800**円＋税

心理面接の構造と実践技法をわかりやすく論じた旧版に、
著者の「最終講義」を併せて収録。かくして本書こそ、
村瀬嘉代子の臨床の真髄。

子どもから大人への発達精神医学
自閉症スペクトラム・ADHD・知的障害の基礎と実践

［著］＝本田秀夫

●A5版　●上製　●190頁　●本体**3,200**円＋税

発達障害の子どもたちに精神科医は何ができるか？
自閉症スペクトラム理解するためのの
基礎から実践応用までを解説した臨床書。

子どものトラウマと悲嘆の治療
トラウマ・フォーカスト認知行動療法マニュアル

［著］＝ジュディス・A・コーエン　アンソニー・P・マナリノ　ほか
［監訳］＝白川美也子　菱川愛　冨永良喜

●A5版　●並製　●296頁　●本体**3,400**円＋税

子どものトラウマ被害に対する科学的な効果が実証された
支援と治療法である
トラウマ・フォーカスト認知行動療法（TF-CBT）の
マニュアル。

児童福祉施設における 暴力問題の理解と対応
続・現実に介入しつつ心に関わる

［著］＝田嶌誠一

●A5版　●上製　●752頁　●本体**8,500**円＋税

児童福祉施設における暴力問題の現状理解と対応について
詳細に述べた画期的大著。
子どもの成長基盤としての安心・安全を実践から徹底追求。